理论·实践·创新

——成都医学院教育理论与实践研究成果选编

凌保东　余小平／主编

电子科技大学出版社

图书在版编目（CIP）数据

理论·实践·创新：成都医学院教育理论与实践研究成果选编 / 凌保东，余小平主编. —成都：电子科技大学出版社，2013. 9

ISBN 978-7-5647-1923-4

I. ①理… II. ①凌… ②余… III. ①医学院校－教学研究－文集 IV. ①R-4

中国版本图书馆 CIP 数据核字（2013）第 224575 号

理论·实践·创新

——成都医学院教育理论与实践研究成果选编

主　编　凌保东　余小平

副主编　李昌荣　昝加禄　郝　明

唐　平　周光明

出　　版：电子科技大学出版社（成都市一环路东一段 159 号电子信息产业大厦　邮编：610051）

策划编辑：李述娜

责任编辑：李述娜

主　　页：www.uestcp.com.cn

电子邮箱：uestcp@uestcp.com.cn

发　　行：新华书店经销

印　　刷：成都蜀通印务有限责任公司

成品尺寸：185mm×260mm　　印张 20.25　　字数 480 千字

版　　次：2013 年 9 月第一版

印　　次：2013 年 9 月第一次印刷

书　　号：ISBN 978-7-5647-1923-4

定　　价：56.00 元

编 委 会

前　言

思想是行动的先导！

对一所高等院校而言，学校的教育思想，则是学校发展道路上的灯塔，是前进的动力和源泉！

党的十八大报告要求高等学校切实转变发展观念，树立科学的高等教育质量观，坚持走内涵式发展道路，确立新的历史时期高等教育科学发展的方向。我校转隶后之所以能异军突起，快速发展，正是得益于我们变革思想、统一思想、促进发展，既站得高、看得远，又脚踏实地、埋头苦干，找出符合我校的办学规律。

多年来，我校全面贯彻党的教育方针，以社会需求为导向，以教学工作为中心，加强内涵建设，提高人才培养质量。以本科教育为主体，以人才培养为根本，坚持科学精神与人文素养培养并重，强化“三基”训练，突出行业应用，努力培养基础扎实、适应性强、有较强实践能力和一定创新精神的应用型医学人才，逐渐形成了自己的办学特色，走出了一条符合成都医学院发展的道路，在教学、科研、社会服务等各方面工作都取得了巨大成效。

积极开展教育科学研究，将自己对教育教学的探索与思考、成败与得失记载下来，撰写成文，相互学习与激励，相互借鉴与促进，共享优质资源，共同成长进步，这是教师的光荣与责任，也是我们编撰本书的初衷。

全书是近三年来学校领导、教职员工紧密结合时代的特征，结合地方经济与行业发展的需要，结合我们的校情，紧紧抓住我校的办学理念与特色、教学改革与创新、人才培养与管理等方面进行研究的成果集成。

由于时间、精力、知识水平的局限，书中存在不少有待进一步商讨的内容，我们愿意在不断地学习和探索中逐渐完善。书中加*的作者均为通信作者。

本书的编辑和出版，得到了学校党政领导和全校教师们的大力支持；得到了电子科技大学出版社的鼎力支持，在此一并致谢！

主编

2013 年 8 月

目　录

地方性本科医学院校科学定位与特色打造的认识

凌保东①

（成都医学院　四川成都　610500）

【摘　要】本文在分析地方性本科医学院校所面临的时代背景的基础上，以高校办学定位与特色形成理论为指导，从办学目标定位、办学类型与层次定位、学科与专业定位、人才培养目标定位和办学特色定位五个方面阐述了地方性本科医学院校办学定位的内涵。并就该类院校办学特色的形成策略进行了分析与构思。

【关键词】医学院校；定位；特色；策略

所谓发展定位，是指对一所大学的类型、层次、培养目标、学科特点、服务面向等方面的定位。所谓办学特色，是一所大学在发展历程中形成的比较持久稳定的发展方式和被社会公认的、独特的、优良的办学特征[1, 2]。《国家中长期教育改革与发展规划纲要（2010—2020年）》指出，“要建立高校分类体系，引导高校合理定位、克服同质化倾向，形成各自的办学理念和风格，在不同层次、不同领域办出特色，争创一流”。可见，办学定位与办学特色是密不可分的，前者是后者形成的基础，后者是前者的发展必然，二者都基于对学校一定时期战略发展的思考和要素选择，对学校发展过程中现在与未来、需要与可能间的科学理解与整体把握。学校办学定位事关学校发展战略的顶层设计，是办学的理想与价值追求的体现与反映，是特色形成、核心竞争力提高和社会美誉度增加的关键。

一、地方性本科医学院校科学定位的时代背景

（一）医学教育面临着新变革

疾病谱、人口普查、社会心理因素、生活环境与生活方式、健康观念等的变化，对医学教育提出了新的要求[3]。2010年12月，“21世纪全球医学卫生教育专家委员会”在The Lancet杂志上发表了题为《新世纪医学卫生人才培养：在相互依存的世界，为加强卫生系统而改革医学教育》的展望报告[4, 5]。报告指出，当前医学正酝酿着新的革命，社区健康的促进工作，全科医生培养制度的建立和实施，已经成为这场新变革的核心。报告针对性地列出了10项教学和机构改革目标，提出在全球高度相互依存的条件下，推动转

① 作者简介：凌保东（1956—），男，重庆万州人，硕士，教授，硕士生导师，成都医学院党委书记，主要研究方向：高等医学教育管理及药理学研究工作。

化式学习和相互依存的医学教育，使所有国家的卫生工作者都掌握运用知识、批判性思维和注重伦理行为的能力，胜任在以病人和人群为中心的卫生体系中工作，融入既担当地区卫生工作责任、又有国际视野的全球卫生队伍当中。

近年来，国家先后出台并大力实施了科学技术、人才、教育中长期改革与发展规划纲要，“高教30条”和“2011计划”的相继出台，都蕴涵着重大的战略机遇；国家大力实施“中西部高等教育振兴计划”，是推进西部地区的地方性医学院校发展的特别机遇；国家深化医药卫生体制改革、实施“卓越医师”培养计划，是西部地区的地方性医学院校实现加快发展的独特机遇。

（二）医学院校应抓住机遇乘势而上

学校定位得科学与否，关乎学校办学的成与败、得与失、进与退。学校的办学定位并不是一成不变的，但在一定的历史时期内应当保持不变，即在历史的任何一个阶段，每所学校都处在某个相对的位置上。但这种定位是“变动不居”的，而发展则是永恒的，每到一些重要的历史转折期，就是重新排位的时期，所以，要用动态的眼光来看待学校的“定位”。历史告诉我们，要推动发展，必须顺应发展大势，跟上时代节拍。

从发展的外部环境来看，地方性医学院校正迎来大有可为的重要机遇期。面对新的发展机遇和新的发展态势，作为在西部地区的地方性医学院校，要在新一轮发展大潮中实现科学发展、特色发展，必须要因时取势，科学定位。

二、高校自主办学定位与办学特色

（一）高校自主办学定位的内涵与依据

1. 高校自主办学定位的内涵及意义

独立设置地方医学院院校定位的内涵应包括三个方面：

其一是高校在现实环境中的定位：现实环境即社会，是由政治、经济、文化共同组成的一个整体，高校属于文化领域，服务于社会的政治、经济与文化，这就是高校在现实环境中的角色和功能定位。

其二是高校在教育系统内部的定位：这主要体现在办学类型、办学层次和办学特色三个方面。这实质上是高校的分层问题，高校层级的形成虽然具有较强的行政干预色彩，但更主要的则是高校在各自所处的生存环境中结合自身条件和社会需求，通过自主选择、自主定位来实现的。层级定位明确，有利于各校形成自己的办学理念和办学特色。

其三是高校依托现实与未来条件的发展定位：指高校根据自身在其既往建设发展过程中形成的各种优质或优势要素，外部环境的需求与支撑情况，来确定自己的办学规模、人才培养规格、学科布局、服务面向、办学特色等定位。这其中，最主要的要素是“行业特征”与“学科传统”。一些单科性院校是在教育体制改革下，由中央移交地方办学，或在高等教育布局与发展中带有明显的行业属性。这些院校应充分发挥其既有的学科优势地位，带动相关学科建设，进行特色定位。

高校自主办学定位关系到高校办学的成败：首先，它确定了一个为之而奋斗的发展愿景，激励广大师生团结奋进、负重攀登。其次，通过定位可摸清家底、找准差距，认清形势、把握机遇，明确努力方向。最后，为科学管理、和谐发展理清思路、统一步调。总之，科学、准确的办学定位是大学发展“有所为，有所不为”的理论依据，是大学确立自身办学特色、形成自己的办学风格的实践前提。没有特色、没有风格的学校是没有生命力的。

2. 高校自主办学定位的依据

一是领会国家与民族、社会与民生对高校的需求。既要把握党和国家在推动民族复兴中对高等教育的要求，又要充分考虑所处区域的经济与社会事业发展状况对人才类型、数量、质量的要求，这是高校能够存在和可持续发展的立校之基。

二是了解其他高校的办学状况，发挥自己的办学优势。要按照“人无我有、人有我优、人优我新”的思路，根据国家、区域经济与社会事业发展现状及趋势，谋划学科专业布局与调整，展现其学校建设的独特性；保障重点学科专业稳定发展，体现其学校建设的优质性；支持新兴学科专业的优先发展，表现其学校建设的创新性。这是高校构建自己的办学特色与风格的必由之路。

三是把握所处环境和自身条件。学校定位离不开自己的发展历史和基础条件，每所高校都有自己的长处和短处。因此，高校在办学定位时要立足现实、着眼未来，理清思路、扬长避短，根据现实环境与未来可能的条件来进行定位，表现出层级性、类型性定位的办学理念。这是高校自主办学定位的应用之意。

（二）高校办学特色

特色是指“事物所表现出来的独特的色彩、风格、特点等”[6]。关于高校办学特色应当是指高校在长期的办学实践中选择、积累、传承与创新所形成的，独特的、稳定的、优于他校的、并得到社会公认的办学风格、发展方式和办学效应[7]。概括起来说，地方性本科医学院校办学特色是指：在人才培养质量、学科建设与专业设置、科学研究与服务社会等方面有区别于其他学校的独特性和创新性。

三、地方性本科医学院校办学定位的内涵体现

（一）办学理念与目标定位

地方性本科医学院校办学定位首先应明确“地方性”办学理念，认清区域经济建设与医疗卫生事业发展对人才的需求，并以此为依据确定学校的发展方向和目标，充分发挥其人才培养、科学研究、社会服务和文化传承与创新功能，促进所处区域经济与社会事业的发展。因此，“面向区域、服务地方”是其办学理念与目标定位。

（二）办学层次定位

地方性本科医学院校多数都是本科办学时间较短的新建院校，师资力量、学术水平、科研能力、生源质量及社会声誉均不及老牌资深院校。根据高校建设发展规律与医学教育特殊要求，其办学层次定位应当是：“规模适当、质量较高”，以本科教育为主，积

极发展研究生教育的教学型院校。

（三）学科与专业定位

地方性本科医学院校的学科与专业定位，应从未来人才质量需求及学科建设发展要求出发，坚持以医学和医学相关类学科专业为主，多学科差别性发展的思路，在优先办好医学与医学相关类重点学科的同时，支持其他学科的发展，促进学科交叉、融合。要以学科建设为主线，专业建设为中心，适时优化调整学科专业布局，实现“人无我有、人有我优、人优我新”的学科专业特色战略。

（四）人才培养目标定位

在2011年年底召开的全国医学教育改革工作会议上，陈竺部长特别指出，随着医药卫生体制改革的深入，一些结构性问题日益凸显，其中，医药卫生人才队伍建设的问题尤为突出，已成为深化医改的重要制约因素。为此，地方性本科医学院校应从实际出发，根据区域医疗卫生事业发展对人才质量的需求，积极培养具有创新精神和实践能力、文化底蕴深厚、专业技能扎实，面向地方基层“下得去、留得住、用得上、干得好”的深受社会欢迎的高素质应用型人才。

（五）办学特色定位

务实躬行、服务地方，努力为所处区域乃至全国医疗卫生事业培养“下得去、留得住、用得上、干得好”的本科应用型人才而倾力打造质量与特色；关注民生、奉献医改，根据社会、人口、疾病发展及变化，积极发展全科医学、老年医学、护理学、康复医学和公共卫生学等学科专业，力争在为社会服务方面形成特色与优势；立足区域、展望世界，以“专而特”的思路，精选适应外方需求的学科专业为切入点和着力点，积极审慎地开展国际合作办学，精心凝练开放办学特色。

四、倾力打造办学特色的策略思考

（一）实施质量立校策略

提高教育教学质量是学校永恒的主题，是国家和社会高度关注的焦点问题。胡锦涛总书记在庆祝清华大学建校100周年大会上的讲话中明确指出，高等学校要把提高质量作为教育改革发展最核心最紧迫的任务。要以内涵式发展为途径，以提高教学质量为抓手，着力推进教育教学改革。一是学科专业设置要面向社会，符合社会需求，尽可能满足用人单位的专业人才需求。二是课程设置要突出应用性，增强教学内容与工作岗位对知识、技能需要的符合性，突出专业特色，形成专业优势。三是要改进教学方法，积极探索新的教学模式、教学方法，注重发展学生的自主性、主动性和创造性。四是教学手段要突出实践性，根据临床工作需要，以数字化的模拟教学和集约化的基础训练，提高学生的知识应用能力、动手操作能力和临床思维能力。五是要健全教学质量监控体系，树立没有特色的质量不是高质量、没有质量的特色不称其为特色的观念，建立科学有效的教学质量监控与评价体系，强化教学质量评估的激励机制，坚持以内部评价和外部评价相结合的方式对毕业生的综合素质进行评价，促进素质教育的落实和学生素质的全面提高。

（二）实施人才兴校策略

实施英才发展工程。通过基础人才激励计划、后备人才培养计划、优秀人才成长计划和领军人才支持计划的实施和持续推进，健全感情留人、事业留人、环境留人的和谐机制；坚持培养与引进相结合，健全优秀学术带头人的选拔机制；坚持以教学质量、学术水平和学术成果为核心的考核评价与认可机制。全面树立和落实科学发展的人才观，坚持以用为本，注重人的全面发展，促使各类优秀人才脱颖而出，努力开创人才辈出、人尽其才、用当其适的良好局面。造就一大批综合素质优良，富于创新精神，具备竞争能力的教学、科研、医疗和管理人才。

（三）实施科技强校策略

科技创新是强校之魂。要大力树立以教学带动科研，以科研促进教学，教学为本、科研增辉的思想，努力实现科技创新工作的新发展。要充分认识科技创新工作在提升教师素质、优化教学质量强化服务社会能力，扩大学校影响力等方面的重要作用。要按照“有所为，有所不为”的原则，重点扶持与社会经济发展关系密切的应用性研究。以一般项目为依托，培养科技创新的基础研究能力；以核心项目为依托，提升科技创新的核心竞争力；以经济社会发展中的现实课题为依托，增强奉献社会的服务能力。要按照资源配置合理、技术先进、管理规范的原则，加大对科研实验室、图书情报资源等公共服务体系的建设和管理力度，为科技创新提供有力的支撑条件。要健全科研管理制度，改善科研管理体制和运行机制，建立科学的科研工作评价机制和激励机制，完善科技创新政策。

（四）实施学科专业建设策略

遵循“质量与数量并重，内涵与形式统一，结构与布局科学，重点与特色突出”的原则，建立学科专业建设院长（系主任）负责制，明确学科专业建设责任，构建以医学和医学相关类学科专业为基础，其他学科专业相互支持、协调发展的学科专业格局。要大力扶持以老年医学、全科医学、公共卫生学、护理学和康复医学等专业为代表的特色学科专业的建设和发展；以有效的人才、经费和政策支持，将现有特色专业和重点学科建设成为基础扎实、内涵丰富、优势突出、特色鲜明的示范专业与学科；以重点学科专业建设标准指导其他学科专业建设，促使其他学科专业总体水平达到特色学科专业的先进水平；以建设特色学科专业为抓手，改善招生条件。

（五）开放办学与国际合作办学策略

积极开展学校与医院的合作办学。着力建设学校与医院（公共卫生机构）的联合办学与科研合作机制，努力实现师资共享、资源共享、成果共享，真正实现优势互补、合作共赢。要走地方特色与国际化接轨的办学道路。以“专而特”的思路，以社区医学和国际护理学学科专业为切入点，选择与我国政治、经济、文化和历史传统相近的国家或地区，积极审慎地开展国际合作办学；积极争取政策支持，面对第三世界国家，慎重开展留学生教育。

办学定位与特色打造是地方性本科医学院校可持续发展的基础。同时，办学定位与特色打造又必须与时俱进，要适时根据国家医疗卫生工作的要求和区域性经济社会发展的需要进行合理、科学的调整。只有这样，才能确保学校沿着正确的方向，健康、稳定地发展，办出水平、办出特色，为所在地方的经济社会发展和医疗卫生工作及队伍建设作出新的贡献。

参考文献

[1] 杜彦良等. 关乎成与败、得与失——不同类型高等学校定位与人才培养模式的实践与思考[N]. 中国教育报，2004-07-09（04）

[2] 周绍森，储节旺. 学校定位要以科学发展观为指导[N]. 光明日报，2004-11-25（B1）

[3] 凌保东，李春平. 现代医学发展趋势与高等医学教育的应对思考[J]. 中国高等医学教育，2011，12（6）：20-21

[4] 国际医学教育专家委员会21世纪医学教育展望报告. 新世纪医学卫生人才培养：在相互依存的世界为加强卫生系统而改革医学教育[J]. 世界临床医学，2011，5（4）：286-321

[5] 龙汉安，肖秀丽.《在相互依存的世界为加强卫生系统而改革医学教育》报告的启示与反思[J]. 成都中医药大学学报（教育科学版），2012，3（1）

[6] 现代汉语词典[M]. 北京：商务印书馆，1998：1235

[7] 林晓新，黄雅纹. 新建本科地方院校科学定位与发展策略[J]. 宁夏大学学报（人文社会科学版），2009，2（1）：164-168

找准定位　努力建设特色鲜明、优势突出的医科院校

余小平[①]

（成都医学院　四川成都　610500）

【摘　要】办学定位是否科学、准确是办学成败的关键，是办学特色打造的基础。在全面分析影响学校办学定位因素的基础上，对学校办学定位的客观内涵进行了具体界定，并就学校未来一个时期的发展战略与特色打造进行了宏观思考。

【关键词】高等学校；办学定位；发展战略

《国家中长期教育改革与发展规划纲要（2010—2020年）》（以下简称《纲要》）指出，要建立高校分类体系引导高校合理定位，克服同质化倾向，形成各自的办学理念和风格，在不同层次、不同领域办出特色，争创一流。显然《纲要》强调，根据国家人才建设的要求，为克服高校同质化倾向，应当创造不同的特色和优势，满足经济社会发展人才建设的客观需要。办学定位是办学理念的根本体现[1]，是学校制订发展规划的理论依据，是学校可持续发展的保证，是办学理想与价值追求的体现与反映，是办学成败的关键。

一、办学定位与办学特色

（一）办学定位

高校办学定位包括发展目标与办学规模定位、学科与专业布局定位、服务面向与人才培养模式定位和办学优势与特色定位等方面[2]，它们均关系到高校办学的成败。首先，确定了一个为之而奋斗的发展愿景，激励广大师生团结奋进、负重攀登。其次，通过定位可摸清家底、找准差距、认清形势、把握机遇，明确努力方向。最后，为科学管理、和谐发展理清思路、统一步调。总之，科学、准确的办学定位是大学发展“有所为，有所不为”的理论依据，是大学确立自身办学特色、形成自己的办学风格的实践前提。没有特色、没有风格的学校是没有生命力的。

（二）办学特色

特色是指“事物所表现出来的独特的色彩、风格、特点等”[3]。关于高校办学特色是

① 作者简介：余小平（1963—），女，四川三台人，硕士，研究员，成都医学院院长，研究方向：卫生事业管理、高等教育管理。

指高校在长期的办学实践中选择、积累、传承与创新所形成的独特的、稳定的、优于他校的、并得到社会公认的办学风格、发展方式和办学效应[4]。概括起来说，医科院校办学特色是指：在学科建设与专业设置，科学研究与为社会服务等方面有区别于其他学校的独特性、创新性等的综合体现。

二、对我校办学定位的思考

（一）认清形势、摸清问题、寻找定位

2010 年 7 月，党中央、国务院颁布的《国家中长期教育改革和发展规划纲要（2010—2020 年）》明确提出，“要全面提高高等教育质量，提升科学研究水平，增强社会服务能力，要优化结构，办出特色”，体现了国家的意志和人民的愿望。当前，四川省委、省政府正在紧紧抓住国家实施新一轮西部大开发、《成渝经济区建设规划》等重大机遇，积极调整经济结构，转变发展方式，经济社会发展将进入新一轮上升阶段，为四川高等教育快速发展提供了良好的机遇和条件。

2009 年，党中央、国务院印发了《关于深化医药卫生体制改革的意见》。2011 年 12 月，国家教育部、卫生部联合召开全国医学教育改革工作会议，把医学教育工作置于先导性、基础性和战略性的地位。卫生部陈竺部长认为“人才是卫生事业的第一资源，医学教育是卫生人才队伍建设的重要保障”。教育部袁贵仁部长提出了“医学教育规模、结构有待优化；医学教育人才培养质量有待提高；医学教育管理体制和机制有待完善；医学教育与医药卫生事业发展的紧密结合有待强化。因此，医学教育必须与时俱进、改革创新”的要求。

我校已有 65 年办学历史，2004 年转隶四川省办学以来，各项事业进入了新的发展阶段，为国家医药卫生事业、地方经济和社会发展建设作出了积极贡献。虽然学校建设发展取得了一定成就，但差距依然是明显的：一是学校内涵建设有待加强，服务功能有待拓宽，尚不能完全满足区域性医疗卫生事业改革与发展对人才的需求；二是教育资源仍显短缺，办学经费来源单一且数量不足，导致其与扩大招生规模、提高教学质量的矛盾较大；三是学科专业建设发展不能满足学校发展的需要；四是地方性普通高校的品牌弱势与高层次人才引进的矛盾较多；五是教育教学质量还不够高。在未来一个时期，国家高等教育事业确立了全面提高教育质量、优化结构、办出特色等目标。国家医疗卫生事业改革进入全面推进、重点突破的新阶段，对医疗卫生人才培养质量提出了新要求。我们必须以冷静、科学、积极主动的态度去适应这种要求，解决好自己的办学定位问题。在学校办学定位和办学特色构建与凝练上必须充分考虑所处地方的特点和需要，为地方经济建设和社会发展服务，只有这样才能得到地方政府和社会的大力支持，从而在学校所处的区域办出地方特色。也就是说，只要办学定位选择准确，只要培养的人才素质高、能力强、用得上、留得住，就是一大办学特色，就是办学成功的体现。

（二）我校未来十年发展战略定位思考

办学特色定位：务实躬行、服务地方，努力为四川、西南乃至全国医疗卫生事业培

养“下得去、留得住、用得上”的本科实用型人才而倾力打造质量特色；关注民生、奉献医改，积极发展全科医学、老年医学、护理学、康复医学和公共卫生学等学科专业，着力在老年医学的学科建设、科学研究、师资培养和为社会服务等方面形成我校的明显特色与优势；立足四川、展望世界，以“专而特”的思路，以国际护理学为切入点和着力点，积极审慎地开展国际合作办学，精心凝练开放办学特色。

办学类型定位：以医学和医学相关类专业为主的多科性教学型大学。坚持以教学为中心，积极倡导以科研促进教学，以科研服务教学，教学为本、科研增辉。

办学层次定位：以本科教育为基础，根据社会需要，适度保持部分专科，积极发展研究生教育，大力拓展全（专）科医师培训和各类成人教育，探索性开展留学生教育。

办学规模定位：到 2015 年将学校发展成为一所开办各类本科专业 15～18 个，全日制本专科在校生规模达到 10 000 余人，研究生招生规模达到 100 人，1～2 个一级学科取得硕士学位授予权，各类成教学生（含远程教育）达到 1000 人的多学科、多层次、多规格的本科学院。到 2020 年，开办各类本科专业 20～25 个，全日制本专科学生达到 12 000 余人，新增硕士学位授予权一级学科 2～3 个，各类成教、远程教育学生达到 2000 人，使学校成为规模、结构、质量、效益协调发展，在省内外有一定办学特色和影响的本科院校。

学科专业定位：以医学和医学相关类学科为主，理学、管理学和人文类学科协调发展，突出医学和医学相关专业的特色和优势，努力培植新的专业增长点，形成多学科交叉渗透互为支撑的学科专业体系。

发展目标定位：在 5～10 年内力争使我校医学、理学等学科专业在省内具有一定特色和影响，使 5～7 个本、专科专业处于省内同类院校先进水平；2～3 个专业开展国际化办学，初具开放性办学特色。

服务面向定位：立足四川、服务西南、面向社会、服务基层；眼睛向下，拼搏向上。

人才培养目标定位：培养造就“一实两高三强四会的应用型人才”。“一实”：本科专业基础扎实；“两高”：外语与计算机水平高；“三强”：专业技能强，实践能力强，创新能力强；“四会”，会做事、会做人、会学习、会发展。

三、倾力打造办学特色的发展战略

（一）质量立校战略

提高教育教学质量是学校永恒的主题，是国家和社会高度关注的焦点问题。要以内涵式发展为途径，以提高教学质量为抓手，着力推进教育教学改革。一是学科专业设置要面向社会，学科专业设置要符合社会需求，尽可能满足用人单位的专业人才需求。二是课程设置要突出应用性，增强教学内容与工作岗位对知识、技能需要的符合性，发挥学生特长，突出专业特色，形成专业优势。三是要改进教学方法，积极探索新的教学模式、教学方法，注重发展学生的自主性、主动性和创造性。四是教学手段要突出实践性，根据临床工作需要，以数字化的模拟教学和集约化的基础训练，提高学生的知识应用能力、动手操作能力和临床思维能力。五是要健全教学质量监控体系，树立没有特色的质量不是高质量、没有质量的特色不称其为特色的观念，建立科学有效的教学质量监控与评价体系，强化教学质量评估的激励机制，坚持以内部评价和外部评价相结合的方式对毕业生的综合素质进行评价，促进素质教育的落实和学生素质的全面提高。

（二）人才兴校战略

实施成都医学院英才发展工程。通过基础人才激励计划、后备人才培养计划、优秀人才成长计划和领军人才支持计划的实施和持续推进，健全感情留人、事业留人、环境留人的和谐机制；坚持培养与引进相结合，健全优秀学术带头人的选拔机制；坚持以教学质量、学术水平和学术成果为核心的考核评价与认可机制。全面树立和落实科学发展的人才观，坚持以用为本，注重人的全面发展，促使各类优秀人才脱颖而出，努力开创人才辈出、人尽其才的良好局面。造就一大批综合素质优良，富于创新精神，具备竞争能力的教学、科研、医疗和管理人才队伍。

（三）科技强校战略

科技创新是强校之魂。要大力树立教学科研相互促进，教学为本、科研增辉的思想，努力实现科技创新工作的新发展。要按照“有所为，有所不为”的原则，借国家教育部与财政部实行“2011 计划”之机，积极谋划我校的 2011 协同创新中心，力争在 3～5 年内，集成我校的基础医学、临床医学及其他相关非医近医学科，围绕老年医学在科学研究、学科建设、师资培养、专业建设与社会服务等方面形成我校比较明显的优势与特色，提升我校的核心竞争力，为解决“2011 计划”中提出的“国家急需”这一要求作出我们应有的贡献。同时，要以经济社会发展中的现实课题为依托，增强奉献社会的服务能力。要继续加大对科研实验室、图书情报资源等公共服务体系的建设和管理力度，为科技创新提供有力的支撑条件。要健全科研管理制度，改善科研管理体制和运行机制，建立科学的科研工作评价机制和激励机制，完善科技创新政策。

（四）学科专业建设战略

遵循“质量与数量并重，内涵与形式统一，结构与布局科学，重点与特色突出”的原则，建立学科专业建设院长（系主任）负责制，明确学科专业建设责任制，构建以医学和医学相关类学科专业为基础，其他学科专业相互支持、协调发展的学科专业格局。要大力扶持以全科医学、老年医学、公共卫生学、护理学和康复医学等专业为代表的特色学科专业的建设和发展；以有效的人才、经费和政策支持，将现有 3 个省级重点学科（团队）和 3 个省级特色专业建设成为基础扎实、内涵丰富、优势突出、特色鲜明的示范学科专业；同时，要抓住机遇重点发展老年医学学科，力争将其建成国家级或省级“老年医学协同创新中心”，并促进其他学科（团队、实验室）、专业的建设和发展。以建设特色学科专业为抓手，力争 2～3 个本科专业达到“一本”招生条件。

（五）开放办学与国际合作办学战略

积极开展学校与医院的合作办学，要结合自身办学优势，找准学校与医院互动的切入点、着力点和兴奋点，以主动服务激活双方的互动机制，着力建设学校与各类医疗卫生机构的联动和管理机制，探索建立“教、管、练、用”一体化的培养模式，努力实现师资共享、资源共享、成果共享，真正实现优势互补、合作共赢。要与各类医疗卫生机构联合组建科研团队，针对医疗卫生工作中的热点、难点和焦点问题，开展前瞻性、战略性和应用性课题的研究，形成“特色产品”，主动为医疗卫生工作服务，为社会和人民群众服务。要广泛吸收其他高校的办学经验，坚持请进来、走出去，以更加广阔的视野、更加深远的思考，推动各项教育教学改革工作。要走地方特色与国际化接轨的办学道路，以“专而特”的思路，以国际护理学为切入点和着力点，选择与我国政治、经济、文化和历史传统具有相似性的国家或地区，积极审慎地开展国际合作办学；积极争取政策支持，面对第三世界国家开展留学生教育。

办学定位与特色打造是学校可持续发展的基础。同时，办学定位与特色打造又必须随着高等教育改革的不断深化、国家医疗卫生工作形势任务的要求和四川省经济社会发展的需要进行合理、科学的调整。只有这样，才能确保学校沿着正确的方向，健康、稳定地发展，办出水平、办出特色，为四川省经济社会发展和医疗卫生工作及人才队伍建设作出新的贡献。

参考文献

[1] 刘献君. 论高等学校定位[J]. 高等教育研究，2003，24（1）：24-28

[2] 党红利. 关于高校办学定位的几点思考[J]. 黑龙江教育：高教研究与评估版，2005，9：1-2

[3] 中国社会科学院语言研究所词典编辑室. 现代汉语词典[M]. 北京：商务印书馆，1998：1235

[4] 林晓新，黄雅纹. 新建本科地方院校科学定位与发展策略[J]. 宁夏大学学报：人文社会科学版，2009，31（1）：164-168

（原载《成都医学院学报》2012 年第 3 期）

以科学发展观为指导推进学院的建设和发展

李昌荣[①]
（成都医学院　四川成都　610500）

【摘　要】本文通过对党的十七大报告的解读，分析学校发展建设现状，提出讲求质量和效益，必须坚持协调发展；谋划基础和长远，必须坚持可持续发展；注重特色和创新，必须坚持跨越式发展等推进学校建设发展的建议

【关键词】十七大；报告；学校，跨越式发展

党的十七大报告指出科学发展观的第一要义是发展，必须坚持把发展作为党执政兴国的第一要务。科学发展观不仅是完善社会主义市场经济体制，全面建设小康社会必须坚持的重要原则，对于高等院校的建设和发展也具有十分重要的指导意义。对于有着60年军队光荣历史，步入地方高校序列的成都医学院来说，在这个机遇与挑战并存、建设和改革俱兴的关键时期，如何抓住新的发展机遇，紧紧围绕创建一流名牌医科大学的目标，在学院的工作部署和远景规划中，贯彻和体现科学发展观的理念，全面推进学院的各项建设和发展，是一项重要和紧迫的任务。

一、讲求质量和效益，必须坚持协调发展

一所院校坚持什么样的发展观，必然对这个院校的发展产生重大影响。院校发展是一个系统工程，强调整体协调推进。要实现协调发展，就必须在发展中实现速度与结构、质量与效益的有机统一，在保持一定发展速度和规模的同时，更加重视结构调整，更加重视质量和效益。这是指导高等院校建设和发展的一条重要原则。

学院由军队移交地方后，其发展规模和空间基本定型，在外延发展受到客观制约、科教竞争日益激烈的情况下，注重内涵、以质取胜，走“规模、结构、质量、效益”协调发展的路子，是学院今后建设发展的必然选择。从学院的实际情况分析，要保持协调发展，必须把握好以下几种关系：

（一）要正确把握内涵与外延的关系

规模化办学是提高效益的有效途径，但是作为医学高等院校，培养人才具有一定的特殊性，也就是说，医科大学的办学规模和招生数量，取决于社会对医学人才质量与数

---

① 作者简介：李昌荣（1954—），男，湖北仙桃人，副研究员，成都医学院副院长，研究方向：思想政治教育。

量的实际需求，不能随意扩张。这就要求我们既要顺应高等教育的发展趋势，更要重视医学高等教育发展的特点和规律，牢固树立优先内涵发展的观念，从自身实际出发，合理配置人力、物力、财力资源，在稳定规模的基础上，把有限的资源用在调整和优化结构、增强优势建设上，紧紧围绕质量和效益做文章，一定要防止和克服不经过充分调查研究和科学论证就片面追求规模，乱购设备、乱铺摊子、乱上项目的不良倾向。

（二）要正确把握硬件建设与软件建设的关系

加强硬件建设，创造良好的办学条件，是提高院校吸引力和竞争力的需要。近年来，在上级部门的大力支持下，学院积极挖掘潜力，不断加大基础设施建设和投入力度，教学、科研实验室设备、办公条件等都得到了显著改善，这为我们走好协调发展之路提供了坚实的支撑。著名教育家叶圣陶说过，大学之大，不在大楼，更要大师。这从另一个侧面告诉我们，在硬件建设达到一定水平之后，更要把主要精力放在软件建设上，力争在办学功能拓展、现代教学模式构建、重点学科建设、高水平拔尖人才培养、标志性科技成果和管理体制创新等方面，不断取得新的突破。只有这样，学院的建设和发展才能保持旺盛的活力和持久的发展后劲，真正提高办学的质量和效益。

（三）要正确把握重点建设和一般建设的关系

院校全面建设水平的提高，依靠各个方面的整体进步，做到重点工作重心突出、整体局面井然有序。面对千头万绪的工作，学院各级领导要紧紧扭住影响和制约学院建设发展的主要矛盾和关键问题，顽强攻关，有所突破，以点带面，促进整体建设的发展。特别是在资源有限的情况下，坚持“集中力量办大事”的原则和“有所谓、有所不为”的发展思路，对特色优势学科进行重点建设，对重要科研课题开展联合攻关，对优秀拔尖人才加大扶持力度，不断提高学院的知名度和影响力。

二、谋划基础和长远，必须坚持可持续发展

建设一所高水平院校，往往需要几十年甚至上百年的不懈努力，因此，各级领导一定要认识到学院建设发展的长期性和艰巨性，把做好当前工作和面向未来发展统一起来，扎扎实实打基础，一心一意谋长远，确保学院持续健康发展。

（一）要坚持当前与长远相统一

学院提出的到2020年，把学院建成“省属一流，国内知名”的高等医学院校，这既是改革发展目标，又是对各级领导的严峻挑战。因此，要科学总结办学经验，立足学院现实基础，着眼长远建设发展，在工作中少做一些只求一事的轰动效应和对单位建设的基础和发展后劲不足的事，要遵循科学发展规律，多在经常性、基础性工作上下工夫、用力气，坚决克服急功近利和短期行为，多做一些自己栽树后人乘凉、惠及学院发展、利在教职员工的工作，在夯实基础、积蓄后劲上，真正做到继承前任、干好己任、想着后任。

（二）要坚持过程与效果相统一

院校的建设和发展，归根到底要靠各项工作的有效落实。这是一个连续的动态过程，不可能一劳永逸、一蹴而就，要注意克服"一阵风"和"忽冷忽热"的急躁随意行为，牢固树立用长劲求长效的思想，持之以恒、常抓不懈，自觉在反复抓、抓反复的过程中把各项建设推向前进。特别是要盯住重点问题和薄弱环节，按照时间节点和规定标准，经常"回头看"，多杀"回马枪"，做到一板一眼抓落实，一项一项求巩固，在持续不断的积累中促进和提高学院全面建设的水平。

（三）要坚持有形与无形相统一

有什么样的评价标准，就会有什么样的目标和施政行为。过去，有些时候喜欢抓那些看得见、摸得着、见效快、叫得响的有形工作，忽视那些对学院建设起着潜移默化、日积月累作用的思想教育、组织建设、人才培养等无形工作。这在一定程度上与我们的工作评价标准有偏颇直接相关。因此，我们在评价工作时，要坚持有形与无形相结合，克服图名挂号、华而不实的作风，自觉做到少抓一些"短线产品"，多干一些虽然榜上无名但对学院建设十分需要的事；少抓一些"速效项目"，多干一些虽然一时难以见效但对学院长远发展有意义的事；少抓一些"形象工程"，多干一些虽然不易显政但广大教职工普遍欢迎的事。

三、注重特色和创新，必须坚持跨越式发展

发展犹如逆水行舟，不进则退。在当前科技和教育竞争日益激烈的发展形势下，各大高校都在争先恐后地加快自己的发展步伐。学院移交地方时间短，发展起步晚，按部就班的发展肯定是不行的。只有站在世界科技教育发展的前沿和高等教育发展的潮头，坚持走跨越式发展的路子，才能争取时间和速度，尽快缩小与别人的差距，在竞争中占有一席之地。现实学院的跨越式发展主要靠三个途径：

（一）以特色优势求跨越

有特色就是优势，特色就是质量，有特色才会有生命力和竞争力。特色和优势的形成是一个建立在厚实的基础上的长期渐进的历史过程，要积极加快特色优势的形成过程，就必须振奋精神，下决心、创一流，在传承历史、发扬传统的基础上，找出一条迅速赶超的途径，实现2020年跻身"省属一流、国内知名"的目标。成都医学院的前身是有着60年光荣历史的军队院校，军队思想政治建设的光荣传统和严格管理的优良作风是我们的特色和优势。移交地方后，思想政治建设的首位意思不能削弱，军队思想政治教育的光荣传统和严格管理的优势不能丢。大学培养的是社会主义事业的建设者和接班人，首先应当政治思想合格、道德品质高尚，愿意为人民群众的健康服务，良好的医德医风和精湛的专业技能是医学生的职业要求和前提。我们的老师不仅要教授学生专业理论知识，更要注意人文素质和道德修养的培训，良好的思想行为影响和熏陶学生学会做人、做事、做学问。学院确立的"走创新之路，建特色强校"办学思路，就是根据四川省高等教育

发展思路，结合我院实际提出的，有利于学院的生存和发展，有利于树立学院良好的公众形象，有利于提高学院的核心争竞力。

（二）以学科人才求跨越

实现学院的跨越式发展，人才是根本。高等院校是人才密集的地方，但在人才争夺十分激烈的形势下，高层次人才的引进、保留、培养和回归也将成为影响和制约院校发展的重要因素。在新的形势下，针对学院的发展实际，我们必须认真思考和研究两个问题：一个是靠什么吸纳优秀人才？另一个是如何培养和造就优秀人才？解决这两个问题的关键在于，要切实贯彻“四个尊重”（尊重劳动、尊重知识、尊重人才、尊重创造）的方针，依托崇高的事业凝聚人、依托先进的学科培养人、依托重大科研项目造就人、依托良好的环境机制留住人，以识才的气魄、爱才的感情、聚才的招数，来营造人才成长的良好氛围。特别要加强专业技术人才骨干队伍建设，下大工夫培养能站在世界科技前沿的学科带头人和尖子人才。同时，学科是人才培养的基础和依托，没有一流的学科，就不可能培养出一流的人才。为此，我们要紧紧盯住一些特色不特、优势不优的问题，加强重点学科建设，创新学科专业体系，重点支持一批特色学科和优势学科群，积极扶持新学科；要瞄准医学科学发展前沿，采取重点攻关、联合攻关等多种形式，积极参与基础性、应用性、前瞻性课题研究；要抓住各自为战、条块分割的问题，努力打破学科、单位、部门之间的界限壁垒，实现人才、设备、技术资源的合理配置，发挥整体优势和整体效益。通过这些努力，力争在一段时间内，形成具有自身特色的优势学科群和具有较高水平的学科人才队伍，为学院的跨越式发展提供有力的人才和智力支持。

（三）以改革创新求跨越

改革创新是发展的动力，是院校实现跨越式发展的必然选择和根本要求。只有不断摒弃那些不合时宜的观念、做法和机制，才能排除前进中的各种困难和障碍，推动学院建设更快发展。近年来，我们在学院定位、办学思路、发展措施以及人才培养模式、教学评价体系、科研管理机制、后勤保障机制等方面，大胆探索、积极改革，取得了明显的成效，也积累了宝贵的经验。但是，在当前的发展态势下，学院党委和各级领导仍要创新思维、创新管理，以更强烈的忧患意识和创新意识，敢丁打破常规、冲破定势，以改革求发展，以创新求跨越，特别是在解决制约单位建设发展的“瓶颈”问题，工作中久拖不决的重点、难点问题和推进单位发展的关键问题上，形成新思路、拿出新举措、实现新突破。为此，我们要把握两个方面的问题：一方面，要懂得“它山之石可以攻玉”的道理。进一步加强国内著名大学、科研院所的学习交流，通过选派人员外出深造、外请著名专家学者来校讲学、开展教学科研合作的途径，引进一流智力，借鉴先进技术；另一方面，也要认清“打铁要靠自身硬”的根本。能够独辟蹊径、自主创新，拥有更多自主知识产权的拳头产品和精品项目，鼓励教职员工解放思想、攻坚破难，抢占科技教育发展的制高点，在未来的竞争中立于不败之地。

参考文献

[1] 莫少群．“211工程”建设与高等学校的发展定位．国内高等教育教学研究动态，2012（17）：2

[2] 陈德超．高校后勤模式下幼教管理队伍的优化策略．科技资讯，2012（21）：204-204

[3] 张丽选，周勇．我国高校后勤管理改革的路径选择．山西建筑，2012，38（29）：282-283

[4] 周跃进，朱亦赤．新时期高校后勤面临的问题及对策探究．高校后勤研究，2012（4）：15-17

开设《医学文化概论》课程的粗浅体会

昝加禄[①] 昝 旺 刘 萍
（成都医学院 四川成都 610500）

【摘 要】医学文化是人类医学社会实践的助推器和原动力，是维系人们在医学社会实践中的各种关系，指导人们处理医学实践中各种问题的重要因素。长期以来，人们对医学文化的关注明显不足，出现这种现象的根源主要在医学教育。为此，有必要在高等医学教育中开设医学文化类课程。本文介绍了开设《医学文化概论》课程的基本做法和体会。

【关键词】医学文化；医学教育；课程改革

医学是人类特有的现象，它伴随着人类的起源和进化而产生、而兴盛，医学的历史与人类的历史一样久远。在数百万年的人类进化过程中，医学为人类的繁荣昌盛作出了不可磨灭的贡献，人类对医学也因其太过于息息相关而形成了各种各样的理解和认识。然而不可否认，对源自于医学或者指向于医学的各种问题，整个人类社会都还缺乏文化的理性与自觉，尤其缺乏从医学文化层而去认识的高度，这就不可避免地导致与医学有关的问题层出不穷，进而影响社会的和谐与稳定。

一、开设《医学文化概论》课程的理由

近年来，在科学技术突飞猛进的发展过程中，人类社会表现出一些与社会文明不太合拍的怪现象，其中之一便是神圣、高尚、圣洁的医学频频遭遇难以承受的尴尬与伤痛，以救死扶伤之人道主义为宗旨的医药卫生事业在呕心沥血服务社会后理应得到社会公众发自内心的礼赞与拥戴，然而事与愿违，在人们习以为常的医学社会实践中，一方面是居于服务主体地位的医务工作人员或医疗卫生机构屡遭诟病，层出不穷的伤医、毁医、谤医、讼医事件如燎原烽烟势不可遏；另一方面是居于社会主体地位的农工商学普通公众对医疗卫生服务质量多有怨怼，医患冲突、医患纠纷甚至医患矛盾激化的现象屡见不鲜[1]。善良的人们不禁要问，人类医学到底怎么了？如此不堪承受的医学现象之痛其根源究竟缘于何处？不仅如此，医学在伴随着人类社会发展、繁荣的过程中所累积的那一系列难以调和的尖锐矛盾，诸如医学之宗与医学之道的矛盾、医学之义与医学之利的矛盾、医学之术与医学之本的矛盾、医学之需与医学之能的矛盾、医学之凡与医学之圣的矛盾、

① 作者简介：昝加禄（1953—），男，四川旺苍人，教授，成都医学院副院长，主要研究方向：医学文化。

医学之健与医学之衰的矛盾以及医学之情与医学之理的矛盾[2]，等等，它们的总根源究竟在哪里？

我们知道，社会是由人构成的，人与人之间、人与社会之间以及人与自然、人与包括医学在内的一切世事之间都存在着千丝万缕的联系与关系，而维系这些联系与关系的因素即是普遍存在于人类社会中的文化。文化既是人类社会实践的产物，又是推动人们进一步进行社会实践的原动力。人们的社会实践，可以表现出无限丰富多彩的现象，但从其根本性上来说，所有的社会实践活动都必然是在文化的驱使、推动或制约等影响下进行的。从这个意义上分析，社会实践的一切过程以及效果，不论其表现形式、呈现状态或最终结果如何，其推动或维系的最深刻根源是且只能是文化，医学亦然。作为人类特殊的实践方式，现实社会中医学本身或者通过医学所表现出来的一切现象、过程、状态或结果，其最深刻的根源肯定是医学文化，医学领域的一切成就是医学文化之伟功，医学方面的一切遗憾是医学文化之缺陷，舍此便再也找不出什么总根源的。有鉴于此，不少有识之士大力呼吁通过医学人文教育提高医学人的文化自觉[3]。

造成社会对医学文化缺乏理性与自觉的原因，主要是因为长期以来人们对医学文化缺乏研究所致。反思古今中外，人们大都仅从功利的角度将医学看成谋生养家的职业，看成谋取利益的手段，即使把认识水平再拔高一点，也不过是把医学看成解除病痛的技术、看成服务社会的工具，确实很少有人把医学看成系统、高尚并且博大精深的文化。出现这种现象的缘由，其实并不完全在于社会的医学实践有意对文化的轻慢，如果追溯源头，医学教育存在的缺陷肯定居于不可推卸的主要方面。现代社会背景下的医学教育，重科学技术轻文化内涵、重实用功利轻人本情怀的现象愈演愈烈，以致医学院校毕业的学生在很大程度上只知医学为术业而不知医学理应包容人文，致使医学人文教育频遭冷落[4]。因此，为了从源头上提高医学科学工作者的医学文化素养，我们认为有必要在医学生中开设医学文化课程，并为之进行了积极的尝试。自2010年3月开始，我校率先在高等医学教育中开设了《医学文化概论》课程。

二、开设《医学文化概论》课程的对象

2009年，我校组织全校专家对各专业的教学计划进行了全面修订，在新修订的培养方案中，将《医学文化概论》课程明确规定为临床医学、预防医学、护理学、医学检验学等专业的必修课程，而将之作为药学、药物制剂等专业的选修课程。今年3月开始已付诸实施的包括临床医学、医学检验和护理学3个专业，其他专业也将根据教学进度陆续开出。

三、《医学文化概论》课程选用的教材

据我们不太全面的了解，目前各个医学院校都未开设《医学文化概论》课程，因此尚未见到有该课程的成熟教材。作为开设《医学文化概论》课程的尝试，我们选用了人民卫生出版社2009年5月出版的《医学文化概论》。全书46.6万字，主要包括医学文化的语词定义及结构体系、医学文化的基本内涵及本质特征、医学文化的演进轨迹及衍化

规律、医学文化的价值维度及社会功能、医学文化的乖离难题及演绎趋势等八章内容；另外，书末附有“医学文化演进纪年谱”，可供有兴趣的同学查阅参考。

《医学文化概论》是成都医学院原创的一部医学文化理论研究专著。该著作以文化社会学的视角系统地分析了人类医学的发生、发展和演变过程，揭示了医学文化的内涵、特征和运动规律，对医学文化的构成要素、社会价值、面临的矛盾以及可能的演化趋势都有较系统的阐释，对医学文化与社会文化的关系以及医学文化的研究方法、研究原则等重要方面也都有较深刻的讨论。作为医学文化领域第一部文化理论研究专著，《医学文化概论》以古今中外浩瀚的医学史实为基础，以数百万年人类社会的医学实践为背景，以辩证唯物主义和历史唯物主义为基本工具，第一次全面而系统地提出了人类医学文化理论的基本框架和结构体系，较好地回答了医学文化研究所应该并且必须回答的一系列关键问题。因此，选用本书作教材，其科学性、知识性、理论性都可较好地达到本科教育的要求。

四、开设《医学文化概论》课程的主要做法

由于我们选用的《医学文化概论》是一本原创性的文化理论研究专著，其体例、风格与学术成熟度等方面与通行的教材都有很大的差异，因此，我们在开设本课程的过程中着重注意了以下三个方面：

一是反复进行集体备课。教学计划规定，《医学文化概论》课程设 36 学时，计 2 学分。为了高质量地开出该课程，我校组织了有近 10 名专家教授参加的《医学文化概论》课程教学组，对《医学文化概论》课程有关的诸多问题进行了多次集体备课，特别就开设该课程的目的、意义、分工、重要知识点的把握以及组织教学的方法策略等问题进行了充分的讨论，并达成了一致共识。

二是采用导读式教学法。由于《医学文化概论》包含的知识信息非常宏富，而且因其理论性太强，所涉及的背景知识对学生而言相对比较陌生，加之观点新颖，理解难度较大，因此我们讨论后认为，如果采用常规的教学法，学生的理解和接受都可能存在较大的困难。为此，我们对本门课程主要采用导读法进行教学，即将全部内容分为五个教学单元，每个单元的任课老师先对课程内容进行梳理，提炼出一些重要的观点和思想后组织学生讨论，根据讨论的情况判断学生的学习效果。

三是广泛引入医学案例进行教学。作为医学文化的理论研究专著，《医学文化概论》对医学文化的内涵、结构、本质、演进过程、衍化规律、价值维度以及社会功能等诸多方面都有较系统的阐述，而这些阐述都偏重于较抽象的理论，不太便于学生的理解。为了克服这一矛盾，除了采用导读式教学法以外，老师们还收集并筛选了大量现实社会医学实践中的事例，运用鲜活的案例说明教材中的理论观点，以此引导学生学会分析、认识医学实践中的社会问题，提高学生的文化自觉性以及分析、解决具体问题的能力。

五、开设《医学文化概论》课程的体会

通过开设《医学文化概论》课程，我们有以下几方面的促进会：

（一）通过对人类医学体系综合而宏观的系统认识，有利于帮助学生树立科学的医学观和医学发展观

《医学文化概论》是在对人类数百万年进化过程中的医学实践和医学现象进行系统分析后提炼而成的。该书着重以医学现象为载体，对医学现象所承载的人类关于医学的主观认识进行了系统的分析，由此概括出了人类医学文化演进的六个阶段以及医学文化衍化的五大规律。这些对于帮助医学生系统而宏观地认识人类医学体系，从而树立科学的医学观与医学发展观都将起到积极的作用。

（二）通过对医学现象、医学本质等诸多重大问题进行文化审视，使学生学会运用文化社会学的工具，认识和理解人类医学

诚如众所周知的那样，人们对医学的认识更多的是根据特定的需要从医学表面现象、医学服务功能、医学术业技巧、医学科属门类等方面去把握，一般社会公众极少有人去关心医学的文化本质。开设《医学文化概论》课程，就是帮助学生运用文化社会学的原理和方法，从文化哲理的高度去认识医学现象与医学本质，从而更好地理解医学、运用医学以及更好地服务医学。

（三）通过对医学重要属性之一——“人文属性”的深刻发掘，提高医学生所必备的人文素养

在现代科学技术高度昌明的21世纪，高等医学教育的最大缺陷就是太过于注重医学科学技术本身，从而导致医学教育中人文精神的缺失。为此，不少有识之士都在积极呼吁并努力践行加强医学生的人文素质教育[5, 6]。但是，目前医学院校在加强人文教育的过程中，出现了人文社科类课程比较明显的统一化趋势[7]，缺乏创新性和个性特征。我校开设的《医学文化概论》课程，不仅教材具有原创性，而且内容具有非常浓郁的人文属性，整部著作中蕴涵着非常丰富的人文精神和知识。这门课程的开设，有利于对学生进行系统、全面的人文熏陶，进而提高医学生所必备的人文素养。

（四）通过对人类医学历史的全面了解，培养学生热爱祖国医学的民族自尊心和自豪感

近现代医学是以西方医学占据绝对优势的医学，中国传统医学早已屈居于可有可无的地位。当今的人类社会，“西方医学”已经毫无悬念地成为“人类医学”的代名词，“90后”、“80后”甚至“70后”们大部分不知道中国古代医学曾经有过的辉煌以及为人类繁衍昌盛所作出的巨大贡献。如此状态对外国人来说或许情有可原，但对于中国人来说却实在不应该。《医学文化概论》中用了较丰富的笔墨对中国传统医学曾经取得的成就以及对人类的贡献做了客观介绍，这对于帮助学生了解人类医学的现状和历史、增强民族自尊心和自豪感将会起到积极的作用。

参考文献

[1] 昝加禄．构建医疗主体社会压力缓释机制的文化策略．中国医药导报，2007（19）：158-160

[2] 昝加禄，昝旺．医学文化概论．北京：人民卫生出版社，2009 年 5 月，371-408

[3] 杨咏．文化自觉：医学人文素质教育发展的价值资源．医学与哲学，2009（7）：65-66

[4] 钟震亚，等．基础医学教育阶段实施医学人文教育的探索与实践．中华医学教育杂志，2009（6）：43-44

[5] 金鑫．论临床医学中的医学人文精神．医学与社会，2009（7）：37-39

[6] 罗竹，何剑．论医学人文精神的培养意义与途径．中国医药导报，2010（11）：122-123

[7] 许晓勤，王伟，赵颖．医学院校人文社科类课程与专业教育相结合的思考与实践．中华高等医学教育，2009（11）：69-70

以新医改为契机 深化临床教学改革 培养实用型医学本科人才

郝 明[①]
（成都医学院 四川成都 610083）

【摘 要】医学校院如何适应医改的新形势发展，深化教学改革，培养出能更好地服务于地方的“基础知识扎实、实践动手能力强、综合素质高”的实用型人才是一项十分重要而又迫切的任务。我校通过医学实践教学改革，促进多学科知识的交叉、渗透和融合，培养了学生的科学思维和自学能力，强化了学生的临床技能训练，促进了学生综合素质的提高，达到了培养实用型人才的目的。

【关键词】实用型人才；实践教学改革；培养

为贯彻落实党的十七大报告提出的“人人享有基本医疗卫生服务”的重大战略部署，中共中央国务院出台《关于深化医药卫生体制改革的意见》。这是我国医疗卫生事业从理念到体制的重大变革，是落实科学发展观的内在要求。新医改“四梁八柱”体系的提出和实施，既为医学教育的发展带来巨大推动和支撑，也使医学教育在经济社会中的发展地位得到进一步明确。医学校院如何适应医改的新形势发展，深化教学改革，培养适应21世纪卫生工作现代化建设需要的实用型医学人才，是当前医学院校发展和改革面临的一项重大而又紧迫的任务。

一、医药卫生体制改革为西部医学院校发展带来的机遇

（一）医疗改革的方向转向基层，今后医学院校的主要培养目标就是为基层培养大批用得上、留得住的实用型医学人才

《2009—2011年深化医药卫生体制改革实施方案》中明确指出：是健全基层医疗卫生服务体系，加强基层医疗卫生人才队伍建设。其基本原则之一是坚持以人为本，把维护人民健康权益放在第一位。同时据卫生部公布的数据显示，当前乡镇卫生院本科毕业的人员只占基层医务人员的2%，由此可见：医疗改革的方向转向基层，需要面对95%以上的人群，为满足人民群众日益增长的卫生需求服务。所以今后医学院校的主要培养目标就是为基层培养大批用得上、留得住的实用型医学人才。

① 郝明（1964—），男，四川古蔺县人，教授，硕士生导师，成都医学院副院长，主要研究方向：高等医学教育管理及心胸外科研究工作。

（二）医学生的培养能满足人民群众日益增长的卫生服务需求

一是随着健康观念的转变，医学模式已从单纯的生物模式向生物—心理—社会医学模式转变。这种转变使临床医学核心工作也从“诊断—治疗”模式向“预防—医疗—保健—康复”转变，从而确立“以人为本，以病人为中心”的服务理念。二是人口数量增长和老龄化趋化，人类疾病谱的变化，非典等新发现的传染病的不断出现，需要医学生具有慢性病防治、社区卫生保健等知识和技能。三是人们生活水平的不断提高，生活方式的不断改变，需要医学生具有健康促进、健康教育的策略和能力。

二、我国医学教育的现状

（一）目前大多数医学院仍采用传统的基础医学、临床医学和临床实习三段式教学，理论与实践脱节

这样的教学模式具有承上启下、循序渐进的优点，由于其各教学环节联系不紧密，特别是临床理论知识与实习间隔时间过长，造成理论学习与临床实践脱节，导致学生进入临床实习后，不能很快适应实习工作，影响临床实习质量。而学生在学习临床专业课和实习时，又把基础课学到的知识搁在一旁，客观上形成了基础与临床、理论与实践、学校教育与社会需要的严重脱节。

（二）医学生临床操作技能水平难以达到临床工作要求

临床工作的性质要求医专业学生必须要有很强的临床操作技能。医学专业不同于理工科专业，一些临床技能操作，学生必须亲自动手、亲自体会、反复实践后才能掌握其要领。然而随着社会的发展，近年来国家法律不断完善、患者维权意识不断增强、医患关系逐渐紧张等因素导致医学生临床实践的机会逐渐减少。目前，临床专业学生的临床基本技能质量水平不高，覆盖范围过窄已经是一个较为突出的问题。

（三）医学是一门实践性、综合性的应用学科；科学客观地评价学生从事临床实践的能力一直是教育管理者关注的问题

但长期以来，临床能力的评价方法单一，评价内容不统一，考核内容各不相同，临床实践中的许多重要指标如评判性思维、沟通协作等能力的考核也容易被遗漏。因此，尽快建立一套科学合理、行之有效的临床能力评价指标势在必行。

（四）现代社会疾病谱提示我们既要重视感染性疾病，更要重视慢性疾病的预防，而传统医学课程体系对慢性病的教学不重视

目前，医学生的临床实习集中在三级医院。传统教学方式重视专科实习，重视对疑难危重病的实习，忽视安排学生到Ⅰ级和Ⅱ级医院及社区卫生中心实习，缺少慢性病的的防治、社区卫生保健的策略与手段等知识，难以适应现代社会疾病谱的变化。

（五）新型的医学目标要求医患关系由医生为主导、病人绝对服从型，转为医生为引导、病人主动参与型的新型医患关系

实践证明，只有病人主动配合，才能克服疾病，才能适应人生不同阶段的健康标准。而我国传统医学课程几乎没有设置专门的“医患关系”或“交流技能”课程，在临床教学实习各个环节中也不重视训练与培养医患交流技能，包括团队合作技能等。

三、对策和措施

（一）要适应新医改的复合型人才需求，优化学科和专业结构，突破传统办学格局

新医改背景下，医学院校要主动发挥自身优势，整合办学资源，以传统医学专业为支撑，逐步形成以医为主，医学相关学科专业交叉渗透、融合促进、协调发展的办学格局。在做强、做精临床医学的基础上，积极加强全科医学、康复医学、老年医学、社区护理等学科专业，进一步完善相关学科人才培养模式；适应西部地区医疗卫生发展实际，结合新医改政策，积极为社区、基层培养“下得去、留得住、用得着”的新型医疗卫生人才。

（二）将临床理论教学放到各附属医院实施，让学生“早临床、多临床，反复临床”，促使理论与实践有机结合

从2006年开始，我校将临床、护理等专业学生的临床理论教学放到各附属医院并分小班授课。近年来，临床教学质量不断提高，毕业生参加国家执业医师考试通过率不断提高。

（三）大力加强实践教学，切实提高大学生的实践能力

1. 改革临床教学方法和教学手段

即让学生在早期接触临床理论授课与实践训练相结合的教学形式；交互、灵活运用模拟操作训练、临床见习等教学熟悉；熟悉离体和动物手术训练外科手术基本操作；利用实训基地的各种模型训练临床常用诊疗技术，如心肺复苏、胸腔穿刺等操作；实图分析心电图、网络教学，让学生观看大量阳性体征和临床真实情况；通过学生互练、师生互动问诊和病例书写等，强化学生的临床技能，培养学生与病人的沟通技能，强调职业道德与人文关怀。

2. 临床核心课程实行床边教学，培养学生临床实际能力

充分利用医院和临床各科室的有利条件，实行临床核心课程床边教学，使用“以病例为先导、以问题为基础、以学生为主体、以教师为主导”的小班床边教学法，使理论教学与临床见习融合为一体。床边教学不仅为学生传授现成的知识，同时引导学生对未知领域的探索，活跃学生的思维，寻找解决问题的新方法和得出新结论。

3. 建立科学、合理的临床技能考核体系

我校从2008年开始，逐步建立了较为完善的临床技能考核（OSCE）体系。该体系在运行后受到同行专家较高的评价。目前，通过该体系的运行，我们可以科学、客观地评价各教学医院临床技能教学的情况，并促使各教学医院不断提高临床教学质量。

4. 立足实际工作需要，体现教学内容的实用性

从新医改的实际需要出发，在提高职业岗位适应能力，在满足岗位任职需要上下工夫，力求教学内容实在。一是要在专业课程教学内容中重点突出常见病、多发病的诊断、治疗、预防保健，增强教学内容的针对性、实用性。二是增加社区实践活动，在实践教学过程中将临床专业课、预防医学及社区医学结合起来，提前教导学生从事防治结合的工作。

5. 利用优质临床教学资源，实习基地立体化，多元化建设

充分利用优质教学资料，既加强不同等级的综合医院等大型实习基地建设，又加强社区卫生服务中心等小型实习基地建设，以适应不同层次的学生参与临床诊疗活动的需要和就业需要。在实践教学过程中，将临床专业课、康复医学及社区医学结合起来，一方面加深学生对“预防为主”卫生工作方针的认识，理解在临床实践中贯彻预防策略的重要意义，帮助学生在今后工作中更好地做到防治结合。另一方面让学生接触社会，了解人们对健康的要求和对健康知识的渴望，强化职业意识和医学工作者的责任感。实习基地立体化、多元化，不仅有利于提高学生的临床能力，而且有利于提高学生的疾病预防、保健、康复、健康教育等能力。

6. 注重提高整体素质，加强人文课程教学

新改革形势下，社会需要整体素质好，适应能力强，知识全面，身心素质健全的优秀医学人才。所以，必须注重德育和人文素质教育。一是构建结构合理、功能互补的人文社科课程体系。开设《医患沟通学》、《医疗风险防范》等课程，使学生具有系统社会医学模式去处理临床问题的思维方式与习惯。二是通过开展医疗扶贫下乡、医学生社区实践等活动，帮助学生逐步树立正确的人生观和职业道德，增强学生的职业使命感。

总而言之，随着医疗卫生制度改革的不断深入，高等医学院校必须采取积极主动、发展的、前瞻的和改革的态度，抓住机遇，积极应战；努力培养基础扎实，知识面宽，实践能力强，综合素质高并富有创新精神的医学生以适应人民群众日益增长的卫生服务需求。

加强医学生人文素质教育的思考

唐 平①
（成都医学院 四川成都 610500）

【摘 要】加强医学生人文素质教育是促进医学生全面发展的需要，也是促进医学科学发展的需要，更是促进医疗卫生事业协调发展的需要。目前，我国医学院校的人文素质教育得到一定程度的重视，但在医学教育中的基础性地位并没有真正得到确立。与西方国家相比也存在较大的差距，人文素质缺陷仍然是我国医学生整体素质发展中最突出的问题。为此，必须更新观念，从教育目标、课程设置、教学方法、评价方式以及师资队伍建设等方面入手，切实加强医学生人文素质教育。

【关键词】医学生；人文素质教育；现状；策略

人文素质是指人们在人文方面所具有的综合品质或达到的发展程度。“人文”与“科学”是医学生生存和发展不可或缺的两个价值向度，但“人文”与“科学”存在明显的差别：“科学”重点在于如何去做事，“人文”重点在于如何去做人；“科学”提供的是“器”，“人文”提供的是“道”。只强调其中一方面，或用“做事”的方式“做人”，用“做人”的方式“做事”，都会给人们带来麻烦。人文素质，是医学生诸多素质中最根本、最基础的素质，在医学生发展中起基础性作用的品质，对于其他素质的形成和发展具有很强的渗透力和影响力。当前加强医学生人文素质教育具有重要的意义。

一、加强医学生人文素质教育的意义

（一）促进医学生全面发展的需要

所谓人的全面发展，是指人的品格和各种才能（思想品质、身体素质、道德修养、文化知识、科学技术、美感、艺术修养等）和谐地进步与完善。马克思认为，教育一方面是提高生产力的重要手段，另一方面是造就全面发展人的唯一方式。中国古代对此也有相似的经典阐述：“大学之道，在明明德，在亲民，在止于至善。”[1]国内外许多著名的教育家也指出，现代大学应高度重视的第一件事是对学生的人文教育。杨叔子认为，“大学应该做的事情有三件：第一，教会学生如何做人；第二，教会学生如何思维；第三，教给学生必要的现代科学技术和文化知识，以及应用现代科学技术与文化知识的能力”[2]。

---

① 作者简介：唐平（1963—），男，四川金堂人，博士，教授，成都医学院副院长，主要研究方向：心理学的教学、科研及临床工作。

爱因斯坦指出，“学校的目的始终应该是：青年人在离开学校时，是作为一个和谐的人，而不是作为一个专家”，仅仅“用专业知识育人是不够的。通过专业教育，它可以成为一种有用的机器，但不能成为一个和谐发展的人，要使学生对价值有所理解并产生热诚的感情，那是最根本的。他必须获得对美和道德上的鲜明的辨别力。否则，他连同他的专业知识——就更像一只受过良好训练的狗，而不像一个和谐发展的人”[3]。因此，科学教育与人文教育相互融合才能塑造全面发展的人。一个学校的人文素质教育水平实际上在很大程度上标示着一个学校的整体办学水平和发展的后劲，因为无论是发展还是创新都需要良好的人文环境作为依托。专业性强的医学院校更应如此。我们不能将医学生只是培养成一个“医疗机器”，而应该将其培养为尊重人类、尊重生命，有体恤心、爱心和高尚职业道德的人类健康的守护者。

（二）促进医学科学发展的需要

医学是一门特殊的科学。著名医史学家西格里斯特曾说过，“每个医学行为始终涉及两类当事人：医生和病人，或者更广泛地说，是医学团体和社会，医学无非是这两类人之间的多方关系”[4]。我国著名理论家于光远指出，“对临床来说，疾病一般都有社会的原因，有社会性，医学的治疗行为，包括使用的方法、手段，也是有社会性的。所以，临床是两重的社会自然过程。因此，我认为医学不是一门纯粹的自然科学，而是一门社会科学与自然科学交叉的科学”[5]。医学兼具自然科学和社会科学的双重属性。医学不仅具有科学价值，而且具有社会、经济、文化道德等人文价值。医学比其他任何科学都更加强调人文关怀，要求医学工作者具有完善的人性修养，同时也要求在医学生阶段加强人文素质教育。需要特别注意的是：

第一，现代医学的发展呈现出高度综合和高度分化的趋势。这种趋势使得医学技术的发展对人类健康的促进和寿命的延长起着极大推动作用的同时，随之也带来了一系列新的伦理、法律、经济和社会问题。因此，医学教育要教会医学生学会从人文的视角去审视医学的发展，从而做出正确的价值判断和行为抉择，从而确保医学摆脱“科学主义”与“技术理性”的诱惑，肩负起生命终极关怀的使命。

第二，医学模式的转变，要求医学的发展具有更多的人文情怀。目前，生物—心理—社会医学模式正处在逐步确立的过程中。这对医疗卫生职业群体的素质和医学教育提出了新要求。1993 年 8 月，英国爱丁堡世界医学教育高峰会议提出 21 世纪所期望的医生应该是：交流专家，有判断力的思想家，主动的终身学习者，信息专家，经济学、社会学、人类学、流行病学和行为医学的应用者，卫生小组的管理者，社会的支持者和初级保健的提供者。1995 年，世界卫生组织提出五星级医生（The eve star doctor）作为全球性策略，指出未来的医生应是：保健的提供者（Care provider），决策者（Decision-maker），健康教育者（Health educator）或称为交际家（Communicator），社区领导者（Community-leader），服务管理者（Service Manager）。为了达到这种目标，美国医师联合会（AAMC）提出了未来医生的 6 项任务：了解新知识，使有限的资源得到最优化使用，对质量进行评价并使之得到改善，和其他卫生专业人员组成团队，排除系统误差，对慢性病患者进行指导。我国的医学教育界也提出：要求医务人员不仅要关心病人和疾病，更要关心全社会、全人类的生存和发展；不仅有工作责任心，而且有社会使命感；不仅具有医学专业知识和技能，而且具备人文社会科学知识和人文精神等；要具备较高的综合素质。要实现上述要求，医学教育必须进行全面的改革，其核心内容之一就是要加强人文素质教育。

（三）促进医疗卫生事业协调发展的需要

周国平在《医学的人文品格》一文中写道："现代人是越来越离不开医院了。在我们的生活中，医院、医生、医学占有太重要的位置。然而，医院留给我们的美好回忆却是如此稀少。……可以毫不夸张地说，医院是如今最令人望而生畏的地方之一。爱心和医德不是孤立之物，而是在深厚的人文土壤上培育出来的。在这方面，我们的医学院肯定存在着严重的缺陷。"[6]同时，作为一个人口众多的发展中国家，我们的生产力水平偏低，医疗卫生事业的区域发展极不平衡。为此，我们必须加强医学生的人文素质教育。这有利于国内的医疗服务由原来的少数个体逐步扩大到群体、社区或全社会，服务场所由医疗机构扩大至社区，内容由生理方面扩展到社会、心理方面，服务形式由以医疗为中心转变为预防、保健、医疗等的全面综合；这有利于克服区域间卫生事业发展的极不平衡性，使医疗卫生事业的发展与社会、经济的进步相适应；这有利于缩小医疗卫生服务质量和服务态度同广大人民群众的要求的差距，特别是有利于预防和减少医疗纠纷，从而促进医疗卫生事业协调发展。

二、医学人文教育现状

（一）西方医学人文教育现状

西方有着悠久的人文教育传统，自 20 世纪 60 年代起，新的医学人文教育在西方兴起，进入 80 年代以后，加强人文教育已成为医学教育改革的强劲趋势。

1．教学目标

1982年美国医学教育委员会的报告——"医学教育未来方向"、1984年美国医学院协会的报告——"为21世纪培养医生"、1993年英国总医学委员会的报告——"明天的医生"，以及1999年成立的国际医学教育专门委员会制定的本科医学教育"全球最低基本要求"等都非常重视医学生的人文素质教育，且提出了明确的医学人文教育目标。根据这些报告以及医学教育"全球最低基本要求"，我们可以清晰地看到西方医学人文教育的目标，包括：树立新的医学观念和批判性思维；全面认识医学与社会；培植职业价值、态度、行为和伦理；依靠人文的知识和方法，发展医学生的沟通技能和协作精神；培养信息管理和社区管理能力。

2．课程设置

从20世纪60年代起，美国医学院校开始增设人文学课程，到1995年几乎所有的医学院都开设了人文学课程，并得到联邦基金，特别是国家人文科学基金的支持。1978 年，英国高等教育委员会建议把心理学、社会学、社会医学、行为医学、伦理学和医学法学等学科列入医学院的必修课计划。目前国外的医学院校医学课程基本上由自然科学、人文社会科学、医学三大类组成，其中医学史、医学哲学、医学伦理学、医学法学、行为医学以及医学社会学等医学与人文科学相交叉的学科是医学人文教育的核心课程，医学人文课程占总学时的比例以美国、德国为多，达20%～25 %，英国、法国、日本约为10%～15%[7]。

3．教学内容

把医学人文社会科学整合到医疗实践中去，实现医学与人文课程的一体化。这样，西方医学生的人文教育就表现出“轻理论、重行为”的特点，并始终贯穿着两个基本思想：一是以病人为中心，一是密切联系实际。无论是理论课讲授的专题，还是讨论课中的典型事例，无不体现这两个基本思想。教学内容不是以章、节的形式出现，而是长期教学实践中逐渐形成并相对稳定的讲授和讨论题目，如医患关系、生殖问题、流产等，这些题目形式汇集即构成所谓的标准论题。

4．教学过程

从总体上看，西方医学人文教育以贯穿于专业教育的全过程为特征。如日本的医学院前2年主要用于学习基础科学与人文科学课程，以医学概论涵盖医学人文课程，并在第五学年开设续医学概论，了解医疗与法律、伦理、社会经济的关系；美国哈佛大学医学院医患课程也从第2学年开设，贯穿4学年时间；1987年，英国的报告建议：医学伦理学应该贯穿在医学教育整个阶段、有一定间隔和反复进行，应该在临床教育中按一定的间隔插入一定时间的，由医学专业外的专家进行跨学科的伦理教育。此外，医学人文教育并没有在本科教育画上句号，而是成为医学生毕业后教育、继续教育的内容。

5．教学方法

国外的医学院校为了达到医学人文课程的教学目标，采用各种教学方式和手段：包括课堂讲授、课堂讨论、学术研讨、课外阅读、写论文甚至参与教学等；以案例为先导，以问题为基础的教学形式（PBL）被广泛采用；小组讨论作为重要的教学方法也备受青睐；情景教学法等也在医学人文教育中得到运用，等等。

6．师资队伍

目前，西方医学院校的人文教授主要来源于以下几方面：一是一些非医学的人文爱好者被聘到医学院作为全时制或兼职教学研究工作者，综合大学的人文系也为医学院的人文教育提供重要的教师来源。二是临床医生，他们有的在毕业后学习过人文学科，有的对人文教学情有独钟，是长期的的爱好者。三是社会人员参与到教学之中，即有大量的自愿授课者和导学者。如美国医学院请癌症患者、接受过脏器移植的患者、社会学者来讲授，甚至邀请一些画家到医学院办画展、音乐家到医学院办音乐会等。因此在教学组织上，西方注重加强各种专业人员的合作（或协作），往往采取各专业、各学科人员自愿组合成各种教学小组，以协作或合作的教学方式进行。美国大学医学院的医学人文科学的每门课均有3～7名教师参加教学，其中1～3名教师为负责人，教师均有博士学位。有些教师不仅是医学人文社会科学的专家，而且也是医学专家。哈佛大学医学院担任医患关系的教师中，50%为内科医师，22%为精神科医师，19.5%为儿科医师，2.4%为外科医师。有些教师既是医学助教，或临床讲师，甚至医学教授、主任医师，也是医学伦理学教授，甚至社会医学教授，或社会作者，他们在不同学科领域均有成就[8]。

总体而言，西方医学生人文素质教育呈现出以下一些特点或者说趋势：教育目标明晰；医学与人文交叉所形成的交叉学科、边缘学科成为医学人文课程的核心部分，并成为医学教育内容的有机组成部分；教学内容轻理论、重行为、重实效；教学过程具有连续性和延伸性；教学方法灵活，PBL教学模式得到较普遍的运用；师资来源多元化，协作性强。因此，西方发达国家的医学人文教育在近几十年得到快速发展，改变了医学科学“纯自然科学技术”的属性，实现了医学与人文的相互渗透，增强了医学的人文特征。

（二）中国大陆医学生人文素质教育现状

1．中国大陆医学生人文素质教育的一般情况

（1）课程设置

20 世纪 80 年代以来，医学生的人文素质教育逐渐被提上议事日程并受到关注。经过 40 多年的改革和发展，目前我国医学院校的医学人文教育，形成以思想政治理论课为核心，以相关医学与人文交叉学科为补充的课程体系。具体而言，主要包括以下三个部分：第一，思想政治理论课，学时量为 250 学时左右，占医学生人文素质教育学时数（必修课）总量的 80%左右。第二，医学与人文交叉形成的学科，如医学哲学、医学伦理学、医学经济学、医学法学、医学社会学、医学美学、医学史、医学心理学、医患沟通学等，不过只有医学伦理学、卫生法学、医学心理学三门课程因为执业医师资格考试的需要而被大多数高校纳入教学计划，其他课程的设置则带有随意性，且大多作为公共选修课。第三，其他人文课程，如大学语文、社交礼仪、音乐、美术、艺术鉴赏等，不过这些课程都是作为公共选修课进行。有两点必须指出：一是第二、第三类人文课程大都因人设课，因此缺乏系统性和规划性；二是大多数医学院校的医学人文课程在整个专业培养计划中所占比例普遍偏低，大约占总学时的 8%左右。

（2）教学内容

我国医学院校人文课程的教学内容与医学教育的“关联性”不强。一方面，人文课程设置以思想政治理论课为核心且在教学中占有相当大的比重，对医学生理想、道德的塑造实际上主要是对政治信念的强调。另一方面，医学教育注重的是技术的突飞猛进、知识的点滴传授，学生推崇的是精湛的技术，丰富的专业知识。因此，医学院校人文教育与医学教育出现分离，医学本身内含的对生命的关注、对伦理的思考、对人文精神的追求等没有得到体现。

（3）教学过程、教学方法、评价方法

我国医学院校人文教育主要是在一、二年级进行，三、四年级主要学习专业知识，在实习期间几乎不接受医学人文教育。毕业后的继续医学教育中，医学人文课程没有得

到重视。因此，可以说我国医学生的医学人文教育是不连续的，并且不具有延伸性。另外，在教学过程中，我国医学院校普遍重视理论的传授。目前我国的医学人文教育采取以班级授课制为基本的教学形式，并以课堂讲授为主；由于我国医学院校班级人数较多，以及学生的学习习惯等原因，课堂讨论效果不甚理想，因此开展比较少；教学手段单一，造成教师上课满堂灌，学生上课记笔记，考前背笔记，考后全忘记。人文课程的评价方法以笔试为主，分为考查和考试两种形式，考查和考试又分为开卷和闭卷。之所以采用这种评价方式，与我们的教学强调理论体系密不可分。

（4）师资队伍

目前从事医学人文教育的教师来源，一是高校从事思想政治理论课的教师，二是部分对医学人文教育感兴趣的医学专业教师和机关行政人员，教师的知识结构比较单一，跨学科专业的教师较少，医学人文教育的规划、创新、发展等问题几乎没有人进行系统研究。

2．我校医学生人文素质教育现状

（1）课程设置（如表1所示）

表1　我校医学人文课程设置统计表（部分专业）

专业名称	学时总数	门数	学时	比例	必修人文课程（名称、学时）	指定选修人文课程
临床医学	4125	12	504	12.2%	四门思想政治理论课、医学文化概论，288学时	医学伦理学、交流与沟通学、医学心理学、社会医学、医疗文书写作、临终关怀、临床辩证思维
护理学	3189	11	444	14.8%	四门思想政治理论课、医学文化概论、护理心理学、护理伦理学、护理管理学，372学时	护理美学与护士礼仪、交流与沟通学、医疗风险防范、临终关怀
医学检验	4205	9	426	10.3%	四门思想政治理论课、医学文化概论、实验室管理学，318学时	医学伦理学、交流与沟通学、医学心理学
医学影像	4108	11	468	11.4%	四门思想政治理论课，252学时	医学伦理学、医学文化概论、交流与沟通学、医学心理学、社会医学、医疗文书写作、临终关怀、临床辩证思维
药学	3367	7	360	10.6%	四门思想政治理论课，252学时	医学文化概论、交流与沟通学、生命伦理学

通过课程设置统计表，可以看到：我校人文课程仍然以思想政治理论课为核心，辅

之相应的医学与人文科学的交叉学科和其他人文课程，在一定程度上体现了医学的人文色彩，也体现了人文教育与医学专业教育内容之间的关联性，不过交叉学科在专业培养计划中所占的比重仍然偏低；各医学专业的指定选修课除1门一样外，其余的都不尽相同。

（2）教学过程、教学方法与考核方法

从我校近几年医学人文教育的实际情况来看，教学过程、教学方法、考核方法和我国大多数医学院校一样，教学过程的连续性没有得到保证，医学生临床实习期间的人文教育几乎没有，理论与实践脱节的现象严重；教学方法仍然以讲授法为主，辅之以案例教学法、讨论法等；考核方法仍然以笔试为主，考核内容偏重于理论知识，而较少涉及知识的运用以及对实际问题的分析与解决。

（3）师资队伍

目前，我校承担思想政治理论课教学任务的，过去都是学人文社会科学的；承担医学与人文交叉学科教学的，知识结构也比较单一，如承担医学伦理学教学任务的老师都是学法学的，承担医学心理学教学任务的都是学心理学的，相应的医学知识背景缺乏；即使承担专业性比较强的一些医学人文课程教学任务的教师，知识结构仍然比较单一，如护理伦理学是由学护理学的老师担任，临终关怀是由学临床医学的老师担任；而承担医学专业知识与技能教学的老师，由于受我国传统医学教学模式的影响，或多或少在人文知识与素养方面有一定的缺陷，等等。笔者认为，这样的师资队伍很大程度上是无法实现人文精神与科学精神的有机融合，医学的人文色彩不但在医学专业知识教育中得不到彰显，即使在医学人文课程中也得不到应有的体现。

3. 对国内医学人文教育现状的简要评述

总体而言，我国医学人文教育近几年得到一定程度的重视，实际上也得到一定的发展，表现出以下几个特点：一些单一性医学院校并入综合大学后，由于特有的人文环境的影响，其医学教育的人文色彩得以显现，但各医学院校的发展很不平衡；医学人文课程和课时有所增加，在呈现出多样性的同时也表现出随意性，科学性和系统性缺乏，学时比重偏低的现状没有有效改观；教学过程重理论传授、轻行为养成训练，医学人文教育的有效性弱化；教学方法、考核方法在有意识地寻求改变和突破，但以课堂讲授、理论考核为主的形式并没有随之改变；医学人文教育的师资培训得到重视和加强，但离医学人文教育客观要求还有很大的差距，人文教育在医学教育中的基础性地位并没有真正得到确立。人文素质缺陷仍然是医学生整体素质发展中最突出的问题，具体表现为医学生的人文知识匮乏、人文精神缺失、人文关怀流失。我们在医学生身上看到的（可能）就只剩下对专业知识与专业技能追求的单调身影，医学本身内含的人文色彩与我们渐行渐远。

造成这种结果的原因，笔者认为不外乎有以下几点：第一，医学教育本身应是人文教育与专业教育的和谐统一体，但这种理念在医学院校并没有得到确立；第二，医学人文教育的目标不明确，课程设置随意，缺乏整体性和科学性的设计；第三，人文课程的教学内容与医学教育的关联性不强，教学方法、考核方法单一、枯燥；第四，医学人文教育的师资队伍知识结构单一，学生“先天不足，后天失调”。

三、加强医学人文教育的策略

（一）更新教育观念

正确的教育思想指导着正确的教育与改革的实践。素质教育的核心是人文教育与科学教育的交融，高等医学教育因其专业的特殊性，人文教育显得尤为重要和迫切。人文素质教育对于医学生的成长非常重要，面对医学生人文素质普遍偏低和传统医学教育对人文精神忽视的现实，呼唤医学人文精神的复归，便是时代赋予医学教育者义不容辞的责任，只有人们认识到了人文素质教育的重要性和紧迫性，才会真正进行人文素质教育。根据高等医学教育的现状，在现阶段要加强人文素质教育的力度，最为关键的就是要更新观念。更新观念，是指必须摒弃把人生物学化、把医学自然科学化、把医学教育等同于简单的知识传授与技能培训的观念，而树立起医学应彰显人文精神、医学教育应该是人文精神与科学精神相融合的连续过程的观念。因此，目前的一项重要工作就是开展有效的教育活动，使教育环境中的每一位师生员工，包括教学医院和实习基地的带教老师，深刻领会人文教育对于高等医学教育的重要意义，使新的教育观念深入人心、融入教学。必须指出的是，更新观念、重视医学人文教育，有两个关键的主体，一是领导，二是教师。

（二）明确教育目标

关于医学人文教育目标，众说纷纭。如有学者认为，医学生人文素质教育的目标可以确定为：树立正确的医学价值观，认识医学与社会的关系，培养医学生的道德情感和规范道德行为，依靠人文的知识和方法，拓展医学生的职业技能，培养协作精神、创新能力和社区管理能力[9]。笔者认为，医学生人文素质教育的最直接的目的是培养、塑造和张扬医学生的医学人文精神。医学人文精神是人文精神在医学领域的体现，或者说是植根于医学实践的人文精神。除了表现为医学生要热爱祖国、品位高雅、科学审美、乐于合作和关注社会等普遍意义上的目标外，更表现为对病人及每个人的生命价值、医疗权利和健康利益、人格尊严和人生需求予以关注、关怀和关爱，其核心是医学人道主义精神。因此，笔者建议将我校医学人文教育的目标确定为：通过有效的教育，使医学生的人文知识得以具备、人文精神得以塑造、人文行为得以养成。

（三）完善课程体系

在当今中国的医学教育中，课程教学仍然是加强医学生人文素质教育的主渠道。而课程教学的加强必须以增强人文教育与医学教育的相容性来保证。应该将医学人文课程纳入整个医学教育学科体系之中，整合相关资源，形成由自然科学、人文社会科学、医学三大类组成的医学教育的新课程体系，并且医学人文课程在医学教育中的基础性地位必须得到保证和确立。笔者认为，医学人文课程应由两大类组成，一类是显性课程，一类是隐性课程，具体构成如表 2 所示。

表2 医学人文课程构成表（建议）

显性课程			隐性课程	
基础课程	核心课程	拓展课程	第二课堂	人文环境平台
四门思想政治理论课。根据国家规定，该四门课一共14学分	医学哲学、医学伦理学、医学法学、医学心理学、交流与沟通学、医学文化学，该6门课程为必修课，每门课2个学分，合计12学分	医疗文书写作、自然辩证法、行为医学、医学美学、医学人类学、社交礼仪、公共关系学、医学史、社会医学、社区卫生保健以及其他人文课程，该部分课程主要以选修课的形式进行，其中可以根据专业需要确定3门课程为限定选修课，每门课程1.5个学分。另外，学生选修公共人文课程的学分不得低于3学分	校园文娱活动 校园体育活动 科技创新活动 人文学术活动 社会实践活动	校训 办学理念 学风校风 校容校貌 标志性建筑 其他人文硬环境

（四）改革教学、考核方法

医学人文教育要重视学生能力的训练，加强学生研究分析医学领域的人文社会问题的能力。首先，教师应根据当前医学领域出现的社会问题，提出研究课题，带领和指导学生研究和讨论，让学生在研究和讨论中获得医学人文知识和提高研究、分析问题的能力。其次，要在“内化”方面下工夫，将对人文知识的认知内化为学生稳定的素质和自觉的行为。在教育过程中应充分调动学生内在的积极性，将外在的传授、规范或导向与学生的内在需求密切地结合起来，将认知和体验结合起来。我们应借鉴域外医学人文教育的成功经验，注重培养、锻炼学生的思维能力、理解能力以及实践应用能力，逐步推广PBL、“讨论式”等启发式教学方法，把学习的主动权交给学生、让学生成为学习的主人。最后，考试形式和评估手段不应仅满足于了解医学生掌握人文知识的多少，而应侧重考核医学生的体验、分析、思考、综述及处理问题的能力，以增强医学人文教育的实效性。

（五）加强师资队伍建设

要提高医学生的人文素质，必须要有高素质的教师队伍。为此提出如下建议：

（1）加强教师的选拔和培训。特别要注意选拔既有医学知识背景又有人文社科知识背景的人才，并让他们从事医学人文核心课程的教学，同时加大对现有师资的培训，改善其知识结构。另外不得忽视医学专业教师人文素养的提高，要适当规范教师的言语和行为，为医学生树立表率作用。

（2）定期地、经常地举办医学科学与医学人文精神专题研讨会，逐步形成校园的特殊文化氛围。

（3）教师在晋职、评聘或提拔任用的时候，要把其专业知识的水平与日常的师德、师风结合起来，综合考察。

（4）要特别重视学生思想政治工作队伍的建设，因为从事学生思想政治工作的老师是与学生接触较多、影响较大的角色，他们的素质将对一个集体有很大影响。

（5）必须成立相应的教学研究机构，对医学人文教育课程体系作出整体设计与规划，系统推进医学人文的教育教学改革研究和科学研究工作，集合有志于医学人文教育的人才，形成医学人文教学科研团队。

（六）在专业教学中融入人文教育

人文素质教育不能抛开专业课程。促进医学科学精神与人文精神的融通和共建，绝不仅仅是人文社科教师的事，医学专业教师应把人文素质知识渗透到专业教学中，在不增加课时的情况下，不知不觉地对学生进行人文素质的培养。如在专业各科中穿插该专业的历史、著名医学家的事迹；在临床各科教学中，要增加伦理、社会、法制的教学内容。医学伦理学自主、知情同意、不伤害、最优化的基本原则应贯穿到临床各科教学中，特别是某些争议大的检查、手术和技术，应引导学生作出合理的伦理选择。事实上，专业课教师往往在学生心目中具有较高的威望，他们结合专业知识讲授人文知识，会产生更加良好的效果。

（七）注重理论与实践相结合

医学的实践性特点，要求在医学教育的见习、实习阶段注重加强人文素质教育。联系医学生实践活动时所接触的病例，进行医学人文专题讲座和案例分析，将医学人文理论知识应用于实践，使医学生学会从医学、道德、法律、政治等不同角度去解决医疗问题。医学生的见习、实习活动阶段不仅仅是对医学知识技能的实习，也是对医学人文知识和运用这些知识的能力的实习。

参考文献

[1] 礼记·大学

[2] 杨叔子．中国大学人文启示录（第一卷）[M]．武汉：华中理工大学出版社，1996：3

[3] 爱因斯坦．论教育[A]，爱因斯坦文集（第三卷）[C]．许良英等译．北京：商务印书馆，1976：143

[4] 王明旭．医患关系学[M]．北京：科学出版社，2008：2

[5] 艾钢阳．医学论[M]．北京：科学出版社，1986：3

[6] 周国平．医学的人文品格[J] ．第6版．检察日报，2000-3-13

[7] 余仙菊．发达国家医学人文教育给我们的启示[J]．广西教育研究，2002（1）

[8] 同[7]

[9] 梅人朗，陈刚．医学教育全球标准[C]．杨益等编译．上海：上海科技出版社，2004

打造学习型高校工会组织的思考与探索

周光明[①]
（成都医学院　四川成都　610500）

【摘　要】学习型组织是知识经济时代出现的一种新型组织形式，高校工会通过创建学习型组织对建设一流教职工队伍具有重要意义。本文通过研究当前高校学习型组织创建中的主要问题，提出了打造学习型高校工会组织的具体思路，并对相关实施途径进行了剖析和探讨。

【关键词】工会；学习型组织；创先争优

21 世纪高校之间的竞争就是人才与创新力的竞争，而人才与创新力的核心取决于个人与团队的学习力。作为承接高校愿景目标和教职工个人价值目标的联系枢纽，工会应在创先争优、打造学习型组织、培养高素质人才队伍方面发挥重要职能作用。

一、充分认识打造学习型工会组织的重大意义

（一）学习力是高校生存与发展的重要基石

建设学习型组织是加强高校工会自身建设的内在需要。工会是党领导下的群众组织，是党联系职工群众的桥梁和纽带。在工会组织中深入开展创先争优活动，是党建带工建，进一步加强工会建设、发挥工会作用的必然要求。落实好这项工作要求高校工会组织不断强化职能优势，切实树立终身学习的理念，团结动员广大教职工，以贯彻《国家中长期教育改革与发展规划纲要》为契机，主动适应新形势、应对新挑战、增强新本领，在各自的岗位上创先争优，开创高等教育跨越式发展新局面。

（二）建立学习型工会组织，是促进工会会员全面发展的必然选择

教职工是高校工会会员的主体。长期以来，教师职业被赋予了高尚的道德内涵，教师责任不断被社会强化，但教师自身发展却在相对程度上受到忽视。有效协调教师责任与教师个人发展的关系，关键在于创建学习型工会组织。学习型工会建设，有利于工会更加关注教职工的身心健康、更好维护教职工的合法权益，让教职工在合作性工作、创造性劳动和永久性学习中实现自我价值，从而将教师个人发展与学校发展融为一体，使学校成为教师发挥聪明才智和创造力的舞台。

---

① 作者简介：周光明（1960—），男，重庆合川人，大学，副研究员，成都医学院组织部部长，主要研究方向：思想政治研究工作。

二、高校在创建学习型工会组织过程中存在的普遍问题

早在20世纪90年代初，美国麻省理工学院教授彼得·圣吉推出的《第五项修炼》一书中就系统地提出了学习型组织理论，详细阐述了建立学习型组织的模式和客观规律。按照这一理论，国内各行各业纷纷效仿，开始建立学习型组织。时隔20年，纵观已经建立和正在建立学习型组织的高校的做法和经验，学习新知识、树立新观念、建立新文化等确实对打造学习型高校起到了积极的推动作用。但与此同时，也存在许多有待改进的地方，主要表现为以下三个方面：

（一）对学习型组织的理解还存在一定偏差

彼得·圣吉教授提出的学习型组织理论其实是一种宏观的管理理论，他更多提出的是一种理念、思路和一般方法，在现实操作时很容易对它的认识和理解产生偏差。其中最突出的表现就是将学习的理解仅停留于吸收知识和获得信息的层面上。然而，这只是建立学习型组织的一个方面。建立学习型组织，并不是简单意义上地加强教职工的培训问题，而是要使组织从上到下、全体员工都要树立终身学习的理念，并且通过建立多渠道的学习系统，使人人都来参加学习，形成工作学习化和学习工作化的浓厚氛围。要从初期的强制性学习转到自觉性学习；从一次性学习转向终身学习；从部分教职工的学习转向全员学习；从知识补充型学习转向能力型学习。其最终目的不仅仅是增加一些知识和业务技能，更主要的是要引导教职工为实现学校的共同愿景，完成共同的使命，不断增长其学习能力和持续创新能力。

（二）创建学习型组织流于形式

高校在创建学习型组织时，虽然都能按照彼得·圣吉教授提出的“五项修炼”的思路去实践，但实践的模式往往是大同小异，即制订学习计划、布置学习材料、组织宣传讨论、颁布奖惩措施等等，并没有根据高校的自身情况进行系统规划和设计，对下一步将做些什么也只是笼统的设想和计划，缺乏具体的设计和安排。当学习型组织创建到一定程度时，就会暴露出后继乏力、无以为继的问题和困惑，直接影响到学习型组织的深入实践。

（三）创建学习型组织总体上仍处于学习和思考阶段

国内学习型组织的建设，目前尚处于初级阶段。从一些高校的实践情况来看，还没有形成一个典型的范式。在这一阶段，学习型组织的学习方式比较单一，通常是邀请专家来讲讲课、为管理人员或教职工指定几本理论书籍、组织几次讨论和交流等等。而诸如请权威机构深入学校，对学校进行详细诊断，与教职工一起寻找和发现学习的智障，然后有针对性探讨如何建立本单位学习型组织等等，这些具有干涉性和参与性的学习方法却很少应用。

三、立足科学发展，积极探索创建活动新形式，推动高校工会组织由传统型向学习型组织转变

学习型组织理论的本质，与其说是“学习”，不如说是“人本”更为准确。因为所谓“自我超越、改善心智模式、建立共同愿景、团队学习、系统思考”五项“修炼”，其最终目的是为了让每个成员自主学习、自主思考、自主创新、自主协调，从而实现由“制度+控制”式的科学管理向“学习+激励”式的人本管理转变。学习型组织不再是为了学习而存在，而是为了让员工更好地体验到生命的价值，通过启发引导式的人性化管理，使每个组织成员都能心情舒畅地工作和学习。

基于上述研究结论，高校工会在建立学习型组织时，应充分考虑到运作的复杂性，从实际出发，结合创先争优活动，创造性地进行探索与实践。

（一）抓好学习型组织关键问题的设计，探索制定适合学校与教职工共同发展的学习型组织创建体系

1. 共同愿景的设计

高校承载着中华民族振兴、科教兴国、人才强国的重任。千秋功业、百年树人，培育有理想、有道德、有文化、有纪律的建设者，是一切教育工作的终极价值目标，这也是所有高校办学的宗旨。在此宏观目标的基础上，高校工会应结合学校的发展战略，代表学校和教职工提出更具体的共同愿景，如成都医学院工会提出的共同愿景是：按照“优化结构、奠定基础”和“提升水平、全面崛起”的“两步走”战略，到2020年把学校建成特色鲜明、优势突出的高水平高等医学院校，把工会建设成为文明高效、团结务实、职工信赖，具有凝聚力和向心力的一流群众组织。

围绕这一共同愿景，全体教职工要结合自身实际，制订争做学习型教职工的个人规划，把学习作为在新形势下生存的必要手段，使“终生教育、终生学习”的理念成为广大教职工的共识，以“自我超越”成为自己学习的内在动力，以“改善心智模式”和“系统思考”作为自己学习的基础，以团队学习成为自己学习的途径，努力使自己成为学习型教师。

2. 学习型文化的设计

学习型文化要重点解决三个方面的问题：一是个人学习与组织学习的关系以及个人与组织之间相互承诺的问题。学校应鼓励教职工将工作与学习结合起来，关心和指导教职工制订个人职业发展计划，并为教职工提供其计划实施的必备条件，使员工在学习中既能实现个人目标又能实现组织目标。二是学习活动设计的问题。学习型组织的学习活动不仅局限于读几本理论书这一单一的形式，还应多样化和系统化。如开展全方位学历升级，鼓励教职工在业余或脱产攻读硕士、博士学位，鼓励符合条件的教师出国深造；抓好复合型人才的培养；围绕教学、科研、医疗等工作，通过专项技术培训、以师带徒等方式培育造就一批技术能手，形成一支高素质的职工队伍；抓好“高精尖”人才培养，着力打造一批专家型科研团队。三是建立终生教育制度，使教职工不断学习新的知识和

技术，提高自身素质，通过自我批评学习、系统反馈学习、共享系统学习等方式适应知识经济的需要，并积极地将所学知识应用于工作实践。

3．学习型组织的达标设计

（1）学习型工会组织建设成效明显，努力做到“四个好”

一是工会班子好。班子成员带头学习实践科学发展观，团结协作，努力在组织、引导、服务教职工和维护教职工权益方面做出实绩，有较强的凝聚力和战斗力。二是工作机制好。各项制度规范化，教职工民主参与渠道畅通，维护教职工权益工作到位。三是工作业绩好。在推动学校改革发展稳定等工作中成绩显著。四是教职工反映好。工会组织在教职员工中有较高威信；群众满意其各项工作。

（2）学习型教职工的基本要求是要做到“五带头”

一是带头坚定信念。贯彻落实科学发展观，有开拓创新精神。二是带头提高学习。熟练掌握建设高水平大学所需的专业知识。三是带头争创佳绩。具有强烈的事业心和责任感，出色完成本职工作。四是带头树立师风。品德高尚，师生公认。五是带头遵纪守法。

4．保障机制的设计

一是把教职工的学习情况与平时考核、年度考核和民主评议结合起来，把考核结果纳入绩效考核综合评价体系。二是把创建学习型工会组织活动纳入工会目标责任制。三是强化激励机制，把学习成效作为评判员工素质、认定干部实绩的首要条件，与单位评先、干部升降、个人绩效津贴挂钩。

（二）采取有力措施，积极推进创建活动开展

1．制订方案，明确目标

在调查研究的基础上，要制订开展创建“学习型员工、学习型教研室、学习型工会”活动方案，明确创建活动的目标、内容和要求。一是澄清教师的模糊认识，提出树立五个理念，即学习是生存和发展需要的理念、终身教育和终身学习的理念、工作学习化和学习工作化的理念、团队学习和系统思考的理念、不断创新的理念。二是针对教师队伍的素质状况，提出学习理论、学习业务、学习技能、学习同行和学习典型五项学习内容。三是针对创建活动有起点无终点的发展过程，定期提出创建学习型工会组织的阶段性发展目标。

2．围绕“四个转变”，营造学习氛围

按照以人为本的价值理念，学院实行自主学习、团队管理，使教职工从被动地应付教学变为主动驾驭教学，逐步完成“四个转变”，即由职业型向事业型转变，由应试型向育人型转变，由单一型向复合型转变，由经验型向科研型转变，逐步形成一个学习型、创新型教师群体，使学校最终成为一所学习型的大学。重点要采用开放式民主管理、团队学术研讨等方式开展形式多样的教研活动。如“小型沙龙研讨”是以教研室为主体开展的小型研究活动，每周固定时间确定一位教师做中心发言，围绕这一周的教研专题展

开研讨；“岗位练兵”要求骨干教师每学期上一节公开课或作一次专题讲座，主持或参加一项课题研究，撰写一篇教学论文；“开放论坛学习”即由学校工会每年组织部分教师外出考察学习；邀请一些校内外专家来校作学术报告，不断吸收先进经验。

3. 抓住关键人才，培养创新主体

一是以名师工程为抓手，打造高素质师资队伍。制订《名师、名生、名校中长期发展规划》，启动名师培养工程。二是发挥教学科研领军人物作用，创建学习型团队。以课题研究小组形式，发动专家、组长带领学习小组一起进行深度探讨，共同协作研究，相互学习、相互提高。每个教师在自我超越的基础上，以系统思考的方式将个人的学习与学校的共同愿景密切联系，发展出一种共鸣的综合效应。

4. 找准有效载体，加强学习实效性

一是以弘扬劳模先进事迹和教育工作者奉献精神为载体，树典型，立榜样，团结动员教职工为学校发展建功立业。二是以创先争优活动为载体，发挥工会与职能部门的“联动作用”，在教学、科研、医疗、后勤保障等领域开展专项技能竞赛。三是以“三育人”活动为载体，在教师、管理人员、后勤服务中分别体现出教书育人、管理育人、服务育人。四是以服务职工群众、为教职工办实事、办好事为载体，切实解决教职工最关心、最现实的利益问题。五是以“教工之家”建设为载体，增强基层工会组织活力。六是以规范和完善教代会制度为载体，加强民主管理和民主监督，促进学校的民主政治建设。

（三）定期组织“回头看”，注重学习型组织创建效果评估和改进工作

学习是手段，培养能力、提高素质才是最终目的。创建学习型工会组织取得实效的重要环节就是要强化“后评估”。

1. 要定期组织专家诊断、理论研讨和整改推进

要将“回头看”中查找的问题纳入下阶段需整改的工作目标，从理论和实践两个层面着力探索创建学习型工会组织的有效途径和办法。通过“后评估”，从根本上划清狭义学习和广义学习的界限。重点解决对学习型组织认识上的急功近利的思想误区，树立终身学习的理念；解决学习型组织就是培训中心的认识误区，从更广义、更全面的高度去理解学习型组织是我们发展教育事业和强化学校管理的有效办法和形式；解决不进行组织变革就可以建成学习型学校的认识误区，建立扁平化的学习组织，推进团队学习和运用系统思考方法；解决领导的学习可以代替整个组织学习的认识误区，把学习建立在共同愿景上。在此基础上，进一步促进思想的解放和观念的更新，加大推进创建力度，总结创建经验，选树典型，使创建工作不断得到深化。

2. 强化员工绩效考评系统

对创建学习型组织进行评估的根本就是要对教职工进行评价，而对教职工进行评价的基础是绩效考核。科学有效的绩效考评能够使员工看到自己的不足之处，从而促使员工不断向较高的目标努力，实现自我超越，同时也有助于协调个人愿景与学校的共同愿景，使能力建设真正落到实处。

四、几点认识和体会

（一）创建学习型高校工会组织，要与思想观念的更新结合起来，坚持不迷信、不偏离、不丢弃

要加强对学习型组织的宣传，引导教职工明确什么是学习型组织、如何建设学习型组织，以及个人在建设学习型组织过程中的目标定位、作用、义务及预期利益，认识到通过终身学习将使个人与社会得到和谐全面发展。同时，也要使教职工明白，学习型组织不是玄学，也不是万能钥匙，不能用这一理论代替现有的各项管理规章制度，更不能偏离政治方向和丢掉学校的优良传统。

（二）创建学习型高校工会组织，要正确处理好学习与工作的关系

一是要坚持在学习方法上做到“工作学习化，学习工作化”，要妥善安排，重视自学，使工作学习“两不误，两促进”。二是要坚持从工作实践中提高学习实践能力。三是要树立学无止境的终身学习理念，努力做到活到老，学到老。

（三）创建学习型高校工会组织，要建立好良性推进机制

重点要建立动力机制。主要体现激励和竞争，制定一系列规章制度和营造竞争的氛围，给人一种外部压力，引导教师去学习，并通过积极参与竞争以提高自身素质，使其形成学习的内动力，通过树立共同的理想和目标，增强组织和个体学习力。

（四）创建学习型高校工会组织，领导重视和带头是关键保障

要建立创建活动领导机制，成立创建活动领导小组，形成党政工齐抓的创建活动领导体系。在创建活动中，注重发挥领导“带动作用”。一是在学习上带动。学校中心学习组坚持学习制度，定期组织学习政治理论、方针政策、教育法律法规和业务理论、科技知识和管理技能。二是在调研指导上带动。班子成员要进行包片指导推进。三是在创新工作思路上带动。各工会小组长要在创建活动中发挥作用，注重创新发展，把创新工作作为检验创建成果的标准，用创建工作树立教职工与学校的共同愿景，凝心聚力，为高等教育事业奉献智慧和力量，推动学校工作加快发展。

参考文献

[1] [美]彼得·圣吉. 第五项修炼. 张成林译. 中信出版社，2009

[2] 仇明. 学习型组织及其创建路径探讨. 中国软科学. 2002（1）

[3] 关于印发《关于在全省工会组织和广大职工中深入开展创先争优活动的实施意见》的通知. 川创先发[2010]27 号，2010-10-26

新建本科院校校风建设探析

伍兴阶①
（成都医学院党委、院办公室　四川成都　610500）

【摘　要】新建本科院校是我国高等教育体系中的重要组成部分。加强新建本科院校校风建设，对于学校内聚人心、外树形象、增强办学实力、实现培养目标都具有重要意义。开展校风建设应针对培养应用型人才的基本特征，体现学校建设发展的阶段性和历史延续性，注重培育学校的个性和特色，要充分考虑学校的历史传统、发展困境、师生员工现实利益冲突等因素的影响，从准确确立办学思路、抓好“三风”建设、建立运行机制等途径入手。

【关键词】校风建设；新建本科院校；途径

1999~2010年，全国共新设立本科院校262所，分布于全国29个省、自治区和直辖市，占到了我国本科高校总量（不含独立学院）的1/3[1]。可以说，新建本科院校已经成为我国高等教育体系中的重要组成部分。如何实现新建本科院校的健康、快速发展，事关我国建设教育强国的战略目标的实现，是高等教育工作者们面临的重要课题。其中，如何加强新建本科院校的优良校风建设，促进新建本科院校“软”实力的提升，更显迫切和重要。

一、校风建设对新建本科院校的成长意义重大

校风，简而言之，就是学校的风气，包括教风、学风和作风，是一所学校教学水平、教学质量、社会效益及其风格品位特色的重要标志[2]。它由全体师生员工在长期的教学、科研等活动中逐渐凝结而成，对教师和学生有着潜移默化的影响，对于新建的本科院校建设与发展有着极其重要的作用。

（一）凝聚人心的需要

多数新建本科院校是由专科院校合并或升格而成的，这种巨大的变革必然伴随着利益的调整与重新分配，引发师生员工的期待和观望。重聚人心，是新建本科院校管理者必须面对的首要任务。通过校风建设，用优良的校风影响全体教职员工的思想品德、行为表现、工作作风、学习态度和生活习惯，让大家在不知不觉中融入新的大家庭，感到

① 作者简介：伍兴阶（1966—），男，四川广元人，副研究员，成都医学院党委、院办公室主任，主要研究方向：高等教育管理、思想政治教育。

生活愉悦，人际关系日趋和谐，从而产生一种向心力，让人心重新凝聚起来，推动学校的建设与发展。

（二）外树形象的需要

新建本科院校多数更换了校名，需要社会的重新认可与接受。加之高校竞争的日趋激烈，特别是愈演愈烈的生源大战，使得新建本科院校必须迅速重塑自己的社会形象。学校良好社会形象的树立，并不仅仅依靠学校先进的教育设施，悠久的建校历史，更需要优良的校风。优良的、独特的校风，是衡量一所学校办学水平的重要指标。校风，已成为一所学校区别于另一所学校的“标识”。校风建设水平的高低，体现着学校建设、管理、教育等诸方面的能力。

（三）培养人才的需要

马克思主义关于人的全面发展的学说认为，人的发展是遗传、教育、环境共同作用的结果。通过建设符合新建本科高校特点的优良校风，突出应用性、服务性和地方性[3]，将对学生的学习态度、思想品德以及人生观、世界观、价值观产生深刻的影响，从而影响和教育学生，实现应用型人才的培养目标。

（四）学校发展的需要

新建本科院校是在高等教育大众化的特殊背景下产生的，多数院校都面临着学科专业水平不高，资金短缺，地理环境不佳，教师整体水平较低等诸多发展困境。要提升学校的办学实力，就必须扎扎实实地加强校风建设。以作风建设提高干部队伍的能力，以教风、学风建设激发教与学的动力与活力，以校风建设凝聚学校建设与发展的强大合力，进而推动学校在本科教育的平台上开启新一轮的快速发展、科学发展[4]。

二、校风建设对新建本科院校的要求应因地制宜

校风建设的实质是学校精神的塑造，是学校发展的旗帜和灵魂[5]，必须围绕学校进一步端正办学思想，提高教学质量，优化育人环境，培养合格应用型人才而展开。

（一）要符合培养应用型人才的特征

新建本科院校是我国高等教育为了适应国家社会经济发展的客观要求，为满足我国经济发展迫切需要知识与技能兼备的高层次应用型人才的需求，从而推动高等教育大众化发展而出现和成长起来的。因此，新建本科院校的校风建设必须认真分析新建应用型本科院校出现的时代背景，研究其培养特征、办学途径及管理特色，树立应用型人才观，能真正搞好校风建设，改善学校办学软环境，实现本科教育的发展与创新。

（二）要体现学校建设发展的阶段性和历史延续性

校风具有历史延续性，它不会因为所处历史时期的变更而发生根本性变化。但是，校风又不可避免地受到社会环境的影响，是学校办学传统与社会环境相互作用的产物。

新建本科院校在办学类型、办学层次等发生的巨大变化，必然在一定程度上影响校风。从历史演变的角度来说，校风又是不断发展变化的。因此，良好的校风必须体现阶段性和历史延续性的交织，既有优良的传统特色，又有鲜明的时代特征，从而不断发挥规范和倡导的双重功能[6]。从这一点来说，校风建设必须体现在学校建设发展过程中的传统，并不断赋予新的时代气息和活力。

（三）要注重培育学校的个性和特色

每所学校的地域环境、发展历史、专业设置、学科特点等都各不相同，其校风也应有所不同。校风建设只有体现出学校自己的个性和特色，才能经得起时间的考验，得到师生员工及社会的承认。新建本科院校要仔细分析自身所处的地域和行业在人才培养、科学研究和社会服务等方面对学校的要求，紧密结合学校自身的师资力量、学科专业、管理水平等实际情况，整合资源，扬长避短，形成自己的优势和特色，成为本类型高校的精品，为区域经济和社会发展作出应有的贡献。

三、校风建设对新建本科院校的现状应有准确判断

校风建设具有主体性、历史性、现实性和理想性[7]。它是一个历史过程，不可能毕其功于一役。对于新建本科院校而言，校风建设面临着传承与创新、稳定与发展的现实要求，如何在学校原有历史文化与碰撞和融合中，通过持续不断的建设，逐步形成新的校风，得到全体师生员工的认同，这是一项无法回避且至关重要的问题[8]。

（一）学校历史传统的影响

多数新建本科院校是由多所学校合并升格而成的。合并前各校的发展历史长短不一，有的有上百年的历史，有的只有三四十年的历史，甚至只有一二十年。这使得新建本科院校面临着发展速度与规模、管理习惯与经验、文化积淀等方面的融合。办学实践久一点的学校，积累多，但历史包袱也多，不易创新；办学时间比较短的学校，成长迅速，创新意识更强，运作机制有活力，但没有多少积累，没有自己的品牌。加之各校合并前都在自己的一方天地中自成一统，小而全，相对封闭保守。这些都给新建本科院校的校风建设带来不小的困难。

（二）学校发展困境的影响

新建本科院校在我国的高等教育体系中，位于传统名牌高校和职业技术学校之间，受到上、下的挤压。学校有公立的，也有民办的；有地市办的，也有非地市办的；有单科性的，也有多科性的。大部分学校位于非发达地区，办学实力不强[9]。多数学校面临着整体处于弱势地位、资金不足、社会认可度不高、办学思想陈旧、师资力量薄弱、学科专业水平不高、学生就业压力大等诸多困难。它们影响着学校管理者和师生员工的信心和积极性，影响着优良校风的形成。

（三）师生员工现实利益冲突的影响

新建本科院校多是在政府的主张和学校规模扩张需要的共同推动下产生的，在学校升格的巨大变革中，必然带来现实利益的重新分配，出现各种利益冲突和矛盾。加之学校升格前后教职工个人收入差别、学校水平差异、管理模式差异等等，影响着和谐校园文化的形成，影响着学校的文化融合，成为校风建设的阻碍。

四、校风建设对新建本科院校的抓手应有清晰思路

学校校风建设是一个艰巨、复杂的系统工程，既需要学校管理者和全体师生员工长期共同努力，不断整合和积淀；也需要把行政管理与思想教育相结合，阶段性突击与长期巩固相结合，不断进行宣传和灌输，实现师生、员工个人主观因素与学校软环境的相互融合，只有不断探索校风建设的途径和措施，才能建立优良校风。

（一）充分发挥学校办学思路的引领作用

学校办学思路是学校管理者在长期教育实践中对教育规律、教育功能的理性认识和思想观念的凝练，对学校建设和发展具有长期的、稳定的指导作用[10]。不同的办学思路对学校的建设与发展具有不同的指导作用，更直接影响学校校风的形成。新建本科院校作为高等教育的一支新生力量，既没有老牌本科大学的办学实力和文化底蕴，也没有民办高校的活力。要想在激烈的竞争中获胜，就必须认真研究应用型本科教育的发展规律，准确把握地方经济社会及高等教育的发展趋势，继承优良传统，立足学校实际，科学定位，确定科学的办学思路。只有办学思路正确了，学校才能形成优良的校风，进而推进国家教育方针的贯彻落实，促进学校的建设和发展。

（二）紧紧围绕应用型人才培养、抓好“三风”建设

教学质量是新建本科院校的生命线，人才培养质量关系着学校的生存和发展。新建本科院校的校风建设必须紧紧围绕提高应用型人才培养质量这一中心任务来谋划、部署和展开，抓好教风、学风和作风（俗称“三风”）建设[11]。

1．围绕师德教育抓好教风建设

教风是校风的重要组成部分，主要是指教师严谨治学，从严治教的作风。优良的教风是优良学风的先导。教学中，教师的人生观、价值观、治学态度、学术能力和职业水平都对学生产生着影响，对学生起着潜移默化的示范作用。多数新建本科院校都有师资力量不强、高水平师资缺乏等问题。因此，校风建设活动中，第一，要进一步加强教师的政治思想和职业道德教育，把师德建设纳入学校工作总体规划和日常管理中，做到有规划、有标准、有总结、有检查、有提高，确保取得实效。第二，要进一步提高教师的业务能力和水平。鼓励教师更新教学观念，不断改进教学内容、教学方法和教学手段，精心授课与组织课堂教学，不断提高自身业务素质。第三，要强化严谨治学，对教学过程中的违纪行为不能坐视不管，对教学事故必须按规定进行处理。同时，开展一些生动、

活泼的活动，多种形式激励教师提高师德水平，增强事业心，真正做到既教书又育人。

2．围绕培养学生自主学习能力抓好学风建设

学风是指人们在学习和做学问方面一贯的态度和行为，在学校里可特指学生的学习态度和学习风气。一个学校的学风最能体现出校风，是校风建设的归宿。因此，现在各校学风建设的好坏，已成为衡量高校校风和教育水平的重要指标。新建本科院校录取的学生多为“二本”或“三本”学校，大多数学生还没有形成良好的学习习惯，缺乏自主学习能力。因此，学校的校风建设必须紧紧围绕培养高素质应用型人才这个中心，强化学生的自主学习能力。要帮助学生端正学习态度，强化学习责任，树立乐观、向上的生活态度，培养求真务实的科学态度，养成积极、宽容的人生态度。通过学生所喜闻乐见的教育教学形式，帮助学生改进学习方法，激发学生的学习积极性和兴趣，激励学生奋发学习的动力，提高综合素质和学习能力。

3．围绕提高管理服务水平，抓好作风建设

作风是指学校管理干部和工作人员的思想作风、工作态度、管理方法等方面的集中体现。新建本科院校的领导群体、干群关系都还处于“磨合期”，需要不断进行交流、沟通、适应。可以说，工作作风建设是新建本科院校校风建设的关键，而领导班子的工作作风又是关键中的关键。正如邓小平指出的那样：“讲风气，无非是党风、军风、民风、学风，最重要的是党风。好的党风也要体现在教育中，这样才能培养出好的学风。”[12]因为优良校风主要是靠干部来倡导、推行的。只有领导思想作风端正、管理作风民主，解决问题雷厉风行、认真负责，办事程序规范，待人接物主动热情，能及时解决问题，有不断改进工作的服务意识，才能理直气壮地教育师生，带领师生营造优良校风。

（三）坚持教育与管理并重，建立校风建设运行机制

校风是学校师生、员工经过长期文化熏陶而养成的一种外在表现。校风的形成，离不开长期的文化环境熏陶。因此，校风建设必须注重运用舆论的力量，借助各种载体，抓住各种契机，以树立目标、灌输引导、榜样作用等正向的手段和方法来培养优良校风。新建本科院校特别要注重培养全校师生员工的集体荣誉感、自豪感和认同感，这是校风形成和发展的原动力。这种情感培养起来以后，全校师生员工才会有主人公的意识，把新学校作为自己的家，与学校共荣辱，自觉传承学校的传统、遵守学校的要求。

同时，必须注重校风建设的管理，发挥规章制度的保障作用。以制度为准绳，用制度来强化教育和管理，严格按照校规校纪开展检查、督促、奖惩活动。建立健全和完善的规章制度体系，做到有规可依、有章可循、违章必究、奖惩分明。在管理活动中，严格做到管理人员、教师、学生一视同仁，防止教育与管理脱节。只有严格执行制度，做到赏罚分明，才能约束成员的不良行为，把规章制度的外部约束转化为自觉遵守的内在驱动力，引导成员朝良好的方向努力，保证优良校风的形成。

参考文献

[1] 王玉丰. 中国新建本科院校的兴起、困境与出路[J]. 高等教育研究，2011，32（1）：53-60

[2] 张莲英. 浅谈高校校风建设的几个问题[J]. 湖北师范学院学报，2006，26（3）：125-127
[3] 王栋梁，朱建方，刘亮. 关于普通高校校风建设的思考[J]. 教育与职业，2008，600（32）：159-160
[4] 付志荣. 论新建地方本科院校的校风建设[J]. 常州工学院学报（社科版），2011，29（3）：110-112
[5] 贾宝祥. 试论高校校风建设的意义和途径[J]. 吉林华侨外国话学院学报，2007，（1）：16-18
[6] 孟庆廉. 高校校风建设的原则及措施[J]. 建材高教理论与实践，2001，20（4）：64-65
[7] 罗崇敏. 论大学校风建设[J]. 云南民族学院学报（哲学社会科学版），2002，19（2）：10-14
[8] 鲁雷，谌兵. 高校校园精神文化建设的路径选择[J]. 教育与职业，2010，675（35）：40-41
[9] 潘懋元. 新建本科院校的办学定位与特色发展[J]. 荆门职业技术学院学报，2007，22（7）：1-4
[10] 刘书瀚. 以鲜明的办学理论引领高校改革与发展[J]. 中国高等教育，2006，（20）：54
[11] 余敏. 校风建设与校园文化[J]. 北京工业职业技术学院学报，2010，9（3）：69-73
[12] 苍翠，汤岩，王巍. 大学校风建设新论[J]. 黑龙江高教研究，2003，116（6）：95-97

加强师德师风建设　进一步提高高校育人成效

荣立和[①]

（成都医学院纪检监察审计处　四川成都　610500）

【摘　要】新时期重塑大学精神，必须加强师德师风建设。大学教师的业务能力、思想品德、言行举止对大学生的质量起到决定性的作用。本文从新时期加强师德师风建设的重要意义入手，分析高校教师师德师风的现状，进而找到高等院校教师队伍师德师风建设的有效对策，为培养出更加适应社会需求的大学生作出贡献。

【关键词】师德师风；道德修养；思想素质；业务素质

教育大计，教师为本；教师大计，师德为本。新时期重塑大学精神，必须加强师德师风建设。胡锦涛在《全国优秀教师代表座谈会上的讲话》，对广大教师提出了“爱岗敬业，关爱学生；刻苦钻研，严谨笃学；勇于创新，奋发进取；淡泊名利，志存高远”的“四点希望”，这是新时期师德师风建设的总要求，是高校自身发展的需要，也是教师自身发展的需要，更是提高全民素质、增强综合国力的基本需要。我们要全面贯彻、认真落实、切实加强教师队伍建设，提升广大教师的师德师风水平，努力树立教师的良好形象，办人民满意的高等教育。

一、提高对新时期加强师德师风建设的重要意义的认识

（一）加强师德师风建设是党的建设的需要

党的十七大报告提出“办人民满意教育”，要加强教师队伍建设。“学高为师，身正为范”，作为人类灵魂的工程师，肩负着全面贯彻党的教育方针，实施素质教育，提高教育现代化水平，培养德、智、体、美全面发展的社会主义建设者和接班人的历史重任。我们要从确保党的事业后继有人和社会主义事业兴旺发达的高度，从全面建设小康社会和实现中华民族伟大复兴的高度，从落实科学发展观，落实科教兴国、人才强国战略的高度，充分认识新时期加强和改进高校师德师风建设的重要意义，身体力行地去践行师德规范，自觉做人民满意的教师，学生爱戴的教师。

（二）加强师德师风建设是学校事业发展的需要

能否建成一流的高校，与学校的师德师风有着直接的内在联系。学校的管理体制的

---

① 作者简介：荣立和（1963—），男，河北三河人，本科，副研究员，成都医学院纪检监察审计处处长，主要研究方向：思想政治教育。

改革、发展战略的实施、教育质量和效益的提高，都需要广大教职工积极参与、和衷共济、敬业奉献，并充分发挥积极性、主动性、创造性。只有这样，才能保持学校的创新能力，才能保持学校不断发展的生命力。师德师风既是高校办学实力和办学水平的重要标志，又决定着高校的学风和校风，决定着一个高校的精神风貌和人文风格；师德师风既是高校改革和发展的原动力之一，又是高校办学质量和效益的竞争力所在。一流的学校必须要有一流的师德和师风。加强师德师风建设，既是势在必行，又是人心所向，更是众望所归。

（三）加强师德师风建设是教师自身发展的需要

“师者，人之模范也。”教师的职业特点决定了教师必须具备更高的素质，而师德是教师最重要的素质，是教师之灵魂。宋代思想家、教育家胡媛说得好：“治天下之治在人才，成天下之者在教化。”随着社会的发展，教师的责任更加突出了，教书育人工作的标准更高了，对师德素质的要求更加严格了，师德师风也要与时俱进。师德师风不是空泛和抽象的，它与教师的思想觉悟、价值观念、道德水平、工作态度等息息相关，并在教师的教学、科研等各项工作中具体地显示出来。

二、正确面对高校教师师德师风存在的问题

高校师德师风状况主流是积极向上的，总体继续保持着稳定、积极、开拓进取的态势。在看到当前师德师风良好主流的同时，也必须要看到存在的问题。这些问题虽然只存在于极少数人身上，但其危害性极大，时时腐蚀着高校教师这个群体的道德，影响着大学形象，消解着大学精神。

（一）敬业精神不强，责任意识淡薄

众所周知，教师的职责是教书育人，教书只是手段，育人才是最终目的。目前有部分教师没有很好地履行教书育人的职责，消极应付本职工作，只教书不育人，片面地认为帮助学生掌握将来就业的一技之长就是自己工作的全部内容。因此，在教学实践中，只满足课堂教学，对学生的违纪行为视而不见，对学生的思想道德不闻不问，不批评不教育；上课来，下课就走，很少花时间了解和掌握学生的思想动态。不与学生沟通交流，对学生缺少关爱，甚至在一个学期的课程结束时还不认识所教的学生。与此相应，师生间没有感情，这种冷漠的师生关系影响到整个学校的学风和校风。

（二）价值观念失衡，教育信念失守

在当前市场经济的背景下，个别教师存在严重的拜金主义，热衷于赚钱的商业行为，把主要精力投入第二职业或者兼职中，而对自己的教学任务应付过关；有的教师不热爱教师职业，没有职业的神圣感和自豪感，工作懒散，做事情总是敷衍了事，对于教学效果，不求有功，但求无过；有的教师在工作或生活方面遭遇不顺心的事情时，往往把个人利益放在首位，做事情总是从个人角度出发，教师责任意识淡薄，缺乏敬业精神，缺少对国家和社会的使命感和责任感。

（三）专业知识水平不够，出现难为人师的现象

“学高为师”是对教师的概括和基本要求，个别高校教师不具备较高的专业知识和专业技能，知识陈旧，观念和思想落后，缺乏与时俱进的新思想和新观点，不能真正为学生传道、授业、解惑。部分高校教师对教学内容把握不准，讲课照本宣科，教学方法缺少创新和变化，多集中于理论知识的传授，课堂枯燥单调，教师与学生很少互动，导致学生对知识的理解缺乏深度和宽度。

（四）自律意识薄弱，他律作用力度不够

“身正为范”，既是师德中特别重要的内容，也是教书育人的基本要求之一。它要求教师不仅要教好书、上好课，还要在言行举止方面加强修养，注意约束自己，做到“美其言，慎其行”。目前，有的教师工作随意性强，自由散漫，上课迟到、早退，随意调课、停课，漠视学校纪律。个别高校教师要求学生做到的，自己不一定能做到，不能在行动上为学生做出表率。以上这些有损教师师德师风的问题大有愈演愈烈之势。当前各高校采用的校领导听课制度，教学督导委员会听课评课制度，学生课堂信息反馈及教学质量测评制度，在一定程度上对课堂教学有监督作用，但对不太典型的问题很难界定是教学问题还是师德问题，是教师问题还是学生问题，是一时问题还是长期问题，是方法问题还是态度问题。外在他律不能发挥监督作用，相应的外在激励机制也不能发挥效力。

三、实施有效地高校师德师风建设的对策

（一）正确的政治意识是师德师风建设的必然要求

如果政治意识淡漠，甚至政治倾向出现问题，那么知识储备越多，理论水平越深，产生的危害则越大。高校是培养人才的摇篮，其教学科研方向是对党忠诚，面向学生，服务社会。强化政治意识就是要提高自身政治敏锐性和政治鉴别力，保持清醒头脑，不犯政治性错误；要使个人言行和课堂授课都要与党中央合拍同调，不能出现“跑调”或“杂音”，要做到“学术研究无禁区，课堂讲授有纪律”；要树立正确的世界观，人生观和价值观，努力提高自己的思想道德素质，培养乐于奉献的敬业精神，自觉地克服和抵制拜金主义、享乐主义和极端个人主义等腐朽思想的侵袭。

（二）正确的教育观念是师德师风的根本

每一个高校教师，都要以“三个代表”重要思想为指导，以培养“四有”新人为宗旨，进一步解放思想，适应社会主义现代化事业的需要，树立新的学生观、教育观、人才观、质量观和发展观，全面贯彻党的教育方针，坚持育人为本、德育为先，自觉把自己的教学和科研工作与培养社会主义现代化事业的建设者和接班人联系起来，增强整体观念和大局意识，培养学生健康成长。

（三）强烈的事业心和责任感是师德师风的核心

教师是“太阳底下最光辉的职业”，因为高校教师从事的是百年树人的事业，“传道、

授业、解惑”是人类文明承先启后、继往开来的阶梯和桥梁。也就是说，高校教师不但要向先人负责，更要向未来负责。因此，高校教师必须要有严谨的治学态度，面对不断发展变化的新形势，要意识到我们需要研究的课题还很多，需要改进的地方也很多，要沉得下来，钻得进去，意志坚定，淡泊名利，无愧人民教师的光荣称号。

（四）遵循教育规律、因材施教是师德师风的灵魂

教育是专业性极强的工作，在热心和耐心的基础上，还必须专心和精心。这就要认识教学的特点、知识的特点以及学生的生理和心理特点，把握教育的规律、学习的规律以及学生成长成才的规律，从必然中获取自由。要按照“尊重学生个性、关爱学生成长、发展学生潜能、完善学生素质”的要求，处理好个性与共性、感性与理性等各种关系，注重培养学生的能力和个性发展，力戒千篇一律、死板教条的因循守旧心态，克服立竿见影、拔苗助长的急功近利情绪。要创造一种充满好奇心和想象力的学习氛围，努力营造百花齐放、万马奔腾的教育氛围，让学生得到全面发展。

（五）团结协作、开拓创新是师德师风的关键

团结是一个组织的生命力、凝聚力和战斗力的体现。在高度分工合作的现代社会，任何单打独斗的个人英雄主义的想法和做法，都注定是行不通的。因此，广大高校教师要千方百计形成一盘棋，拧成一股绳，心往一处想，劲往一处使，在优势互补中争取更大的突破。创新是发展的动力；勤于学习、善于创新是新时期高校教师必备的素质；对于每个高校教师来讲，创新是改进教学、提高质量的根本途径。高校教师要通过教学内容的创新、教学方法的创新，去引导和激励学生，培养学生的创新精神、创造能力和创业意识，做到“青出于蓝而胜于蓝”。

（六）言传身教、为人师表是师德师风的具体体现

榜样的力量是无穷的，高校教师一定要注意自身的修养，不断完善自己的人格，树立良好的个人形象，在思想品德、作风情操，甚至在举止风度方面真正成为学习的榜样，正所谓“千教万教教人求真，千学万学学做真人”。作为高校教师，为人师表就是要时刻维护自身形象，雷厉风行，令行禁止，爱岗敬业，要牢固树立大局观念，不断强化团结协作，努力营造和谐、向上的工作氛围，在教育科研事业的大发展中寻求个人价值实现；要正确对待个人利益得失，不能因暂时的利益缺失而与组织、与同僚为敌，更不能利用教学平台发泄不满，要持之以恒，言行一致。“行”能鉴别“言”的真伪，“行”能体现“言”的价值，只有言行一致才能树立教师的威信，只有通过“行”、“言”才有生命力、号召力和影响力；要多研究少开口，多学习少应酬，多办事少出头，多协商少独谋，淡泊名利，谨言慎行，努力维护自己良好的个人形象。

高校教师作为天下特殊而又最伟大的职业，一定要在苦练内功的基础上下工夫。既要诲人不倦，也要当好良师益友；既要观念更新，与时俱进，跟上时代的发展趋势，又要不断继承和发扬中国有序的传统美德，为培养科学发展人才打下基础，达到教书育人的目的。

参考文献

[1] 黄少强. 高校师德师风建设面临的挑战与应对措施[J]. 莆田学院学报，2008，(2)

[2] 李志红. 加强高校师德师风建设创建和谐校园[J]. 山西教育，2006，(4)

[3] 胡树祥. 积极务实地推进高校师德师风建设[J]. 思想理论教育导刊，2003，(7)

医学职业艺术教育的路径探析

龙兴跃[①]

（成都医学院党委宣传统战部　四川成都　610500）

【摘　要】大学生艺术教育是大学生思想政治教育的重要内容。医学生职业艺术教育的内涵体现在其德育规范、职业特性、创新要求等方面，加强医学生职业艺术教育，要通过加强校风建设、课堂教育主渠道建设、校园文化建设、社团建设、个体道德素质建设等路径来深化。引导医学生在进行多样的自主艺术教育和参加多样的艺术实践活动中提升自身的综合艺术才能，是关键所在。

【关键词】大学生；艺术教育；医学职业教育；路径

开展大学生艺术教育，是夯实大学生思想道德基础、锻炼大学生艺术能力水平、培育大学生创新素质的基本途径。医学高校开展大学生职业艺术教育，应着眼医学职业教育的特殊性，把握好职业教育与艺术教育的关节点，全方位多渠道地培育医学生的创新艺术才能，为培养中国特色社会主义事业的建设者和合格接班人奠定基础。

一、医学职业艺术教育的内涵

医学职业艺术教育是大学生艺术教育的重要内容。医学职业艺术教育的内涵，体现在其德育规范、职业特性、创新要求等方面。

（一）医学职业艺术教育具有德育规范性

育人为本，德育为先。我国是一个有着悠久历史和传统美德的国家，素以“礼仪之邦”著称于世。在我国传统文化中，传统道德教育占有十分重要的地位。我党的教育方针，历来都是把德育放在第一位的。党的十七大指出：“坚持育人为本、德育为先，实施素质教育，提高教育现代化水平，培养德智体美全面发展的社会主义建设者和接班人，办好人民满意的教育。”中央 16 号文件从加强和改进大学生思想政治教育的角度，强调把思想道德建设作为大学生思想政治教育的基础。国家教育部也明确要求所有普通高等学校，均要普遍开设艺术类选修和限定性选修课程，并逐步纳入教学计划，计入学分。可见，高校开展大学生艺术教育工作，是实现党的教育方针和育人目标、促进大学生全

基金项目：四川省教育厅重点研究课题“创先争优背景下高校文化建设创新性研究”（CJS12-033）。

① 作者简介：龙兴跃（1966—），男，四川开江人，研究员，成都医学院党委宣传统战部部长，主要研究方向：大学生思想政治教育管理与研究。

面发展与成长成才的重要保证。高校承担着为现代化建设提供人才支持和知识贡献、为社会道德建设提供精神支持的双重使命，在加强道德教育中，关键是要培育中国特色社会主义的道德规范和道德教育体系。医学生的职业去向是医疗卫生服务单位，是一项与生命相关的职业，救死扶伤、关爱他人生命的人道主义精神成为职业道德规范的核心。新时期、新任务赋予了医学职业道德教育的新内涵。这也要求医学职业艺术教育的内涵、体系、目标，必须站在医学职业道德要求的高起点上。只有这样，医学生的职业艺术教育的德育规范性才能体现在更高的层次和更高的标准上。

（二）医学职业艺术教育具有职业特殊性

我国大学艺术教育，在培养高素质的可靠接班人和合格建设者方面发挥着重要作用。大学生艺术教育具有构成多元性、内容全面性、受众广泛性等的特点。医学职业艺术教育作为大学艺术教育的重要组成部分，其医学职业的特殊性，要求医学生的艺术教育必须注重和突出其职业特殊性。医学生未来从事的职业的特殊性，要求其职业艺术素质具备多元性，体现在必须具备良好的职业道德素质、职业技能素质、语言交流素质、仪态仪容素质等方面，需要通过全方位、多渠道的修养锻炼。高等医学教育专业区分、学历层次、个体素质等的多样性，要求医学生职业艺术教育内容体现全面性，在普及大众艺术教育的前提下，提出医学职业艺术教育的特殊教育内容。医学职业艺术教育的受众广泛性，因教育对象的专业学历层次的多样化，而对艺术教育有不同的需求，作出不同的艺术教育方案，有的放矢。医学职业艺术教育的实施，通过校园文化氛围建设、专业艺术技能教育、综合性艺术文化素质教育等途径，广泛渗透在大学生的学习生活和实践活动之中，相互穿插、相互依托，构成医学职业艺术教育的主要框架。

（三）医学职业艺术教育具有创新延展性

艺术教育不单纯属于审美范畴，而是对德育、智育、体育、劳动教育、心理健康教育等范畴都有着广泛的涉及、渗透和深入，具有“跨越性”、“综合性”、“多层面”特点，能在愉悦中促进人的全面发展。医学高校属于非专业艺术教育，面对着与中小学艺术教育的衔接断裂、面对着艺术水平参差不齐的大学生群体，必须坚持以人为本，科学发展，以促进医学生创新性艺术才质的培育为基本目的。医学职业的“救死扶伤、革命人道主义”职业内涵的特殊性、内容的宽泛性，对医学院校开展艺术教育具有更高的要求。医学生在未来从事的医疗卫生事业中，从事的是关乎人的生命、与以病人为主的人群打交道的工作，不仅体现在以过硬的医术来救死扶伤，而更多的在于通过医疗服务、语言沟通、行为引导，使病人从生理上调理、心理上激励、精神上鼓舞，最大限度地战胜疾病。这更加严格地要求医学生在校期间就要加强语言艺术、心理引导艺术、行为示范艺术，甚至包括外科手术所关联的创伤救治艺术等艺术修养，努力适应医学职业艺术教育创新发展的新要求，提高审美能力和鉴赏能力，拓展艺术思想领域；升华艺术修养境界，强化综合艺术素质。

二、医学生职业艺术教育的实施路径

医学生职业艺术教育因其职业特殊性，而对艺术教育有着更高的要求。加强医学生职业艺术教育的方法是多样的。在坚持课堂教育主渠道的同时，要引导医学生进行多样的自主艺术教育，在参加多样的艺术实践活动中提升自身的综合艺术才能。

（一）大力加强校风建设，正确引领医学职业艺术教育的方向

校风建设是校园文化的核心。学校教育的成败，与校风建设直接关联。校风是一个高校生存发展的原动力，是大学校园文化的精髓和统领，校风最集中的体现就是师风和学风。师风建设是校风建设的基础。学高为范，德高为师。师风建设的主体是教师，体现教师的教学风气、学术风度、育人风采等师表风范。教师对学生的教育，不仅要言传更要身教，身教重于言教。因此，教师要自觉加强思想品德和学术道德建设，在政治思想、道德品质、人格魅力、学识学风等方面以身作则，做到“志存高远、为人师表、教书育人、严谨笃学、与时俱进”。学风建设是校风建设的核心。育人为本，德育为先。学风建设以学生为主体，体现大学生的学风、考风、作风等行为规范的外显要素。在进行学风建设时，要以培养和造就合格建设者和可靠接班人为目标，引导大学生培养崇尚真理、追求卓越、勇于开拓的进取精神，诚实守信、团结互助、无私奉献的牺牲精神，敬重师长、诚恳礼貌、遵纪守规的传统精神等。大力加强校风建设，要与当前正在开展的社会主义核心价值体系教育相结合，进一步弘扬主旋律、高唱正气歌，引领医学职业艺术教育的方向，让大学生耳濡目染浓郁健康的校风环境，时刻愉悦心身、陶冶情操、升华思想。

（二）努力加强课堂教育主渠道建设，培育医学生职业艺术价值观

课堂教育始终是学校教育的主渠道。高校应当加强艺术教育的投入，全面畅通课堂教育主渠道，做到艺术教育有专用教育场所、有专用教育设备、有专用教育师资，建立专用艺术教育教室、展览厅（室）、阅览室、多功能礼堂等，教育有人管、学生有人教、效果有人评，通过建设强大的主渠道来引领大学生的高尚艺术情操和正确的艺术价值观，使艺术教育成效最佳化。作为非专业教育，医学生的艺术教育一般都是限定选修课或参考选修课，但也都属于课堂教育教学的范畴。因此，医学高校应当高度重视课堂艺术教育，并把课堂艺术教育纳入医学生职业教育的统一规划中。领导机关统筹安排，老师认真备课，把有限的课堂教育教学安排好、作用发挥好，培育医学生正确的职业艺术价值观。

（三）着力加强个体道德素质修养，升华医学生的职业艺术情操

加强思想品德教育是升华艺术教育成效的基础和前提，个体道德修养的良莠直接关乎艺术情操培育的好差。大学生良好的道德修养，不仅来源于家庭的良好教育、社会环境的良好熏陶、学校正面教育的良好引导，更重要的是来源于个体的道德修养程度。良好的道德修养基础，对提升个体艺术情操有重要的正向作用，反之亦然。医学生的职业特性，要求医学生的道德素质必须是优秀的。因此，培养医学生良好的职业艺术情操，

也应从加强其职业操守教育入手，从培养其良好的学风、考风、医德、医风等思想作风开始。只有具备了良好的从业道德修养基础，医学生的艺术修养才有得以正确培育的动力源，才能升华医学生职业艺术情操。

（四）倾力加强校园文化建设，丰富医学生艺术教育的文化内涵

大学校园文化建设包括软件建设和硬件建设两个方面，软件建设主要指精神层面的，包括精神文化、制度文化、行为文化等方面，主要涵盖学校的历史文化传统，大学精神，校训校歌，校风、教风、学风及学校形象标识等内涵建设。硬件建设主要指器物文化，包括设施设备的建设和校园景观建设，科学规划山水路桥、楼馆堂舍、花草林树等，使形象直观地物化校园文化建设，成为传递精神文化、提升行为文化的有效载体。硬件建设是发挥校园文化的熏陶作用的必然载体，美观的建筑设计、美丽的校园景观、美化的校园环境等，可使人赏心悦目、心旷神怡。因此，医学高校在加强校园标志性建筑、文化墙、文化橱窗、校报、学报、校园电视台、广播站等工作中，应体现出高格调的文化品位，高水平地展示学校文化软实力，使医学生在形象直观的校园艺术氛围中，得到文化熏陶，提升审美能力、欣赏能力，既愉悦身心又发挥文化熏陶作用。丰富医学生艺术教育的文化内涵，不仅需要校园的软文化，也需要校园的硬文化。软文化可以提升学校文化内涵、彰显学校软实力，硬文化可以彰显学校文化的深刻内涵，软文化与硬文化共同发展，有利于提升医学职业艺术教育的成效。

（五）合力加强大学生社团建设，引导医学生自主提高艺术才华

大学生教育当属成人教育。大学生艺术教育也是一个自我教育的过程，要通过开展丰富多彩的大学生社会活动，引导大学生进行自我教育、自我激励、自主提高、自觉养成。大学生社团活动是开展艺术教育的助推器，其多样的形式、多彩的内容，对培育大学生健康向上的精神风貌、提升艺术教育内涵等有重要作用。社团活动的主体是大学生，他们是策划者、组织者、参与者，在活动中不仅可以培养个人的领导艺术、组织艺术、团结艺术，还可以展示大学生的艺术才质，扩展艺术教育的影响力、渗透力。大学生要积极融入社会实践中，在社会大舞台上得到锻炼，提升艺术实践能力，是培育大学生艺术才质的基本路径之一。大学生暑假“三下乡”社会实践活动，一直是大学生锻炼艺术才质、提升艺术才华、培育艺术情操的一种有效社会平台，并得到了大学生的普遍认可。除此之外，各种医疗服务机构也是医学生的社会实践舞台。医学生可利用节假日、业余时间等到医疗服务单位去见习、实习，在聆听医学职业从业者的艺术教诲和与病人接触过程中对职业艺术的感悟，提升自身艺术才华。

（六）鼎力加强艺术教育创新，拓展医学生职业艺术教育的时代内涵

创新是大学生艺术教育的灵魂，也是拓展医学生职业艺术教育的有效路径。培养大学生艺术创新能力是培养高素质创新型人才的基础，也是衡量一所大学科学文化教育发展水平的标志。大力培养创新人才，必须在培育大学生的艺术创新能力和艺术创新素质上下深工夫。据资料显示，2008 年我国高等教育的总规模位列世界第一，但在世界前 100 名的大学中，却鲜见我国高校。美国在中小学教育阶段的实力，在世界上的排名仅为 28

位，但在获诺贝尔奖数量的排名上却是世界第一，而且还有多年保持下去的势头。这与他们更加注重学生的创新精神培养不无关系。在开展医学职业艺术教育中，也应加大医学生的创新能力培养力度，引导医学生在实践中创新，在创新中成长，成长为社会有用之才。

参考文献

[1] 中央文件关于进一步加强和改进大学生思想政治教育的意见，2004，12

[2] 罗伟崎. 关于大学生艺术教育[J]. 文教资料，2007（29）

[3] 教育部文件，高等学校教师职业道德规范

[4] 文件，中共中央关于深化文化体制改革推动社会主义文化大发展大繁荣若干重大问题的决定

[5] 龙兴跃. 大学校园文化建设的问题与路径浅析[J]. 中国高等教育，2011（17）：56-57

刍议医学生人文素养培养的问题及路径

杨 帆[①]
（成都医学院党委宣传统战部 四川成都 610500）

【摘 要】医学模式的转变、医学科学的进步和医疗卫生事业的发展为医学生的综合素质提出新的要求，其中提升医学生的人文素养是一个重要方面。但在医学生培养中，观念上的误区、认识上的偏差、教育中的失衡等原因导致医学生的人文素养不高，有待进一步提升。因此，要树立医学人才全面素质教育的思想，须从课堂教育、社会实践、校园文化、学术活动等各方面加强医学生人文素养。

【关键词】医学生；人文素养；问题；路径

所谓人文素养，即人文（文、史、哲、艺）知识和技能的内化，主要是指一个人的文化素养和精神品格。21世纪以来，随着医学科学进步、医学模式转变和医疗市场发展的需要，加强人文素养教育已成为高等医学院校教育改革探寻的一个热点课题。所谓医学生的人文素养教育，就是要解决医学生如何做人、做什么样的人、将来如何做医生、做什么样的医生的问题。它不仅关系到医学生的人格、品质、修养，也将制约着医学生的学术水平和医疗技能，体现着医学院校的教学质量。本文就医学生人文素养培养的必要性、现状和路径作了初步的探讨。

一、医学生人文素养培育的重要性分析

培养高素养医学人才是高等医学教育面临的重大课题。我国的医学科学水平与世界先进水平有着较大的差距，其中医学生的人文素养培养差距更加明显。因此，加强医学生人文素养教育是一项迫切而意义深远的任务。这主要基于：

（一）现代医学模式转变的呼唤

医学模式是指一定历史时期内医学发展的基本观点、概念框架、思维方式、发展规范的总和。从医学的产生到现在，每一个时代都有一种起主要作用的医学模式。现代医学模式是美国罗切斯特大学的精神病学和心身医学教授恩格尔 1997 年提出的“生物—心理—社会”的医学模式。这一医学模式包括以下几个方面：一是把患者看做具有生物属性、心理属性和社会属性的有机统一体，而非单一的生物体，要从生理、心理、社会、

---

① 作者简介：杨帆（1966— ），男，四川广元人，副研究员，成都医学院党委宣传部副部长，主要研究方向：思想政治教育。

文化、精神五个因素考虑疾病和健康问题；二是把医疗工作看做医疗制度、管理、教育、科研和服务质量结合在一起的综合性工作，而非单纯的医疗工作；三是把医疗工作看做与社会环境密切联系的系统工作，要从政治、法律、科学文化、社会环境等方面考虑医疗与外界作用所产生的问题。与传统的生物医学模式相比，现代医学模式对医学生人文素养提出了新的要求。

（二）现代医学技术发展的需要

随着医学科学技术的迅猛发展，广泛应用的新诊疗方法引发的各种社会问题日益增多，如器官移植问题、安乐死问题、医疗事故引起的医患矛盾等等。这些问题单靠医疗技术已无法解决，而必须从社会、道德伦理、文化等方面去考虑才能作出判断。医学生人文素养的提高在很大程度上可对医学科学技术的发展起到规范和指导的作用，减少医学科学技术带来的负效应。医学生掌握较多的法律、伦理、社会、人类学等人文社会科学知识，能使自己在未来的职业医师生涯中既能严格遵守基本的医学原则，又不违背起码的伦理道德和一些大众化的观念，从而减少或避免各种医疗纠纷和社会矛盾。

（三）医生职业道德的内在诉求

医学被认为是一门博学的“人道职业”，古人也称“医乃仁术”，医学被诠释为“医亦人学”。医生职业作为最为古老的职业之一，由于其直接面对的是人的生命和健康，其工作的成效不仅在于其具有精湛的医学技术水平，更在于其临床经验与道德状况。其中，职业道德在很大程度上起着决定的作用。在医疗卫生领域，同样的设备，同样的技术，由于医务人员的医德修养不同，在医疗实践中所发挥的作用和带来的后果也大不相同。有的医务人员技术水平虽不是很高，但对病人认真负责，遇到问题虚心求教，认真钻研，拟定的每一项诊疗措施都经过深思熟虑，因此治疗效果就好。相反，有的医务人员尽管水平较高，但却缺乏同情心和责任感，粗心大意，敷衍塞责，常常出现差错事故，就谈不上有好的诊疗效果。因此，医生不具备较高的人文素养，就不可能有医学的卓越成就。

二、医学生人文素养培育存在的主要问题解析

总体上说，教育部和卫生部等主管部门、医学院校自身，都意识到在医学生的培养过程中加强医学生人文素养培养的重要性和紧迫性。各医学院校也由此就如何提高医学生人文素养的问题进行了不间断的理论探讨和实践摸索。但是，医学生人文素养普遍低下的问题仍然得不到有效的解决，造成这一现状的主要原因有：

（一）教育观念中科学与人文的分离

长期以来，医生被认为是拥有一项专门技能的人，只要具有精湛的医疗技术，丰富的临床经验，就是一名好医生。这一认识反映在高等医学教育领域：一方面，学校重专业知识灌输而轻人文社会科学知识的传授，盲目、单纯追求科学技术知识的教育，只重视医学生科学技能的培养，而忽视了医学知识所蕴涵的人文精神；另一方面，学生埋头于医学专业知识学习而较少注重人文素养的修炼，单纯地追求“一技之长”，而认为人

文素养无关紧要，即使有学生认识到人文素养的重要性，但对人文精神及其在医学中应用的认识还停留在表浅的层次，对人文课程的学习积极性不高。

（二）思想认识上知识与素养的混淆

在医学人文教育上存在着一种误区，即认为人文素养就等于人文知识，从而在提高医学生人文素养的途径和方法上往往流于形式或停留在人文知识的堆积上。其实，人文素养与人文知识是两个不同的概念。知识是外在于人的工具，只有当它渗透到人的灵魂和人格之中，内化为一种品质，才能称之为素养。因此，并非懂得人文知识就等于具有人文素养。人文素养是指做人应具备的基本品质和基本态度，是相对于自然科学知识的掌握和运用而言的一种对人文社会科学知识掌握和运用的素养和修养。医学生的人文社科素养教育的基本要求应该包括知识、修养和能力三个层面的培养。在知识层面上，通过人文社科素养教育，要使医学生对文学、历史、经济、哲学、艺术、管理等方面的知识有一个基本的了解；在修养层面上，通过人文社科素养的教育要提高医学生的文化修养，培养高尚的道德情操和健康的心理素养、文明的行为举止；在能力层面上，通过人文社科素养教育培养医学生的思维、能力，发展个性，激发创造力。

（三）课程设置上，医学人文课程与医学专业课程的失衡

从医学院校的课程设置来看，当前一般医学生在校期间开课40多门，但其中人文课程比重较低，相关人文课程被挤压，且所开课程结构不够合理，人文课程主要体现为医学史、思想政治教育、医学伦理学等课程。与此相关的是，人文师资队伍结构不合理，人文社科的教师普遍缺乏跨专业、跨学科、医文渗透的知识结构，或对医学基础、临床治疗、医学科研知之不多，或对人文社会科学了解不深，在交叉结合上存在不足。教师的知识结构、学历层次、学科的科学研究、梯队建设等难以胜任医学人文学科发展的要求。

三、加强医学人文素养培育的基本路径探析

医学生人文素养的培养，必须贯彻“以人为本”的医学宗旨，顺应现代医学模式的转变，改变“重专业教育、轻人文教育”的现状，树立医学人才全面素质教育的思想，从课堂教育、社会实践、校园文化、学术活动等各方面加强医学生的人文素养。

（一）优化多层次的医学人文素养教育课程体系

人文教育最直接、最具体、最系统的教育还是课堂教育，为适应时代与医学学科的发展，高校应深化课堂教学改革，科学设置医学教育课程，拓展教学空间，最大限度地提高人文教育的比重，构建多层次的医学人文素养教育课程体系。这一体系应包括三个层次的课程：一是公共基础性人文素养教育课程，包括哲学、社会、历史、文学、艺术，以及心理学、行为科学、思维科学等。它要解决的是医学生“如何做人和做什么样人的问题”。二是医学基础性人文素养教育课程，包括医学伦理学、医学社会学、医学法学、医学史论、医学管理学、医疗保险学、医学技术评估学、卫生经济学、医学辩证法医学

导论（概论）、等课程。这些课程可以从宏观上让医学生明确医学价值判断的标准，树立正确的医学价值观念。三是，医学专业性人文素养教育，包括医学心理学、社会医学、行为医学、健康教育等专业课程。它们从微观上解决应用医学人文性防治方法和手段的能力培养训练问题。这三类人文课程融汇贯通，共构成对医学生进行人文素养教育的有机整体。

（二）构建良好的医学人文素养培育校园文化

德国当代文化人类学家兰德曼的文化理论认为，我们是文化的创造者，我们同时又为文化所产生。因此，一所具有优秀校园文化的医学院校，将对医学生的人文素养培养起到至关重要的作用。一般来说，校园文化包括相互联系、相互激活的物质文化、行为文化、制度文化和精神文化四个层次。物质文化是校园文化的外层表现；行为文化是校园文化的动态层面；制度文化是一种规范和习俗文化；精神文化则是校园文化的深层内核，其核心是大学精神，它具体外化为前三层文化，最深刻地、稳定地体现了校园群体的共同价值、理想、信念和情操。具体到一所医学院校，应根据自身的办学层次、办学理念和办学宗旨，从这四个方面加强建设，形成独具特色的校园文化，从而发挥校园文化的育人功能。

（三）强化社会实践在医学人文素养培养的作用

医学生的人文素养培养要拓展空间，不断强化社会实践活动。医学院校应充分利用校园周边的人文资源，与本地的人文景点、历史博物馆等建立人文素养教育基地，并有计划、有组织地让学生参观，从而发挥社会环境育人的功能；有计划、有组织地开展“三下乡”志愿服务活动，“四进社区”社会实践活动，组织医学生义务献血，深入社区、单位、乡村，利用自己的专长进行医疗实践活动；通过社会医疗实践，让医学生深入社会、深入生活、深入工农群众，亲自感知和体验人文精神，为他们创造爱心和职业道德的平台，树立以“人”为中心的服务理念，使医学生真正成为“健康所系，性命相托”的保护神。

文化对高校安全工作的能动性分析

李　鸿[①]

（成都医学院保卫武装部　四川成都　610500）

【摘　要】加强高校安全文化建设，充分发挥安全文化教育的能动性，对高等教育的健康发展具有重要意义。安全文化是存在于单位和个人中的种种素质和态度的总和，由安全物质文化、安全行为文化、安全制度文化和安全精神文化四个方面构成。优秀的安全文化具有导向、育人、规范和传播等功能。夯实安全物质文化、完善安全制度文化、强化安全精神文化、落实安全行为文化是加强高校安全文化建设的途径。

【关键词】安全文化；能动性；实践途径

“无危则安，无损则全”，安全需要是人类最基本、最重要的需求。随着我国高等教育的发展，安全问题在高校的建设发展中日显突出。近年来，高校中的各类案件、事故时有发生，严重影响学生的正常学习生活和高校的发展。做好大学生安全教育，加强高校安全文化建设，充分发挥安全文化教育的能动性对高等教育的健康发展具有重要意义。

中华民族的文化价值取向是平稳。在文化的浸润下“胸有正气，气自华”，方能让制度显威，令道德有力。文化的柔性特点，使安全文化能达到至柔至刚的目的。安全文化为我们的社会行为提供了一种软约束力。把安全作为一种文化来科学地认识和研究，是校园安全工作的最高体现，也是校园文化的重要组成部分，它使学校安全工作由被动灌输到主动接受，再到潜移默化地自觉传播与遵守安全文化。深入认识安全文化的功能，思考和探索高校校园安全文化建设有助于平安和谐校园的建立。

一、高校安全文化的内涵

安全文化是人类文化的组成部分，在人类生产生活的过程中调适人与人、人与社会、人与自然之间的关系，达到防止事故、抵御灾害、维护健康的目的。《中国安全文化建设系列丛书》认为：安全文化是在人类生存、繁衍和发展的历程中，在其从事生产、生活乃至实践的一切领域内，为保障人类身心安全（含健康）并使其能安全、舒适、高效地从事一切活动，预防、避免、控制和消除意外事故和灾害（自然的、人为的或天灾人祸的）；为建立起安全、可靠、和谐、协调的环境和匹配运行的安全体系；为使人类变得更加安全、康乐、长寿，使世界变得友爱、和平、繁荣而创造的安全物质财富和精神财富的总和。国际上给安全文化下的定义是：“安全文化是存在于单位和个人中的种种素质和态度的总和，它建立了一种超越一切之上的观念。”由此看出，安全文化是一种“以人为

---

① 作者简介：李鸿（1970—），男，四川眉山人，副研究员，成都医学院武装（保卫）部部长，主要研究方向：思想政治教育。

本”的管理思潮，着眼于由个人及其所组成的群体，它由表及里分别由安全物质文化、安全行为文化、安全制度文化和安全精神文化四个方面构成。

（一）安全物质文化

稳定靠实力，安全用财力。安全物质文化是为保证人们的安全生活和安全生产而以物质形态存在的条件、环境和设施的总和。它包括环境安全和设备安全两个方面，是安全文化的本质载体。“基础不牢，地动山摇”，安全物质文化是安全文化的基础和保障。高校安全物质文化是指增强高校安全科研和安全运作投入的自觉性和主动性，确保高校安全技术和装备水平不断提升，改善教师的工作条件和学生的求学环境，保证全体高校成员的身心健康和高校的持续发展。

（二）安全行为文化

行为是文化的表现，也是文化引导的结果。安全行为文化是人们借助于一定的安全物质文化，在生活和生产过程中的安全行为表现，是在安全文化理念的指导下的安全行为准则、思维方式、行为模式的统一规范。安全行为文化是建设安全文化的主要目标。高校安全行为文化需在增强安全意识的基础上提高安全水平，自觉遵守安全法规和制度，探索安全工作的新方法、新手段，建立持续发展、不断改进的安全预防体系。

（三）安全制度文化

安全制度文化是协调各种关系、规范组织和个体行为的各项法规和制度，是安全文化的重要的、带有强制性的组成部分。安全文化中的劳动保护、劳动安全与卫生、减灾安全、交通安全、消防安全、特种设备安全、环保安全等方面的一切制度化的法规、法令、标准、社会组织形式以及人的社会关系网络的安全文化建设活动及成果都属于安全制度文化。安全制度文化是高校安全文化建设的重点。

（四）安全精神文化

安全精神文化是指为全体成员所共同遵守、用于指导和支配人们安全行为的以价值观为核心的意识观念的总称，包括人们对安全的认识、态度、理想信念、道德规范、价值观念和心理行为习惯等各种意识形态。作为安全文化的核心，安全精神文化对安全制度文化、安全行为文化和安全物质文化起着主导和决定的作用。高校的安全精神文化，是安全文化最高层次、最具有活力的核心部分。

安全物质文化是安全文化的根本保障和基础，安全精神文化是核心和精髓，作为中介的安全行为文化和安全制度文化是安全精神文化通向安全物质文化的桥梁和纽带。

二、文化对安全工作的功能

当安全工作在安全文化的浸润下，安全意识润物无声地进入生活的方方面面时，安全文化就会对安全工作发挥其独有的功能，从而打造高校安全的“金钟罩”，编织高校平安的“铁布衫”。优秀的安全文化具有传统管理不能替代的功能，安全文化主要有以下四方面的功能：

（一）导向功能

安全文化是隐性管理，是原则性导向。安全文化其形似水，虽不具强制性，但却有水滴石穿的作用；它的作用也如同水，无处不在处处在，用时不觉其重，离开却寸步难行。安全文化具有巨大的感召力，通过教育培训手段和安全氛围的烘托，使安全价值观念和安全目标在全体成员中达成共识，并以此引导人们安全行为的方向和规范，引导大家形成校园安全文明和校园安全文化，引领正向价值，将外在强制内化为人们的内在自觉。一旦内化为习惯，其遵守的成本就极低。因为规则已不是一种限制，而是一种习惯。发挥高校安全文化的导向功能，就要以关注师生安全价值为出发点，以学校安全发展为落脚点。通过塑造安全文化环境来提高师生安全文化素质，营造师生共同的安全价值观。高校要充分利用正面和积极的文化导向作用，用先进的安全文化引领工作，使先进的安全文化可以潜移默化地影响师生，指导规范师生的安全行为。

（二）育人功能

美国教育家伯尔凯和史密斯指出："一所办得成功的学校，应以它的文化而著称，一所成功的学校在于其管理、教学、后勤服务以及环境创建都是育人的，这里的每样东西都不是随意摆设的。"优秀的安全文化与高校其他文化能形成一种良好的育人环境和氛围，育人功能也将更为彰显。优秀的安全文化，不仅能显示一所高校的整体素质，而且也展示着一所高校的特有风貌，事关高校的形象，事关高校全局发展的基础。当高校安全文化的价值观被全体师生员工认同之后，它就会成为一种黏合剂，从各方面把其成员团结起来，形成巨大的向心力，使教职员工从内心产生一种情绪高昂、奋发进取的效应。

（三）规范功能

文化对人的思想和行为具有约束和规范作用。安全行为文化是在安全理念文化的指导下的安全行为准则、思维方式、行为模式的统一规范，有明确性标准规则。通过安全文化的宣传和教育，将会使广大师生加深对安全法律、法规以及安全规章的理解和认识，学习安全知识及技能，增强安全意识，从而对师生在教育教学和学习生活以及社会公共交往方面，起到保障安全的规范作用或具有自觉的约束功能。当置身于达成共识的强烈安全文化氛围中，每个个体会产生自控意识，达到内在的自我约束。若违背安全文化的道德规范和行为准则，必然会受到群众舆论和规章制度的无形约束。

（四）传播功能

通过安全文化的教育功能，采用各种传统而有效的或现代的安全文化教育方式，对师生进行传统或现代的安全文化教育，进行各种安全常识、安全技能、安全态度、安全意识、安全法规等的教育，从而广泛地宣传和传播安全文化知识和安全科学技术。安全文化由此而发挥着传播功能。

高校安全文化建设最终的作用是文化的长久浸润和积累，使全体人员形成"安全第一"的意识、"生命高于一切"的道德价值观、遵纪守法的思维定式、遵守规章制度的习惯方式和自觉行动；使单位形成预防为主的政治智慧、以人为本的责任意识、依靠科技支撑保障本质安全的科学眼光、沉着应变的应急指挥能力和素质积累；使安全运行的单位和个人受到尊重，使违法乱纪、制造事故者受到应有的惩罚，从而促进学校的持续、稳定、安全发展。

三、高校安全文化建设的实践途径

安全文化建设是一项系统工程，要推动这项工作深入开展，就必须结合建设高校校园安全长效性的要求，研究和探索安全文化建设的有效途径。

（一）夯实安全物质文化

安全物质文化是安全文化的基础，就高校而言是安全环境、安全设施等硬件条件的总和，是安全文化的硬件支撑。安全文化需要依靠技术进步和技术改造来不断提高安全文化的程度。高校要建立稳定可靠、标准规范的安全物质文化。

一是加大安全建设资金投入，金钱是物质投入的一个最终量化。在年度经费预算中，应安排适当的安全工作经费，用于维护安全设施，完善安全工作条件，配备安全防护用品，进行安全工作培训，为广大师生创造安全的学习、工作、生活环境。

二是要提升安全设备科技含量。先进的科学技术手段，可以成倍、十几倍甚至几十倍地提高防范效益，可以达到人看不到、防不了的盲区，增强预防工作的科学性和有效性。

（二）完善安全制度文化

安全制度文化建设的目的是在制度层面实现安全工作的闭环管理，将安全理念变成一系列可执行的办事规程和行为准则。培育安全制度文化，就是要把安全制度机制建设放在高校安全的实践过程中加以运用和把握，对规章制度进行整合和完善，建立高校全体成员所主动接受、自觉遵循的安全管理制度、机制和行为规范，使全体师生的行为规范有章可依、有章可循，杜绝违反规章制度、不尊重科学规律办事现象的发生。高校要建立健全切实可行的安全制度文化。

一是制定完善的安全法规制度。必须狠抓规章制度的落实，做到制度面前人人平等，用制度管人。遵照高校特点制定工作流程，从筹划、组织实施到考评，每个环节都要制定详细的安全规定、安全标准，以此规范教职员工的操作行为，消除工作中的安全隐患。

二是落实安全管理责任制。强化一岗双责，安全管理责任制是岗位责任制的一个组成部分，是最基本的一项安全制度，只有落实安全工作责任制，才能有效避免或减少事故案件的发生。要明确各级各类人员的安全责任、义务、权利，签订安全责任书，人人知晓各自承担的安全风险，层层落实安全责任，从而避免事故案件发生。

三是完善安全监察考评制度。安全工作要形成闭环，保证安全工作有效落实，安全监察是必不可少的步骤。要建立严格的安全绩效考核制度，形成安全工作落实的评价和反馈机制；要对各级安全工作的成效进行分析评判，要坚持奖惩分明，对安全执行和落实好的单位和个人，及时给予表扬和奖励，对不负责任或由于失职而造成事故的单位和个人，要给予批评和处分，从而激励广大师生尽职尽责地履行安全工作职责。

（三）强化安全精神文化

安全精神文化是安全文化的核心。技术永远不是最终的保障，安全意识才是规避风险的最好办法。加强安全物质文化、安全制度文化建设必须强化安全精神文明建设，从而为其他安全文化建设提供依据。

一是树立核心安全理念。从根本上说，高校的核心安全理念就是以人为本，这是指导我们做好安全工作的根本理念。高校要强化以人为本，着力塑造、培养和体现群体意志，激励奋发向上的高校精神，使安全理念文化为高校师生所接受和信奉。通过文化的浸润使所有人员都成为安全工作的明白人，高校全体成员自觉成为安全文化的引领者。

二是建立“安全第一、预防为主”的安全观念。坚持预防为主，“径溪石险人兢慎，终岁不闻倾覆声。却是平流无险处，时时闻说有沉沦”。要求把安全工作的重点放在先期预防上。高校要以提升全员安全思想境界为着眼点，建构高校每位成员的安全价值观。通过多种形式的宣传教育，提高全员的安全意识，包括应急安全保护知识、间接安全保护意识和超前安全保护意识，并进行安全知识教育培训，进行安全伦理道德教育，提高员工的责任意识，使其自觉约束自己的行为，承担起应尽的责任和义务。

（四）落实安全行为文化

行为是文化的折射。我们的所作所为，但凡大事小事都有文化映射的痕迹。安全行为与事故关系密切，师生在生活与学习中的行为直接或间接地与事故发生联系。通过对事故规律的研究，人们已认识到：事故发生的重要原因之一是人的不安全行为。因此，避免和克服不安全行为，对于预防事故有重要作用。高校要建立符合安全伦理道德和遵章守纪的安全行为文化。

一是要严格遵守安全操作规程。在高校的各个岗位上，要求工作人员在掌握安全知识的基础上，熟练掌握各种安全操作技能，严格按照安全操作规程进行操作，把事故发生的因素消灭在萌芽状态。全面加强安全防范工作，真正把安全工作落到实处，而不是只注重某一方面。

二是实行安全精细管理。实施精细管理控制就是要倡导精细管理思想，强调组织计划精细周密，管理过程精细严密，不放过任何管理细节，不放过任何不安全因素，任何管理环节都有安全细则保证。实施精细管理控制，切实把安全工作量化、细化、具体化，把安全工作从“概略瞄准”变为“精确打击”。安全工作没有意外之说，安全预防工作所面对的，大量的是我们身边的小事。只有把这些小事看做是天大的小事，才能把事情做实。通过教育引导和制度约束，实现每个岗位和整个高校的安全无事故。

参考文献

[1] 徐德蜀．中国安全文化建设[M]．成都：四川科学技术出版社，1994

[2] 王德斌．当前高校校园文化建设存在的问题及对策探析[J]．思想理论教育导刊，2009（6）

有医药特色的生物技术专业高素质应用型人才培养模式创新的实践和思考

潘克俭[①]

（成都医学院生物医学系　四川成都　610500）

【摘　要】成都医学院生物技术专业在建设过程中，把握生物医药产业迅猛发展的趋势，确定培养具有深厚医药基础，掌握生物知识和实验技能的高素质应用型生物技术专业人才的目标，通过建设体现专业核心能力和学院优势课程体系，完善能力导向实践教学体系和模式，建设校企结合的实训实习教学基地，为打造高水平师资队伍提供有力支撑等措施，探索有医药特色的生物技术人才培养模式，培养质量较高的人才，较好满足社会与产业的需求。

【关键词】生物技术专业建设；人才培养模式；应用型人才

我系生物技术专业是为了适应四川省生物医药产业迅速发展的形势，满足产业发展对人才的需要，依托医学院校生命科学和医药相关学科优势，于2005年申报设置，2006年招生运行。在学校各级领导的大力支持和指导下，我们坚持明确培养目标、凸显办学优势、专业紧密对接产业、坚持以“创新”为核心的建设思路，在生物技术应用型人才培养模式创新进行了一些实践。生物技术专业人才培养取得明显成效：学生的综合素质、能力及社会评价良好，学生一次性就业率在94%以上，均为成都地区优质企业；研究生录取率保持在高水平，考取学校多为211大学，如上海交通大学、第二军医大学、四川大学等；2011年生物技术专业获四川省级特色专业在建项目立项。几年来，我们在人次培养模式创新方面做了以下一些探索，也为进一步的提升找到了切入点。

一、把握产业发展趋势确定培养目标

在专业建设过程中，我们认识到面向产业培养人才是培养模式改革的方向。深入生物技术产业调研，我们发现生物技术行业其实是一个传统与前沿并存的行业，既有老的发酵工业、生化制剂、酶制剂工业，也有新兴的生物技术药物、生物芯片、临床诊断试剂、生物技术服务等高科技企业；同时我国比之西方发达国家，有着更深刻的健康、食物和环境问题，给生物技术产业留下了巨大的发展空间；特别是近年来国家医保覆盖面

① 作者简介：潘克俭（1966—），男，博士，教授，成都医学院教务处处长、生物医学系主任，主要研究方向：细胞生物学教学与科研。

与资助力度逐年加大，人们对生物医药制品和技术服务的需求快速提高。国家和四川省均把生物医药产业定位为战略新兴产业。生物医药是生物技术产业最为迅猛、最有前途的领域。

因此，我们确定了人才培养目标定位：充分体现学院特色和学科优势，紧紧把握生物技术产业发展趋势，培养具有深厚医药基础、掌握生物知识和实验技能的高素质应用型生物技术专业人才。培养的人才基础扎实、技能熟练，既有进一步提高深造的基础，也具备直接胜任生物技术企业工作岗位的能力。

二、基于专业核心能力和学院优势建设课程体系

在人才培养目标确定后，我们明确了课程体系建设思路：准确把握产业发展趋势，充分利用学院医药教育资源，以现代生物学和生物技术为主干，凸显医药学科基础和特色，建立具有比较优势的课程体系。

生物技术专业课程体系包含公共基础课程、专业基础课程、专业主干课程三部分。公共基础课培养学生的思想和人文素质；专业基础课程包含理化基础和基础医学课程；专业主干课程为现代生物科学和技术，包括以生物化学和分子生物学、微生物学和微生物工程、细胞生物学和细胞工程、遗传学等现代生物学及其相关技术课程，不开设植物学、动物学等传统生命科学课程；并且对专业主干课程体系进行了优化整合，实现各课程间合理分工、紧密衔接。医药相关课程引入与生物医药产业紧密相关的免疫学及其技术、药理学、机能学、抗体工程、生物制药、临床生化检验基础等课程；同时开设反映专业发展前沿的选修课程。

结果显示，这个课程体系培养的学生具有一定的竞争优势，受到了医药相关生物技术企业的欢迎。

三、能力导向完善实践教学体系和模式

强化实践教学体系是注重实践能力培养的必由之路。生物技术专业实验教学体系建设以实验课学分制改革为契机，将实验教学内容单独成课。在此基础上，优化实验内容和技术，在模块中将相互关联的实验组合，形成综合性实验项目，开设学生开放式实验课题教学工作，鼓励和支持学生积极开展创新性、探索性课题式实验项目，培养学生学习能力、思考能力、探索能力和创新能力，提高本科教学水平。目前我们的三个层面、一个提高的3+1动态实验教学模式正在逐步成型，在人才培养中发挥重要作用。

三个层面：实验课程体系分为基础技能实验项目、学科综合型实验项目以及创新型应用技能培训实验项目。基础技能实验项目以针对生化、微生物、细胞、分子生物学等基本实验技能和方法的培训与教学；学科综合型实验项目以学科为模块，设置综合性大实验，使学生掌握学科连贯性实验思维及方法，掌握初步的实验设计思路；创新型应用技能培训实验项目着力培养学生对社会相关生物技术企业及单位应用技能的培训与掌握，利用学校的大学生开放性实验平台，使部分学生初步掌握科学研究等创新性实验技能及方法。一个提高：以科研项目为载体，吸收部分学生独立完成其中的子课堂，拓展

其综合能力和素质。

四、校企结合建设实训实习教学基地

高水平的实践教学平台和实训基地是达到培养目标的基础。我系建立了生物技术实验室，共计投入 500 余万元。实验室建设打破学科界限，初步建成了基因工程、免疫与细胞工程、酶与蛋白质工程、微生物与发酵工程 4 个实验实训平台，拥有比较全面的生物产业上游、中游应用技术相关教学、科研仪器设备和师资教学力量的技术体系，使学生能够获得从基本的操作到与生物产品研发能力的训练，能够从学校的实验室直接走上企业和科研单位工作岗位。

我系充分利用校外优良的实践教学资源，紧密与产业接轨，将实训实习基地延伸到企业、科研院所，同时促进企业通过联合培养和技术开发参与到我们实验室的建设发展中来。这样为人才的培养提供了充足的机会，也加强自身的应用技术研发实力，进行生物产业化相关的课题研究。目前，与我系建立紧密合作关系的具有较高的研发水平企业包括成都地奥集团、宜宾五粮液集团、成都迈克生物技术有限公司、成都新成生物技术有限公司、四川抗生所等，今年新建了金凯生物技术有限公司、欧林生物技术有限公司实习基地，为学生实训实习和就业提供了保障。

五、高水平师资队伍建设提供有力支撑

在师资团队建设上，我们围绕人才培养这个中心，十分看重教学和科研，逐步建立一支结构合理、学历层次和教学科研水平高、能支撑专业长远发展的师资队伍。本系共有教师 25 人，其中教授 4 人，副教授 4 人，具有博士学位的老师占 51%，具有较强的科研水平，在科研方向凝练、科研课题立项、科研论文发表等方面取得较好成绩；同时我们注重培养青年教师的教学水平，使之立于课堂上有知识之底蕴、教学艺术之底气，近五年获成都医学院青年教师基本功竞赛一等奖 4 人次、二等奖 1 人次。基础医学院等兄弟院系也为我们承担了许多基础医学、检验医学、生物制药等课程；同时我们聘请了一批生物技术产业的研发和管理人员作为我们的兼职教师。这支师资队伍在课程建设、实验项目更新、创新性和设计性实验开设、科研与教学结合、学生综合素质训练提高等方面发挥了关键作用，对于人才培养模式创新给予了有力支撑。

六、教学研究和质量工程打下厚实基础

我们以教学质量工程为手段，加强教学研究工作和教学改革，提高教学质量。我们主要从完善教学培养体系、重构教学内容、改革教学方法、训练创新思维四个方面入手，积极进行教学研究和教学改革；近五年，获得省级和校级教学研究课题 10 余项。以精品教材建设提高课堂教学质量，专业老师主编教材 2 部，副主编教材 6 部，参编教材 26 部，其中教育部普通高等教育“十一五”规划教材 8 部，有力提升了教学质量。以精品课程建设促进教学质量工程进行，通过建设，《医学细胞生物学》被批准为四川省级精品课程，

《生物化学》、《医学遗传学》被批准为成都医学院精品课程。特别是 2011 年，我们在四川省教学质量工程项目申报中取得很大成功，共有 1 个总项目，12 个子项目获得立项。

七、今后的发展思考

生物技术专业建设虽然取得了一些成绩，但对于建设一个内涵深厚、具有长远竞争力的专业来说远远不够，我们与先进学校差距还很大，对于今后的建设思路我们有如下思考：

（一）人才培养模式创新常抓不懈

我们必须要紧扣产业发展的脉搏，对产业发展趋势深入调研，前瞻性地动态调整培养方案，为学生搭建可塑性的知识框架；构建完整、系统和科学的知识体系，为学生今后的知识创新、技术创新和可持续发展奠定基础，使我们的特色和优势长久保持并逐步扩大办学规模。

（二）因材施教提高学生发展后劲

办学过程中，我们发现教师与用人单位对于学生的评价有一定的偏差，学生工作后的发展后劲也各不相同。这提醒我们要避免一刀切的教育，要针对学生的特点，把“扬长避短，重在扬长”这一思想贯彻人才培养全过程，要着力培育学生之长，让个性得到发扬，给学生充分施展的空间。我们要区分科研型学生和应用型学生，知识框架和技能训练各有偏重，采取不同人才培养方案。我们还要思考，学生 5 年、10 年以至更久之后的社会适应能力怎么样？“后劲”如何培养？

（三）持续建设高水平师资队伍

继续抓紧科研和教学带头人的引进和培养，以教学团队和科研团队建设为手段，进一步建设结构合理、学历层次和教学科研水平高、能支撑专业长远发展的师资队伍，使其在对于人才培养模式创新区建设中发挥关键作用和有力支撑。注重高水平“双师”型师资队伍建设，将教师参加企业生产、研发活动制度化，有利于教师在教学工作中注入实际生产知识和经验。

（四）专业建设提升学科服务社会经济能力

通过专业建设，加强校企业技术与项目合作，建设一支应用研究水平高的师资队伍，使产学研结合上台阶，提高为企业提供科研成果和技术支持的能力，在实现培养应用型人才目标的同时带动地区生物技术水平提高。

发掘自身优势　推进教学改革
培养适应社会需求的合格医学人才

江　华[①]
（成都医学院教务处　四川成都　610500）

【摘　要】本文针对成都医学院的办学实际，总结了学校发掘自身优势、提高教学质量方面的探索和做法，提出了找准自身优势、明确发展方向、优化课程体系、凝练办学特色、强化思政教育、加强基础建设等方法和途径，为今后工作提供了有益的指导。

【关键词】培养；医学人才；教学改革

成都医学院是一所军队转制地方院校，在教育思想观念、教育教学资源、教学方法手段上与省内同层次院校相比，有较大差距。如何尽快与地方高等教育接轨，适应社会区域经济发展，培养应用型高素质医学人才，是学校非常关注，并一直寻求突破的问题。经过移交后八年来的探索，我校在内涵建设、强化特色、人才培养、科学研究等方面有了实质性进展，取得了较大成效。

一、找准自身优势，明确发展方向

学校在几十年军队办学的历史中，形成了一套为基层培养“下得去、用得上、留得住”的应用型医学人才的办学思路，为军队西南战区各医疗卫生单位培养医药卫生人才达85%以上（在西藏战区医院护理达90%）。到地方办学的几年，学校充分认识到没有自身的特色和优势就很难把学校建设好的问题。通过反复论证，认真总结得出，我校在学生的规范化管理上，在临床医学、药学专业的操作能力培养上，在护理专业培养质量和国际合作办学上有一定经验和优势，我们培养的学生团结协作性好、服从管理、吃苦精神强、动手能力强等优点。因此，学校坚持以“培养面向基层动手能力强的应用型人才”开展本科教学。经过几年的实践证明，我们培养的学生基本达到培养目标，得到用人单位的肯定。

① 作者简介：江华（1967—），男，湖北武汉人，副研究员，成都医学院教务处副处长，主要研究方向：教学管理、医学教育研究。

二、优化课程体系，深化教学改革

医学教育是实践性较强的学科，为了使学生的实践操作能力得到提高，学校从 2009 年开始，结合教育部实验教学改革的精神，学校大刀阔斧地对各专业课程体系进行改革。对临床医学等 12 个本科专业教学计划进行修订，将各专业课程进行重组，改革了原有课程体系，增大了人文素质教育课程比重；将实验教学内容按类别进行重组，删减重复、验证性实验，将实验内容分为基础性、综合性、设计性、创新性实验四个模块，使实验课程单独成课，给予单独的学分；开展 PBL 方法教学、案例式教学和在部分基础课、专业课中实施双语教学；临床医学专业本科从 4 年级、护理专业本科 3 年起就编到三级甲等教学医院开展临床教学，达到多临床、早临床、反复临床的目的；增加临床实习前综合训练课和毕业综合考试并给予单独学分；建立高年级学生综合性、创新性实验平台，让高年级学生参与教师的科研项目，开展实验，使学生科研能力得到充分锻炼，每年有近 90 篇论文在不同级别的期刊上发表论文。

三、凝练办学特色，注重内涵发展

在长期的办学历史积淀中，我校临床医学、药学专业在重基础、宽口径、强能力方面；护理专业学生在多元化、国际化护理人才培养方面得到了社会的认可；在学生管理方面实行半军事化管理，对学生早操、自习和作息时间等都有明确规定。学校注重师资队伍建设，加强对青年教师的培养，选送教师到英国、德国、美国等做访问学者或参加培训学习，引进了美籍华人教授李笑红、王爱平等专家担任专业带头人，要求入校五年内的青年教师必须参加青年教师基本功竞赛，提升教师整体水平。在科研学术中，发挥高学历青年教师水平，近几年，每年获得有近 10 项国家自然科学、社会科学基金；并通过约十年本科教学，获得了硕士学位授予权，学校整体办学实力有了很大发展。

四、强化思政教育，推进文化传承

思想政治教育是大学生教育的主阵地，学生是祖国的未来接班人，加强对学生的思想政治教育，传播先进的文化，培养学生综合素质是大学的重要功能。我校很好地利用周玉老师的“社会主义核心价值体系”研究成果对学生进行教学；将校史、校训和学校光荣传统教育贯穿在大学生入学教育中；开设了《中国古代史》、《书法》、《艺术欣赏》、《医学文化》、《中外文化比较》等课程全面培养学生，开阔学生视野。

五、加强基础建设，营造和谐校园

办高质量的教育必须有优质的教学资源作为支撑。我校近几年来重点加强了教学条件建设，在基础医学实验教学中心、临床医学实验教学中心、药学实验教学中心建设上重点投入，将这三个中心建成了省级教学示范中心；新校区建成后，教学用房、科研用房、多媒体教室、语音室、计算机教室、实验室的条件得到较大改善；教师队伍建设成效显著，实施的“鸵鸟计划”引进了国内高水平的专家，提升了教学科研竞争能力；关乎教职工利益的住宅楼的启动，激励了教师的工作热情，学校呈现积极向上、团结协作共建美好幸福校园的景象，实现了“团结一心向前看、凝心尽力促发展”的效果。

学校各项建设虽然有了长足的发展，但还存在许多制约因素。一是重大科技项目、成果缺乏。在以重大项目、成果为依托推动质量工程建设发展的要求下，使得学校更难以有上述项目的突破；二是有影响力的专家、学科带头人缺乏。大学精神、大学理念缺乏大师级的引领人。三是科技创新力不强。没有创新就没有发展，学校建设发展需要一个长期积累的过程，解决好上述问题，我校将会迎来更大的发展机遇。

提升高校贫困生就业能力的思考与对策

陈 喆[①] 万文松
（成都医学院学生处 四川成都 610500）

【摘 要】高校贫困生由于家庭经济困难，容易产生综合素质偏低、人际交往能力欠缺、心理自卑等问题，导致他们在就业中处于弱势地位。贫困大学生是国家宝贵的人才资源。分析制约和影响贫困大学生就业的主要因素，探讨提升贫困生就业能力的有效对策，从而促进贫困生实现充分就业，具有十分重要的意义。

【关键词】贫困大学生；就业能力；对策

随着我国高等教育规模的不断扩大，大学生就业难已成为社会关注的热点。贫困大学生是高校学生中一个不容忽视的重要群体。贫困大学生能否实现就业不仅关系到他们自身及其家庭经济状况的改善，还关系到学校与教育的使命，更关系到社会的和谐稳定和国家的未来发展[1]。实现他们的充分就业，是我国实施科教兴国和人才强国战略的必然要求，也是高等教育持续健康发展的重要保障。贫困大学生就业应该得到高校和全社会的高度关注。

一、高校贫困学生概况

所谓高校贫困生，是指普通高校的本专科学生中在学习期间的基本生活费用难以达到学校所在地居民的最低生活标准，且缴纳学杂费、购买学习用品及基本日常生活用品没有保障、完成学业有一定困难的学生[2]。他们大多来自农村、边远地区，家庭条件艰苦；或来自小城镇的低收入家庭，家庭经济拮据。据国家教育部的统计，我国高校贫困生总数约占在校生总数的20%，其中经济特别困难的学生占在校生总数的8%～15%；而西部省份的高校贫困生约占在校生总数的30%。据成都医学院2010年对全校学生的家庭经济状况的调查，贫困学生占在校生总数的32.5%，其中特困生占在校生总数的12%。以上数据显示，贫困生已经成为高校里一个特殊而庞大的学生群体。贫困学生与经济条件较好的学生相比，自身有许多的不利条件。作为高校中的弱势群体，其就业面临着更多的实际困难，也给高校就业工作带来更大的压力。在大学生整体就业形势严峻的情况下，多数贫困生负债坚持完成大学学业，但是如果越来越多的贫困大学生毕业后不能就业或不良就业，将会动摇人们对教育的信心，怀疑社会的公平、正义。

① 作者简介：陈喆（1967—），女，吉林扶余人，研究员，成都医学院学生处处长，主要研究方向：思想政治教育。

二、就业能力的定义

就业能力（Employability）这一概念是由英国学者在20世纪50年代首次提出的，当时研究者主要关注下层民众（生理或心理有残疾的人）的就业能力[3]。我国对就业能力的研究，起源于20世纪90年代，最早用于对下岗工人再就业问题的研究。随着高校毕业生人数的持续增长，大学生就业难的问题日益突出，对大学生就业能力的研究也就逐渐增多。国内学者郑晓明于2002年首次提出大学生就业能力的概念。他认为，就业能力是指大学毕业生在校期间通过知识的学习和综合素质的开发而获得的能够实现就业理想、满足社会需求、在社会生活中实现自身价值的本领[4]；谢志远等学者认为就业能力是一种与职业相关的综合能力，是能力群，包括知识、技能、态度、个性、心理承受能力等[5]。

三、贫困大学生就业劣势的表现

（一）综合素质缺乏

高校贫困学生大多来自中西部地区。由于从小所生存的环境基础条件差，信息相对闭塞，思想观念相对落后，学校师资力量严重不足，在基础教育尤其是学生综合素质与能力的培养上存在很大不足，使贫困学生在实践能力、文体技能等方面得不到应有的开发，在个人特长、语言表达能力、社会交往能力等方面与城市学生相比存在很大的差距。大学期间，贫困生由于缺乏特长、家庭经济困难及受自卑心理因素的影响，一般只注重专业知识的学习，把学习成绩优秀作为唯一的追求目标，而对学校或班级组织的各种社会实践活动、文体活动、特长展示等兴致不浓、积极性不高。由于缺少全方位的锻炼，贫困生的综合素质偏低，社会适应能力不强。而当今社会，招聘单位尤其看重毕业生的综合素质，这恰是贫困生所缺少的，使其在激烈的人才市场竞争中逐渐被边缘化，就业明显处于弱势地位，具体表现在签约时间滞后、签约率较低、签约质量不高等，严重影响他们的就业。

（二）家庭经济困难的困扰

经济困难是制约贫困生发展的最大障碍。贫困生能进入大学学习已属不易，大学期间他们靠国家助学贷款和各类奖、补、勤、减、免政策，或家庭借款坚持完成学业，但面对就业的高成本，他们遇到了许多困难。一是他们不能随意地购置参考书籍、复习资料和电脑等，缺乏机会参加各类培训班和各种证书的考试，导致他们汲取知识不足，综合能力偏低。二是大学生在求职过程中需要赴各地招聘现场应聘，因而差旅费是一笔不菲的开支，而贫困生因经济拮据，往往丧失了很多求职机会。一些贫困生因支付不起上网、打电话等通信费用，导致信息闭塞，错过了不少就业岗位。三是经济困难影响了贫困生的就业价值取向。贫困生选择直接就业的多，选择考研、留学或接受高层次职业培训后再择业的少，普遍追求立即就业和稳定就业，往往倾向于政府机关、事业单位，对自己创业或有高回报但具有一定风险的行业关注度低，这样也失去了很多就业和发展机会。

（三）社会资源的匮乏

贫困生不仅经济较为拮据，生活圈子也较为狭窄，可利用的社会关系和社会资源少。中国是一个人情关系比较浓厚的国家，办事常常靠人际关系是个不争的事实。人们以社会关系为手段，以人情法则为指导，进行社会交换以获取自己想要的社会资源。现行的大学生就业实行自主择业、双向选择的制度，但在社会平等竞争的用人机制还不很健全的今天，个人社会背景和家庭所拥有的社会资源对大学生就业就有很大影响，这些资源包括家庭经济条件、地位、人脉、信息资源等。家庭条件富裕或有社会背景的学生就业时，确实存在一些任人唯亲、权钱交易、托关系走后门等现象，从而抢走了贫困生就业的机会，这种客观存在的劣势，使贫困生就业陷入更加困难的境地[6]。家庭社会地位较高的个体能够获得较好的政治资源、文化资源和社会关系资源，而家庭社会地位较低的个体无法获得与之相当的社会资源，这就容易形成“马太效应”——优者愈优，劣者愈劣。

（四）就业期望值过高，功利主义明显

接受高等教育被部分贫困生家庭视为改变命运的最佳途径，甚至是唯一途径，使这部分贫困生肩负着摆脱家庭贫困命运的重任。他们急于缓解家庭的经济压力，急于回报父母和家庭的支持，这种心理致使他们无法对自己的人生进行准确定位和理性规划。他们在就业地点上倾心于大城市、大单位，在就业待遇上希望有高收入、高福利，看重工作及收入的稳固性。他们不愿意去基层就业，不愿去人才匮乏和人才急需的艰苦边远地区就业，也不愿回到家乡工作。还有的贫困生认为竞争如此激烈，有一个工作岗位就行，选择职业首先考虑的是安稳和薪酬，对人才市场需求、所学专业优势的发挥和将来个人事业的发展则考虑得不多或重视不够。这种在就业过程中表现出的功利思想极大地影响了他们个人潜能的挖掘和自我价值的实现。

（五）认知不准确产生心理偏差

高校贫困生因家庭经济困难，从小生活、学习条件落后等原因，部分存在着自卑、怯懦、敏感心理，表现为在求职择业中过低评价自己，自我定位能力有缺陷，对择业缺乏自信心，缺乏竞争意识。由于自卑和怯懦，加上综合素质不高，贫困生在求职中往往不能向用人单位大胆展示自己的才华，甚至因为害怕失败而不敢参与就业竞争，但与此同时，家庭贫困又迫使他们一定要找到“好工作”，要改变家庭面貌的心理始终伴随着他们。这种自卑与自尊交织的矛盾心理，使他们在求职中一旦遇到困难和挫折，就会觉得自己事事不如人，更容易产生强烈的自卑感，使本已脆弱的心理雪上加霜，继而出现情绪低落、精神萎靡、意志消沉，很容易发生厌学、厌世、自暴自弃甚至仇视社会的现象，严重影响他们的学习和就业，影响校园安全和社会稳定。

四、提升贫困大学生就业能力的对策

（一）加强贫困生综合素质培养，提高就业竞争力

提高人才培养质量、帮助贫困生提升“内功”是提高贫困生就业能力的根本。高校

首先要充分认识做好贫困生就业工作的重大意义，着力提高人才培养质量，增强贫困大学生的就业竞争力。坚持以人才能力、素质为核心，不断深化教育教学改革；注重专业基本理论、基本技能的培养，打牢学生的专业知识与技能的基础；紧跟时代发展步伐，坚持以社会需求和就业为导向，改进教学方式和教学手段，不断优化专业结构和课程体系。建立适应社会变化发展的专业和课程设置及调整机制[7]，提高人才培养的社会适应性，增强需求对口；重视实践性教学环节，培养学生的动手能力，提高学生理论联系实际和观察问题、分析问题、解决问题的能力；除传授专业知识与技能外，高校还要十分注重学生的综合素质培养与塑造；通过开展丰富的社会实践活动、第二课堂活动、文体活动和举办各类竞赛、论坛、主题教育等，为贫困生创造实践和学习机会，拓展他们的视野和知识面，培养他们的责任意识、团队合作意识、人际沟通交流能力、社会适应能力和创新精神，提高就业竞争力。

（二）帮助贫困生做好职业生涯规划，促使其不断自我完善

做好职业生涯规划是大学生就业能力培养的重要组成内容。高校要做好对贫困大学生职业生涯规划的教育和指导，帮助学生根据自己的兴趣、爱好、能力、特长、经历以及不足，对自身职业生涯做出合理规划，结合自己的职业倾向，理清择业思路，明确职业目标，并为这一目标的实现有意识地锻炼和发展自己的能力，弥补自身的不足。一是要正确处理知识、能力与素质的关系，不断拓宽和完善知识结构，培养广泛的兴趣与爱好，掌握社交基本礼仪，积极参加社会实践活动，通过多方面的锻炼增强自身综合素质；二是要客观认识自己，树立正确的学习观、就业观和成才观。引导学生要通过对个人职业生涯的主客观因素分析，发现自己所具有的潜质、优点和缺点，并通过日常的学习和实践，充分发挥长处，努力克服弱项，为顺利就业做好准备工作[8]。

（三）加强贫困生就业指导，提高服务水平

首先，高校要加强大学生就业指导课程建设，从师资队伍、教材、教学内容、教学方法等方面着手，提高就业指导课的针对性和实效性。高校要指导学生学习国家就业政策、掌握择业基本常识，帮助学生认识就业形势、了解市场需求，开展学生就业技能培训、就业观念教育和就业心理辅导，促进贫困生就业能力的提高。第二，要大力加强毕业生就业市场建设，拓宽就业领域，建立广泛而相对稳定的就业“客户群”，为贫困生就业输送提供保障。高校要通过举办校园“双选”会、专场招聘会等，为贫困生就业创造便捷条件，减轻他们就业的压力和负担。第三，加强就业信息化建设，建立校园毕业生就业网站、短信群发平台、QQ 群等。通过就业信息网络，宣传介绍就业政策，及时发布用人单位的招聘信息，扩大贫困生的就业渠道，帮助他们提高求职效率，降低求职成本。第四，建立贫困生登记制度，招聘信息向贫困生优先通知，就业向用人单位优先推荐。设立贫困生就业帮扶专项资金，向贫困生发放与就业有关的交通费、通信费等补助。

（四）开展就业观念教育，引导贫困生树立正确的择业就业观

就业观念是影响贫困生充分就业的一个重要因素。高校要加强贫困生的就业观念教育，引导他们树立科学的世界观、人生观、价值观和正确的择业就业观，帮助他们认清

当前社会的就业形势，合理自我定位，做到理性就业。要调整就业心态，降低就业期望值，打破“铁饭碗”思想的束缚，摒弃“一次就业定终身”的陈旧观念，树立“先就业，后择业，再立业”、“先求生存，后谋发展”的正确就业观。开展感恩教育、国情社情教育和当代大学生责任感教育等活动，引导贫困生正确看待和处理理想与现实、环境与成才、社会需要与自身发展的关系，把个人志向与国家建设需要结合起来，在脚踏实地中去实现人生抱负和价值，增强他们报效祖国和人民、志在四方的理想信念，提高他们到基层就业的主动性和信心。

（五）加强贫困生就业心理教育，增强心理素质

贫困生是校园心理障碍高发人群，在就业过程中他们产生了前所未有的心理压力，出现焦虑不安、缺乏自信、自卑、患得患失、挫折感等心理问题。高校要加强贫困生就业心理教育，通过开展心理咨询、心理健康讲座、团队辅导、个别交流谈心等方式，对他们进行心理疏导，帮助他们减轻所背负的因家庭和个人期望而带来的心理压力，摆脱心理困境；指导贫困生客观认识和评价自我，正视就业现实，做好择业就业前的心理准备；鼓励他们增强择业信心，充分发现和发挥自身的长处与优势，不断改进自身的不足与缺陷，勇敢参与社会竞争；树立贫困生就业典型，开展挫折教育、成功教育和励志教育，培养贫困生自尊自强、拼搏进取的心理品质，提高他们的社会适应能力、心理承受能力和抗挫能力，促使他们以积极向上的心态迎接挑战，在激烈的人才竞争中获取机会和成功。

参 考 文 献

[1] 王艳，戴元星. 西部高校贫困生就业能力提升的行为学解析[J]. 教育理论研究，2010，21：227

[2] 岑道权. 高校贫困生就业弱势问题分析[J]. 教育与职业，2011，（6）：39

[3] 崔玉娈. 大学生就业能力的国内外研究综述与问题解析[J]. 黑龙江高教研究，2011（7）：21-24

[4] 郑晓明. 就业能力论[J]. 中国青年政治学院学报，2002，（3）：91-92

[5] 谢志远. 关于培养大学生就业能力的思考[J]. 教育发展研究，2005，（1）：90-92

[6] 饶莹心. 地方性院校贫困生就业困境分析与思考[J]. 中国电力教育，2011，（2）：178-179

[7] 周淑琴. 关于高校提升大学生就业能力的思考[J]. 辽宁医学院学报（社会科学版），2011，9（3）：66-68

[8] 李玉华. 提高贫困生就业竞争力的意义及对策[J]. 广东青年干部学院学报，2009，23（77）：90-91

浅谈新建本科院校的学科建设与专业建设

王计生①

（成都医学院研究生处　四川成都　610500）

【摘　要】介绍了新建本科院校、学科建设、专业建设的内涵，在对其内涵进行对比分析的基础上，阐明了学科建设与专业建设的联系，指出了新建本科院校学科建设、专业建设的特点与对策。

【关键词】新建本科院校；学科建设；专业建设；内涵；对策

学科建设是学校工作的龙头，专业建设是学校的基础性中心工作，两者缺一不可。加强学科建设，不断凝练学科方向，搭建高水平学科平台，引进、培养高层次学科队伍，出高级别学科成果，增强学科综合实力，提升学校整体水平。加强本科专业建设，完善教学实验室功能，规范教育、教学管理，加强课程建设、教材建设、实验基地建设，提升教育教学水平，确保本科人才培养质量。

一、新建本科院校、学科建设、专业建设内涵

（一）新建本科院校

特指2000年以来，国家新设立的一批本科院校，其共同特点是：学校本科教育时间不长，教育教学方法亟待加强，教育教学设施、条件亟待改善，学校专业建设、学科建设整体水平不高。国家要求这些学校：更应注重实践环节和应用型人才的培养；更应注重与地方区域经济结合及服务地方社会经济的能力[1]。

（二）学科建设内涵

学科建设是一个动态、复杂的系统工程，重在建设，落脚在学科上。其内涵主要包括：学科方向、学科队伍、科研平台、学科成果、人才培养、学术氛围 6 个方面。学科建设的载体是科学研究，重要内容是培养体系的建设，关键是梯队建设。其具体内容一般指博士、硕士学位授权点和重点学科建设，对于“211”、“985”院校，其内涵更加宽泛，还应包括“211 工程”项目、“985 工程”项目建设等。

---

① 作者简介：王计生（1974—），男，四川达县人，硕士，副研究员，成都医学院研究生处副处长，主要研究方向：学位与研究生教育管理、学科建设等。

（三）专业建设内涵

高校专业建设一般指本科专业建设，其内涵主要包括：教师队伍建设、实验室建设、课程建设、教材建设、实验基地建设、教学成果、人才培养等[2]。

二、学科建设与专业建设内涵对比分析

学科建设和专业建设的内涵存在差异，导致其在学校的地位、作用不同，其建设内容、建设任务、服务对象各有侧重，但两者的核心内容是一致的，都是师资、条件建设，都是为培养人才服务。各内涵指标对比分析如下：

（一）师资

学科建设与专业建设的内涵中都涉及师资，学科建设中的师资重在学科队伍、学科带头人建设；专业建设中的师资强调的是整个教师队伍建设，包括了高层次的学科队伍建设。学科队伍是教师队伍的一个重要组成部分。

（二）条件

学科建设重在搭建高水平学科平台，为研究生教育和科学研究提供条件；专业建设强调的是一般实验室及实验平台、基地建设，其目的是满足学校本科教学需要。实验室是科研平台的基础。

（三）成果

学科建设的载体是科学研究，其成果是科学研究成果，主要是科研获奖、专利、论文、专著等；专业建设是以本科教学为载体，其成果是教学成果，主要有教学成果奖、教改论文、教材等。

（四）人才培养

学科建设的服务对象主要是研究生教育，其人才培养对象主要是研究生，也包括本科生；专业建设服务对象是本科教育，其人才培养对象是本科生、专科生等。

此外，学科建设的主要内容还有学科方向建设，要求每个学科应形成相对稳定、有一定特色的研究方向；其承担了科学研究内容，必须实现科研创新及研究成果的转换。而本科专业建设服务于本科教育教学，核心是培养人才，中心任务是确保人才培养质量，其内涵还涉及课程建设、教材建设，要求出精品课程、选用教育部规划教材等。

三、学科建设与专业建设的联系

学科建设与专业建设是高校的两项重要工作。本科专业建设是基础，是学科建设的前期基础性工作；学科建设是龙头，促进、引领本科专业建设水平不断提高[3]。它们之间虽存在差异、各有侧重，但又紧密联系、相辅相成、共为一体。它们之间存在以下联系：

（一）夯实本科专业建设基础，为学科建设提供基础条件

专业建设与学科建设从具体内容上看，虽一个是本科专业，一个是博士、硕士学位授权学科和重点学科，但从国家2011年新版《学位授予与人才培养学科目录》来看，已把本科专业与博士、硕士学科专业归为一体，仅层次不同。本科专业建设是学校的基础性中心工作，对于新建本科院校，更应强化这个基础，确保这个中心，通过不断规范教育教学管理，加强师资、课程、教材及实验条件建设，夯实本科专业建设基础，提高专业建设水平。通过建设本科教学实验室，不断完善实验功能，为搭建高水平科研平台做准备；通过加强教师队伍建设，提高教师整体水平，为组建高层次学科队伍做准备。只有有了这些好的条件，学校学科建设才有基础，才有内容，才能申报高层次的博士、硕士学位授权点和重点学科。

（二）加强学科建设，提升本科专业建设水平

加强学科建设工作，可以大大促进本科专业建设及本科教育工作。通过高水平科学研究，不断了解学科研究前沿，用于本科教学实践，提升本科教育教学水平；通过引进、培养高层次学科队伍，也将大大提高学校教师队伍的整体水平，提升本科专业建设质量；通过参加高级别学术会议，进行高水平学术交流，开阔教师视野，提升学校教育教学及科学研究水平。此外，教师参与学科建设，了解学科前沿及社会需求，增强解决实际问题能力，有利于实践教学工作的开展，有利于应用型人才的培养及提高服务地方经济社会的能力，也切合了国家对新建本科院校的要求。

四、新建本科院校学科建设与专业建设的特点及对策

对于新建本科院校，以本科教学为主，一般都没有硕士学位授予权或刚获得硕士学位授予权，是否要做学科建设，怎么做学科建设，都是一个全新的课题。其学科建设与专业建设有如下特点：

（1）本科专业建设有一定基础，但基础、条件不好；

（2）学科建设刚刚起步，学科建设基础条件较差；

（3）对学科建设与专业建设内涵认识不清，理解不够；

（4）对学科建设与专业建设存在误区，区分不够，易混为一谈；

（5）学校强调本科专业建设，对学科建设重视不够。

鉴于以上特点，新建本科院校应从以下几个方面处理好学科建设与专业建设的关系。

第一，学科建设与专业建设学校都应投入建设，都应加强，都需大力发展；

第二，在建设过程中，要牢固树立本科专业建设的基础中心地位，切实提高本科人才培养质量；要不断强化学科建设的龙头作用，实现学校办学层次、办学水平上台阶[4]；

第三，在专业建设中，夯实专业建设基础，联系学科建设，重点从师资、实验平台等方面为学科建设创造条件；

第四，在学科建设中，兼顾专业建设，通过学科建设带动、引领专业建设，不断提升专业建设整体水平；

第五，找准学科建设与专业建设的联系，正确看待学科建设与专业建设的共性和差异，让学科建设、专业建设发挥各自作用，更大化地实现资源共享、相辅相成、协同发展。

五、结束语

新建本科院校是我国高等教育发展到一定阶段的新兴产物，其地位、作用、建设、发展本是全新的内容，学科建设与专业建设作为新建本科院校建设发展的重要组成部分，对于新建本科院校也是一个全新的课题。学科建设与专业建设虽然随高等学校建设发展而生，已有一定历史，并固有其自身内涵，但是它们放到当前的新建本科院校中，其内涵、特点也发生了新的变化。学科、专业本是一体，学科建设、专业建设联系紧密，各有侧重，对于年轻的新建本科院校如何做好学科建设与专业建设，也是一门学问，需更多深入研究。本文仅肤浅理解，算抛砖引玉吧。

参考文献

[1] 齐涛．从大学功能看高等学校的内涵[N]．中国教育报，2006-07-28（5）

[2] 王学成．地方高校专业建设与特色发展问题[J]．陕西理工学院学报（社会科学版），Feb.2012 Vo1.30 No.1

[3] 王亚玲．新建本科院校提升学科建设水平的探索与实践[J]．渭南师范学院学报，Apr.2012Vo1.27

[4] 郑飞中．新形势下地方医学院校学科建设的对策研究[J]．温州医学院学报，M ar.2012Vo1.42 No.2

健全制度　规范管理　改革创新　凸显特色

许小红[①]

（成都医学院研究生处　四川成都　610500）

【摘　要】结合研究生处在我校本科教学合格评估应承担的主要工作，介绍了我处完成该项工作的主要思路及完成情况及经验总结，并对我校本科教学合格评估工作提出了建议。

【关键词】教学合格评估；健全制度；规范管理

本科教学合格评估，是我校当前党政的“一号工程”，如何结合部门工作实际，积极、主动参与评估工作，为本科教学评估工作服务、添彩，是我处当前的中心工作。依据学校《本科教学工作合格评估任务分解表》的安排，由研究生处牵头的任务共有 9 项，涉及学科建设、学位管理及研究生教育等方面，目前各项任务已基本完成。我处认为：要实现学校本科教育教学达到国家合格评估要求，首先，应健全制度，规范管理，使本科教育教学各个环节达到本科教育教学要求；其次，应大胆改革，勇于创新，最大化地体现我校新建医学本科院校的办学特色。现就我处在本科评建工作中的有关做法和建议作如下交流。

一、工作思路

（一）加强学习、提高认识

从学校启动本科教学迎评工作开始，我处高度重视，多次为此召开处务会，传达、学习有关评估工作文件，讨论本科教学评估相关事宜，要求全处同志从职能部门的角度，多思考，提高认识，把思想统一到学校本科教学评估“一号工程”上来，切实做好本职工作，做好服务工作。

（二）开展自查、弥补不足

根据学校任务的分解情况，结合我处实际，及时查找工作优势和薄弱环节，并制订了弥补方案。

① 作者简介：许小红（1974—），男，甘肃泾川人，博士，教授，成都医学院研究生处副处长，主要研究方向：研究生培养与管理工作。

（三）落实任务、责任到人

依据工作任务，结合各自职责，对评估各项任务进行了细化、分解、落实，确定了评估工作负责人、联络人及各项工作责任人，并列出了任务完成时间计划表，切实做到各项工作任务到项，时间到点，责任到人。

（四）善于总结、注重规范

我处工作涉及招生、培养、学位、学科及学生管理，工作头绪较多，各项工作分工不分家，实行定期召开处务会制度，工作中充分发挥每位工作人员的智慧，多数工作都经处务会协商解决。对于各项工作，要求及时总结、提炼，各项制度、文件、材料注重规范。

二、完成与本科评建相关工作情况

为切实服务好学校本科教学评估工作，结合部门工作职责，在本科教学评估工作中，重点从“加强学科建设，促进本科专业建设”和“加强学位管理，确保人才培养质量”两个方面做好工作。

（一）加强学科建设，促进本科专业建设

（1）初步完成了学校2011～2015年学科建设与发展规划的制订，明确了学校今后五年学科建设工作的建设思路、建设重点和建设任务。

（2）启动了新增硕士学位而授予的单位学科建设项目的建设工作。学校设立学科建设专项经费，进行学科建设项目工作，目前共有9个单位、14个项目通过专家组评审，并经学校审议通过，已立项建设。

（3）制定了学科带头人的遴选办法、操作程序及工作职责。

（4）建立了学科建设管理办法和领导机构。完成了《成都医学院学科建设管理暂行办法》、《成都医学院学科建设项目管理暂行办法》和《成都医学院学科建设经费管理暂行办法》等文件的制定，成立了学科建设领导小组管理机构。

（二）加强学位管理，确保人才培养质量

（1）健全了学位授予管理工作机构。学校于2011年换届产生了成都医学院第二届学位评定委员会，并于今年重新组建了各二级单位的学位评定分委员会，逐步建立、健全了学位授予管理工作机构。

（2）建立了学位授予管理工作制度。学校先后制定并出台了《成都医学院学位授予工作总则》、《成都医学院硕士学位实施细则》、《成都医学院学士学位实施细则》及《成都医学院“双学位”授予工作细则》等学位管理工作文件，初步建立了学位授予管理工作制度。

（3）取得了“双学位”教育资格，拓宽了学校的办学类型。组织申报了“双学位”教育资格，应用心理学和公共事业管理两个专业成功申报为“双学位”教育专业。

（4）撰写并在校报上刊登了学位工作相关研讨文章“加强学位授予管理　确保人才培养质量”。

（三）基本完成了研究生培养管理工作文件的制定，初步建立起研究生教育工作体系

先后制定并出台了20余个学位与研究生教育管理文件，组织编写了20余门课程的教学大纲，《成都医学院研究生手册》、《成都医学院学位与研究生教育管理文件》及《成都医学院研究生教学大纲》均已汇编成册。

通过以上工作，健全了制度，规范了管理，从学科、专业建设，学位管理等方面有力地支撑了学校本科教学评估工作。

三、对评建工作的建议

（一）健全制度、规范管理

本科合格评估要求高校应达到本科教育、教学的基本要求，这就促使学校首先要健全各项管理制度，规范相关管理行为，使学校本科教育、教学的各个环节全面本科化。制度是基础，落实是关键，制度的执行效果是重点，在建立健全各项管理制度的同时，应确保制度执行有力，效果明显。

（二）立足定位，大胆改革

进一步增强我校是新建本科院校的定位意识，深刻理解国家对新建本科院校本科教学合格评估的科学内涵。以提高教育教学质量为中心，不断加强学校培养体制、机制改革，教学方法、教学理念创新，教材、课程建设，使学校的本科教育、教学相关的各个环节切实符合本科教学的要求，切实适应应用型人才培养及为地方社会、经济服务的需求。

注重学校办学亮点、办学特色的提炼，多在“新”字上下工夫，特别是在培养机制、体制上大胆探索，勇于创新，力争将学校的一些好做法提炼出来，上升为院系意志、学校意志。

（三）抓好自评、自查工作

切实重视学校自评、自查工作，尽早进行有关资料的收集、工作的总结、材料的撰写工作；高度重视学校自评报告、院系自评报告及专业自评报告的撰写，并逐项对照评估指标要求，找准学校能否通过合格评估的优势和不足。切实处理好自评过程中本科教学的外在表现形式和内涵建设内容的关系，确保自评报告文字简洁、数据可靠、亮点突出。

（四）注重细节、注意规范

细节决定成败，在各项材料的收集和整理过程中，应注重各个细节，注意材料规范。对于各项材料，首先是学校应统一要求；其次是对各项要求统一认识，确保理解一致；再次应注意对关键人员（如：教学秘书等）的培训，发挥关键人员作用。力争做到“三统一”——材料填写格式、表述统一；数据统计口径统一；材料整理、装订统一。

浅议中华民族精神的功能及其培育

李 波[①]
（成都医学院计划财务处 四川成都 610500）

【摘 要】弘扬和培育民族精神的是当代思想政治教育的一项的重要内容，本文就民族精神的内涵，功能及培育问题就行了阐述。

【关键词】民族精神；功能；弘扬及培育

一、中华民族精神的内涵

“民族精神”的概念源于西方。在18世纪德意志文化民族主义思潮中，莫泽尔发表《论德意志民族精神》一文，最早提出了“民族精神”的概念。他认为德意志人民只有在这一民族精神的激励下，才可能万众一心地去实现民族统一和重新恢复其光荣与强大。江泽民提出：“民族精神是一个民族赖以生存和发展的精神支撑。”胡锦涛也指出：“民族精神是一个民族赖以生存和发展的不竭动力。”笔者综合各种说法，对中华民族精神的定义理解为：中华民族精神是中华民族在长期发展过程中积淀形成的，支撑其走向文明、走向进步、走向现代化的思想、观念、伦理、品格、气质、心理等精神因素的总称。而关于中华民族精神的内容，江泽民在十六大报告中指出：“在5000多年的发展中，中华民族形成了以爱国主义为核心的团结统一、爱好和平、勤劳勇敢、自强不息的伟大民族精神。”中华民族精神是一个博大精深的思想体系，它的核心内容或者说基本思想是以爱国主义为核心的团结统一、爱好和平、勤劳勇敢、自强不息。中华民族精神犹如民族思想脉动的主旋律，这个主旋律在不同历史条件和不同情况下会形成或悲壮慷慨或昂扬激越的不同乐章。例如民主革命时期的井冈山精神、长征精神、延安精神、红岩精神以及社会主义革命和建设时期的大庆精神、雷锋精神、“两弹一星”精神、抗洪精神、抗击非典精神、载人航天精神等等。这些不同乐章既是中华民族精神主旋律的具体表现，又不断丰富和发展着中华民族精神的主旋律。

二、民族精神的功能

民族精神不是静态的，而是在历史发展中通过功能发挥到动态的体现。从其作用发挥来看，中华民族精神主要体现了凝聚整合、规范导向、教育教化、辐射同化等功能。

---

① 作者简介：李波（1964—），男，陕西宝鸡人，副研究员，成都医学院计划财务处处长，主要研究方向：思想政治、财务管理。

（一）凝聚整合功能

古代中国有众多的文化形态和民族类型，先秦以来就形成了具有地域特色和民族特征的秦文化、楚文化、吴越文化、巴蜀文化、西域文化以及其他少数民族文化等。但在历史长河中，逐步演化而成的中华民族精神以其强大的同化力、向心力和凝聚力促使各种文化融为一体，并形成了统一的中华民族和文化传统。从孔子的“一匡天下”到孟子的“天下定于一”，都强调了民族、国家和社会统一的极端重要性。这对中国社会的长期稳定发展起到了积极的推动作用。民族精神具有巨大的思想统摄性，可以超越地域、阶级、种族、派别、时间的界限。今天，中华民族精神已经内化为炎黄子孙的深层心理积淀和广泛价值认同，起着凝聚人心、整合社会的重要作用。

（二）规范导向功能

中华民族精神已经深深渗透在人们心理意识的各种形式之中，变成人们的思维定式，铸造了中华民族每一个成员的民族性格、民族心理，成为人们所认同、遵循的一股无形力量，对人们的行为起着重要的评价、规范和导向作用。当个体的行为甚至心理变化符合道德规范和社会需求时，社会对个人将给予正向的评价和积极的心理暗示；反之，则给予负向的评价和消极的暗示以至道义上和舆论上的谴责。

（三）教育教化功能

民族精神不是自发形成的，而是中华民族在长期发展过程中，在一定的经济、政治、文化的基础上，由各个时代的精英和广大民众对该时代的理想、信念、价值观念和世界观加以提炼、升华的结晶，逐步成为大多数成员共同遵循的生活准则和价值取向，成为民族国家发展的心理路径，对一代又一代人起着教育教化、统摄涵化的重要作用，或隐或显地影响着人们的行为选择和价值判断。

（四）辐射同化功能

中华民族精神和文化传统在历史发展中以其强大的文化势能不断向外辐射，影响所及特别是在东亚形成了具有重要世界性影响的“儒家文化圈”。一位西方学者曾感叹道：“中国高度发达的文化曾像一座光芒四射的灯塔照亮了世界的东方，影响了世界文明的进程。”著名经济学家阿马蒂亚·森在《亚洲价值观与经济发展》一文中指出：“从最近数十年东亚在经济领域取得的引人注目的发展来看，这一地区整个的经济仍然给人留下了深刻的印象。这一成功使关于亚洲文化在经济成功与政治确认上发挥作用的新理论产生了……这一成功的取得，部分地、甚至可以说大部分应归于亚洲文化的价值观，特别是儒家价值观。”

三、关于中华民族精神的弘扬和培育问题

胡锦涛在“七一”讲话中把如何弘扬和培育民族精作为我国社会主义自我完善和发展需要进一步探索和回答的重大课题之一。弘扬和培育民族精神是一个系统工程，必须

坚持以人为本，实现物质生产力和精神生产力的协调发展，经济、政治、文化的协调发展，物质文明、政治文明、精神文明的协调发展，人与社会、人与自然的协调发展。在坚持以经济建设为中心、把发展生产力作为根本任务的基础上，必须大力抓好以下三个方面的重点工作：

（一）抓好历史教育，充分发挥历史教育在民族精神教育的中基础地位作用

爱国主义在不同的时代固然有不同的内涵，但对民族历史文化的认同，却是一脉相承的。这是一个民族能够自立于民族之林，竞存于世界的根之所在。章太炎曾说过爱国主义好似庄稼，需要施肥、浇水才能成长，而历史教育就是为爱国主义施肥浇水，做好培植的工作。历史教育是最基础、最有效的爱国教育，它像贵如油的春雨一样“随风潜入夜，润物细无声”，在不经意中将民族的根深深地植入了人们的心中。他们将来不论走到哪里，都怀有一颗“中国心”，而永远根系祖国，生生不已。钱学森等一大批杰出的学者，并没有人对他们做什么专门的爱国主义教育，却在新中国成立初期各方面条件极差的情况下，志愿放弃国外优厚的待遇，冲破各种阻力，归国效力，不是很好地说明了这一点吗？通过历史教育，培育国人对民族历史文化的认同感、归宿感和自豪感，同时也就为其他多样化、现实性的爱国教育，提供了一个必要的承接面。缺乏这个承接面，所谓爱国主义教育，将成为无源之水，无本之木，不可能真正有效，即古人所云的“皮之不存，毛将焉附”。

（二）抓好教育的改革和发展工作，把弘扬和培育中华民族精神纳入到国民教育全过程

正确的世界观、人生观、价值观的确立，民族优良传统的发扬，共同理想和精神支柱的形成与巩固，科学文化水平的提高，都离不开教育工作，而这些都是民族凝聚力的重要基础和内容。首先，弘扬和培育民族精神应该贯穿于国民教育的各个层次、各个环节。从幼儿园到大学各级学校的教学中，应一以贯之，使之进课堂，进教材，进人心；使广大青年一代从作为民族精神载体的历史和文化的学习和掌握之中，感受到民族精神的熏陶和浸润，在他们内心产生潜移默化的感染作用。其次，历史上众多的志士仁人、民族英雄，特别是新时代所涌现出的大量先进人物及其所体现出来的时代精神，是民族精神的人格化和形象化，应通过广播、电视、网络、文学艺术，甚至是专场报告会形式，广泛宣传他们，用他们的先进事迹、高尚品质感召人们；特别要注意通过一些形式多样、群众喜闻乐见的精神文明创建活动，大力弘扬民族精神，尤其是爱国主义精神，增强广大人民群众的民族自信心、自尊心和自豪感，扩大弘扬和培育民族精神工作的群众基础，使他们保持昂扬向上的精神状态。各种精神文明创建活动都必须坚持以科学理论武装人，以正确的舆论引导人，以高尚的情操感染人，培养广大群众的优良品质，提高他们的精神境界。

（三）大力开展民族精神教育实践活动，以实践活动体验升华民族精神

弘扬和培育民族精神是一项长期而艰巨的社会系统工程，不仅需要德育工作者长期潜心地发挥主导作用，更需要国人长期主动地参与配合，以做到主导教育与自身塑造的

有机结合。可以采取各种措施，如通过开展读书活动、征文活动、辩论赛，组织深受人们欢迎的高水平的人文讲坛和科学讲座，组织参加社会调查、志愿者服务活动以及各种下乡活动，参观爱国主义教育基地及先进的厂矿、企业、农村等有益身心健康的活动，使受教育者在实践中丰富知识、陶冶情操，增强民族精神。丰富多彩的民族精神教育主题文化活动也是提升人文艺术修养的重要渠道。

（原载《经济研究导刊》2010 年 333 期）

成都医学院节约型校园节能监管平台建设方案

林 丽[①]
（成都医学院基建工程处 四川成都 610500）

【摘 要】通过对成都医学院节约型校园节能监管建设方案的描述，介绍了节能监管平台的设计思路、系统构架，并详细阐述了节能监管平台各子系统——计量装置系统、数据采集传输系统、数据中心系统的建设方案，为以后节能监管平台的建设提供了切实、可行的方案。

【关键词】节能监管平台；节约型校园；节能；节水

为贯彻落实国家住建部、教育部关于“节约型校园建筑节能监管体系”建设项目工作的要求，成都医学院于2010年通过省住建厅和财政厅向住建部、财政部申请了《成都医学院节约型校园建筑节能监管体系建设》项目，成为第三批国家节约型校园建筑节能监管体系建设示范高校。节能监管平台作为节约型校园建筑节能监管体系建设的核心内容，成都医学院通过借鉴已完成示范高校的经验、认真进行需求调研，完成了学校的节能监管平台建设方案。

一、设计思路和需求分析

成都医学院与其他平台建设院校相比，学校楼宇数较少，但是有可再生能源示范项目、校区雨水污水收集处理再利用等前期建成的项目，平台建设可以更细化，监控程度可以更深，同时将前期节能节水项目嵌入，以突出节能监管平台建设的特色。

通过前期的能耗统计和能源审计发现，学校天回、新都两个校区共有60栋规模以上建筑，本次节能监管平台将对其进行电表和水表的监测。在用电用水监测基础上，建立供电质量监测体系、照明空调控制体系、用能定额收费体系、供水管网监测体系、中水处理系统监测体系、环境质量监测体系、用能公示体系。

二、监管平台构架

成都医学院节能监管平台系统由监测建筑中的各计量装置、数据采集器、数据中心组成，如图1所示。

---

① 作者简介：林丽（1972—），女，四川新都人，硕士，高级工程师，成都医学院基建工程处副处长，主要研究方向：土木工程、建筑节能及管理。

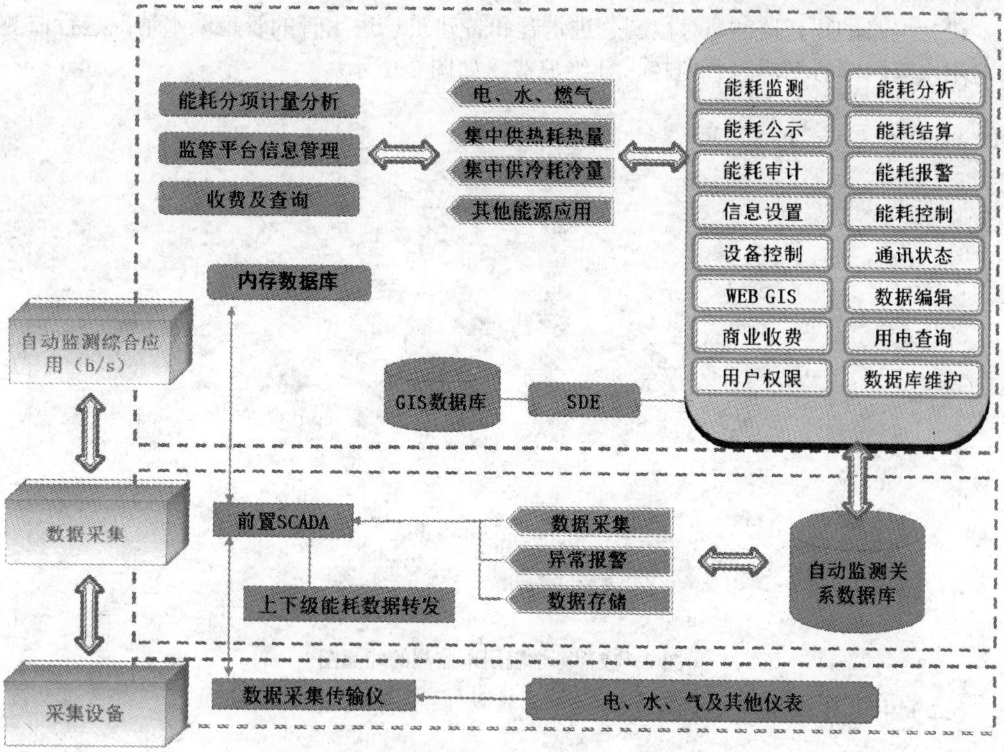

图1　成都医学院节能监管平台系统组成图

1．计量装置

计量装置是用来度量电、水、气量等建筑能耗的仪表及辅助设备。

2．数据采集

数据采集在一个区域内进行电能或其他能耗信息采集的设备。它通过信道对其管辖的各类表计的信息进行采集、处理和存储，并通过GPRS/有线方式与数据中心交换数据。

3．数据中心

采集并存储其管理区域内监测建筑的能耗数据，并对本区域内的能耗数据进行处理、分析、展示和发布。

三、计量装置建设方案

（一）水电气监控

成都学院水电气监控的目标是：实现校园电耗、水耗，天然气和空调水源监测的全覆盖。其中，用电监测涵盖变电所、箱变、各建筑总表、重点建筑的分项计量分户计量、多单位建筑的分单位计量。教室和实验室用电、开水炉用电、商业用电进行计量并加以控制。学生公寓在总量计量的基础上集成原有宿舍的集抄系统数据。改进路灯系统，保留原有定时开关的基础上，增加远程智能管理。

进行电路的损耗监测。对校园总进水管和各建筑总进水管的管道漏水情况进行监测，并对用水管网跑冒滴漏进行监控，杜绝浪费，如图2所示。

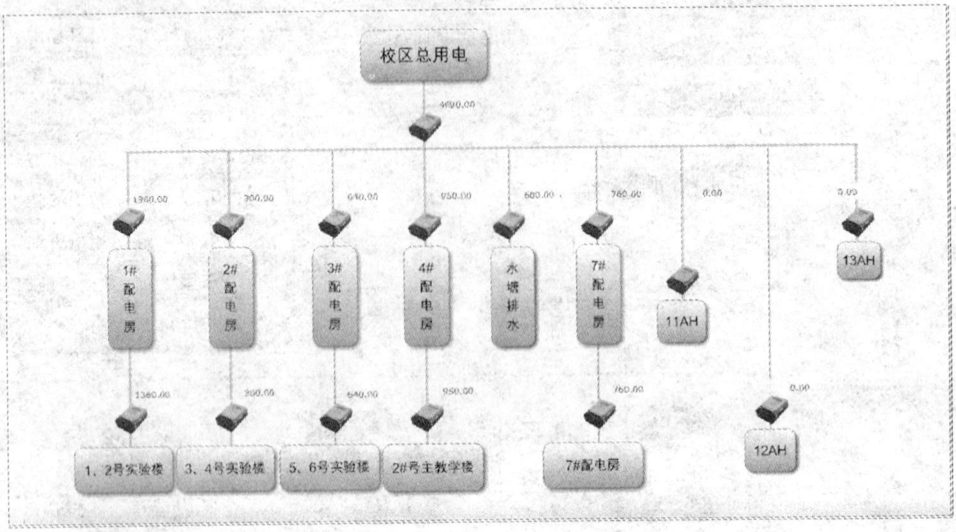

图2　成都医学院用电监测的能流图

（二）中水处理在线监测

目前，新都校区有自建的中水处理站，用于处理收集的雨水、污水。通过水质在线监测分析仪对中水处理站各项指标进行在线监测，然后传输到数据中心进行分析，并可显示在监测中心的大屏幕上，遇超标数据立即报警，所有监测数据自动存储、分析、生成质量分析报告。主要指标包括浊度、pH值、余氯量、总氯量、溶解氧、流量监测分析等。

（三）校园环境在线监测

考虑到高校是城市中人口密度较大的场所，高校的环境质量直接影响着广大师生的工作、学习和生活，本次建设将覆盖到校园环境质量监测。通过公共环境卫生在线监测分析仪对公共环境各项参数进行监测，然后传输到数据中心进行分析，并可显示在监测中心的大屏幕上，遇超标数据立即报警，所有监测数据自动存储、分析、生成质量分析报告。校园公共场所环境质量在线监测包括公共建筑和校园环境的温度、湿度、噪声、CO_2、光照度等。

考虑到学校景观湖体水质的问题，本次建设将对景观湖体水质进行监测。主要监测湖体水质的溶解氧值，以判断水质情况。一旦有发生水体富营养化的趋势，立即进行报警。

同时，考虑到医学院校的特殊性，将监测解剖楼、门诊楼的医用污水等特殊污染物的pH值、余氯值，以保护校园环境。

（四）中央空调系统监控

学校图文科技楼在建设中设有中央空调系统。节能监管平台将对中央空调系统进行监测、控制管理：

（1）对 28 台空调机组和 12 台新风机组进行集中节能控制，按需求控制机组的启停，并控制机组的送风温度。

（2）对空调机组和新风机组的 7 个 CO_2 传感器和 1 个温湿度传感器进行数据采集，辅助分析。

（3）对联网的风机盘管安装网络温控器，从而实现对风机盘管的集中启停及温度控制。

（4）监测室外温度、系统热源侧和系统用户侧的进回水温差和流量，2 台机组热源侧和机组用户侧的进回水温差和流量，系统用电量和 2 台机组的用电量；对各机组系统压差、设备的运行状态等进行监测控制。

（5）对实时数据进行分析处理，计算出系统各部分的实时运行效率（如冷机的 COP、水泵的输送系数、系统的能效比等），对系统的效率进行评估。对实时数据进行分析处理，通过专家知识库实现对水源热泵系统的远程故障诊断。

对中央空调末端进行联网控制，如图 3 所示。

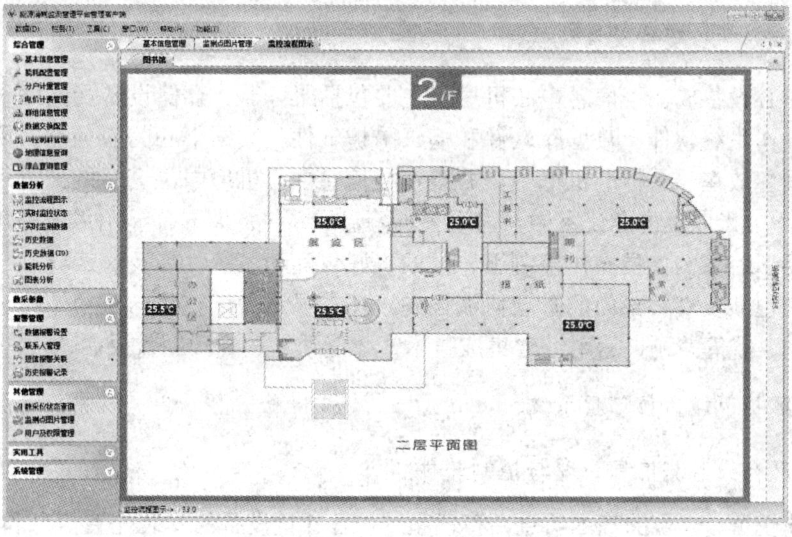

图 3　成都医学院风机盘管联网控制图

四、数据采集及传输方案

成都医学院节能监管平台建设将采用智能嵌入式数据采集器进行现场仪表的数据采集，采集设备符合国家住房和建设部导则中指定的电表数据传输规约（DL/T-645－1997）、标准 Modbus 规约、水表传输规约、冷热量表传输规约的规定。数据采集器不仅支持 4 路 RS485 数据接口，还支持多路 RS232 和模拟量输入接口，可以接入水道压力传感器等。数据采集器与上述计量控制仪表建立主从结构的半双工通信模式，其中数据采集器是通信主机，计量仪表是通信从机。数据采集可以进行自动定期采集和手工即时采样；自动采集的采样周期可以灵活设置；可以支持现场设置和远程设置。数据采集设备本身具备时钟功能，并可以与上位机软件进行时钟同步校准。数据采集设备具备故障检测功能，可以进行故障自检和自动恢复。

数据采集器和上位机软件系统进行数据传输，既可以通过有线网络，也可以通过GPRS/CDMA 无线网络；数据传输建立实时链接，达到秒级响应；传输协议数据进行CRC 等校验，确保数据的正确性；传输过程对数据进行加密处理，保障数据安全，避免人为的干扰。数据在数据采集器与服务器中心端进行传输，基于IP协议的数据网络，在传输层使用TCP协议。传输过程：数据采集器发起对数据中心的连接请求，建立TCP连接；连接建立后一直保持不断开，数据采集器定时向数据中心发送心跳包并监测连接状态；一旦连接断开，立即重新建立连接。TCP 连接建立后，双方进行身份认证，并设置数据采集器时钟。数据采集器将对测量仪表的数据进行打包，包含数据包编号、能耗数据分类/分项编码、采集时间、能耗数据，并附加 MD5 验证，对打包后的数据进行加密传输。

五、数据中心建设方案

（一）数据中心硬件及系统软件

数据中心设备放在校信息中心机房，主要包括服务器、存储设备和网络设备；系统软件包括操作系统软件、数据库软件和病毒防护软件。数据中心的服务器、磁盘阵列、交换机等设备放在一个标准机柜中，并设在校信息中心机房中，进行统一管理。监管中心设在60平方米以上的会议室中，内设大屏幕显示系统。大屏幕显示系统是集多种信息接收处理显示、多类人员操作控制于一体的多媒体互动系统，涉及声、光、电多方面的技术问题，也涉及有关部门的管理协调问题，还与显示大厅整体结构密不可分，必须注重需求为主、统筹兼顾、运用综合集成技术，才能使之达到预期效果。

（二）建筑节能监控信息系统

1．能耗在线监测信息管理与控制软件

管理建筑群、建筑的基本信息，管理和维护各计量设备的安装配置信息和计量数据，配置能耗分项模型，并能实时查看各计量设备的实时、历史、能耗分项数据情况和传输情况，并能打印输出和导出为文件；集成对数据采集器的远程控制和管理功能；该软件还应具备日志和权限管理功能。

2．能耗数据采集及数据处理软件

能耗数据采集和处理软件是整个能耗监测分项计量系统中，负责数据收集和整理的子系统，实现了对电、水、热、冷等的分类计量和对电能实施分项计量，具体包括有功电能、无功电能、三相电压、三相电流、频率、功率因数等参数、用水量、用气量的仪

表数据等，并具有对这些数据进行采集存储、传输、审核校验、报警、运算、同步等功能。

3．能耗数据分析及展示软件

可根据实时采集和分项计量的电耗数据、数据库中建筑物的实际情况，对建筑物的各用能系统的能耗进行评估并分析节能潜力，辅助分析改进措施及其节能效果。针对不同的使用者，该软件可实现不同的实时统计和分析功能。根据不同的对象和公示要求，可进行实时数据展示、报警专家提示、楼宇间横向对比分析、不同时间的纵向对比分析、用能子项占比分析、用能趋势分析等；可生成各栋建筑的日、月、年各项能耗的公示图表和数据，并在公示网站上公布。

4．水电费结算软件

针对商业用户、学生宿舍、教师公寓用电用水，进行计费管理。

实行按房间的用能计量管理，需要对每个房间的供电回路安装带远程拉合闸功能的电能表，并对公共区域安装的带远传功能的电能表进行用电计量，对在线水表进行计量，对手工抄表提供录入功能，可支持预付费、后付费。

本系统功能应包括：用电定额划拨、用电超额断电、远程送断电、集中网络售电、学生自助查询用电情况、系统管理与参数设置、报表输出打印，如图4所示。

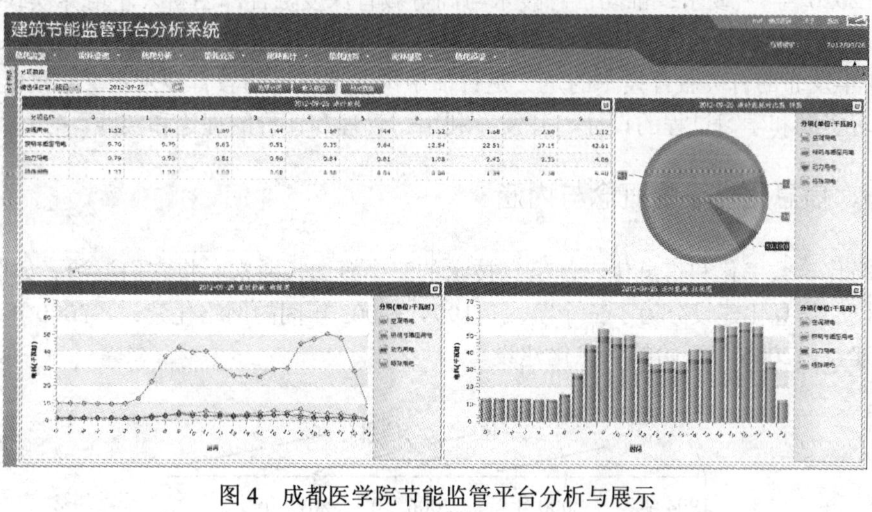

图4　成都医学院节能监管平台分析与展示

六、小结

通过按照上述建设方案进行成都医学院节约型校园节能监管平台建设，学校将建立完整的校园节能监管体系，有利于在摸清消耗状况及问题所在的基础上，有效开展节能改造工作，逐渐取代低效、随意性大、可靠性差的传统校园能源管理方式，实现现代化科学管理，以保证获得长久实效的节约效果。该平台可充分发挥既有园区的网络资源优势，不受距离、地点限制，利用互联网浏览器即可任意检测所需新信号，投资少，效益大，同时还可大大提升建筑能效管理水平。数据的可视化可进一步激发人们的参与热情，规范人们的能源资源消费行为，从而带来显著的节能减排效益。

高校信息化建设概念浅析

许东民[①]
（成都医学院教育技术中心　四川成都　610500）

【摘　要】高校信息化建设的根本任务是通过信息技术来推动教学改革，最终达到提高教学质量的目的。本文阐述了信息化建设在高校的意义以及网络化、数字化与信息化的内涵与关系，这分了三者不同的建设内容与建设职能部门。

【关键词】网络化；数字化；信息化；教学质量

《国家中长期教育改革和发展规划纲要（2010—2020 年）》明确指出：“信息技术对教育发展具有革命性影响，必须予以高度重视。”教育部发布的《教育信息化十年发展规划（2011—2020 年）》要求：推动信息技术与高等教育深度融合，创新人才培养模式。信息技术在高校教育教学的具体应用是教育技术。美国教育传播与技术协会（简称 AECT）在 1994 年发布的有关教育技术的定义是目前中国普遍认可的教育技术定义：教育技术是关于学习资源和学习过程的设计、开发、利用、管理和评价的理论和实践。

一、信息化建设的概念与内涵

网络化、数字化和信息化，是信息技术的三个概念，通常会将它们混淆。如图 1 所示，高校的信息化建设分为了三个阶段，1994～2003 年间的网络化建设，2000 年开始的数字化建设，2006 年开始的信息化建设。

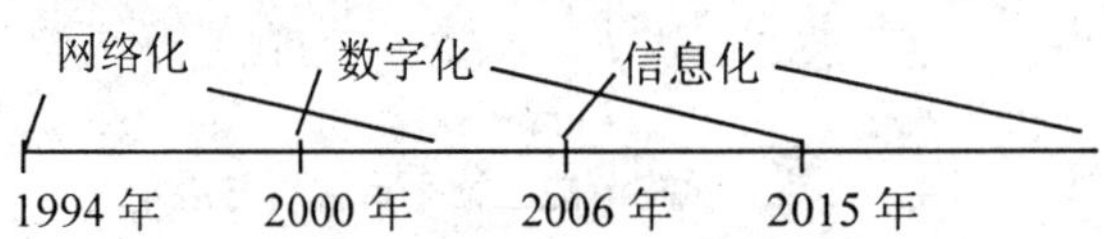

图 1　网络化、数字化、信息化关系图

（一）网络化

网络化在高校中的表现是校园网的建设，起始于 1994 年中国教育和科研计算机网的建设。建设内容有综合布线、交换网络、网络服务、网络安全。直到 2003 年，高校的校园网建设基本结束。

① 作者简介：许东明（1967—），男，福建惠安人，硕士，高级工程师，主要研究方向：计算机网络。

（二）数字化

数字化在高校中的表现是数字化校园的建设。起始于2000年清华大学提出的大学资源计划。建设内容有数据中心、信息门户、统一身份认证、校园一卡通、教学、科研及管理应用系统、数字图书馆、数字广播、数字监控等。按教育部要求，高校应在2015年以前完成数字化校园的建设。

（三）信息化

信息化在高校中的表现重点是教学环境、教学资源、教学过程、教学监控等的数字化建设，通常与数字化的内涵有重叠，是数字化的延伸。建设内容有教学资源、学习空间、自主学习平台的建设。

二、信息化建设的职能部门

网络化是数字化、信息化的基础，数字化侧重的是高校管理，信息化侧重的是高校教学与科研。

网络化的职能部门是高校的网络中心。

数字化的职能部门是数字化校园建设领导小组，其成员包含学校的各职能部门，其具体实施部门是网络中心。在这一阶段，网络中心的职能增加，其名称也有所变化，改名为网络信息中心。

信息化的职能部门是信息化建设领导小组，其人员组成与机构设置类似于数字化校园建设领导小组，其具体实施部门是网络信息中心。在这一阶段，由于学校各院系、教师加入教学资源和学习平台的建设，网络信息中心增加了管理职能，某些高校把网络信息中心变更为信息化处。

三、结束语

高校信息化建设的根本任务是通过信息技术来推动教学改革，最终达到提高教学质量的目的。高校网络中心也随着网络化、数字化、信息化的发展，其职能也从规划、建设变为规划、建设与管理。教育技术应用于教学资源建设与教学过程是未来教学改革的趋势。信息化建设是“一把手”工程，它也不再是网络中心的任务，而是全校各部门、全校师生共同的任务。

参考文献

[1] 蒋东兴，许庆红，谢矜，等. 高校信息化建设的一体化思路与实践. 教育信息化，2003（12）：36-38

[2] 陈怀楚，王映雪，沈培华，等. 大学资源计划（URP）建设研究. 实验技术与管理，2002，19（增1）：21-26

[3] 耿步健. 论高校信息化教学服务体系的构建. 江苏教育学院学报：社会科学版，2012（6）：58-61

高等医药院校增设“食品质量与安全”专业的思考

金家贵①　沈富兵
（成都医学院检验医学院　四川成都　610500）

【摘　要】“食品质量与安全”是研究和评定食品质量及其安全的一门学科，在高等医药院校增设“食品质量与安全”本科专业，培养高素质的食品质量与安全技术人员和食品安全研究人才，对于解决与日俱增的食品安全问题非常重要。本文分析了在医学院校增设“食品质量与安全”本科专业的必要性，展示了未来对本专业人才的需求状况，并对专业培养目标、主干学科和主要课程等提出了相应的建议。

【关键词】食品质量与安全；食品安全；必要性；社会需求

食品质量与安全是指研究和评定食品质量及其变化的一门学科。它通过理化或生物化学手段对食品营养成分、微量元素、辅料、污染物、农药残留、添加剂及其他有害物质进行分析和感官鉴定[1]。当今食品安全问题日益突出，食品检验水平低下和检验人才缺乏是主要原因之一。因此，加强“食品质量与安全”专业人才培养非常重要。

一、增设“食品质量与安全”专业的必要性

（一）现实食品安全问题

“民以食为天，食以安为先！”食品是人类赖以生存和发展的最基本必需品，而在食品的“安全、营养、食欲”三要素中，安全是第一要素。但近些年来，我国“食品安全问题”却十分突出，如农残超标果蔬、石蜡加工大米、硫黄熏制木耳、工业颜料腐乳、工业乙醇酒、吊白块米粉、激素虾蟹以及苏丹红、二噁英、三聚氰胺、瘦肉精、地沟油、塑化剂……“问题食品”之多、涉及范围之广、造成恶果之重，已到了令人谈“食”色变的地步[2]。

果蔬在使用氧化乐果、甲胺磷等高毒、高残留农药后可造成食用者急性中毒并能致畸、致癌。食品尤其是动物性食品被病原体及其毒素污染，可引发群体性感染。一些食品生产企业违法使用非食品原料和食品添加剂，或过量使用防腐剂、保鲜剂及使用不合格包装物，这些产品往往未经严格检验就涌入流通环节，危害严重。随着食品工业的发展，一些食品新资源如转基因食品、添加剂新品种、新型包装材料、酶制剂等应用于食

① 作者简介：金家贵（1954—），男，四川重庆人，教授，主任医师，成都医学院基础医学院院长、检验医学院院长，主要研究方向：临床心血管内科。

品，也会造成潜在的危害[3, 4]。

（二）食品检验乏力是食品安全的重要原因

频繁发生的食品安全事件对人们的健康和生命造成了巨大的威胁。每发生一例安全事件，总会导致众多受害者及其家属痛苦不堪，并引起一阵社会恐慌，成为了社会中不和谐的因素。关注食品安全，加强对生产企业的产品质量控制和流通环节的监管，杜绝伪劣食品上市，已成为当务之急[5]。

食品安全问题，除了加大相关机构的行政监管之外，加强对食品的质量控制和危害物质的检验也是必不可少的技术手段。但由于种种原因，食品检验却非常乏力。一方面是由于新技术、新原料和新添加剂的使用，使得食品检验的标准化工作滞后；另一方面是由于食品不良反应监测体系尚未建立，检验人才缺乏，检测水平不高。其中，食品检验专业人员的缺乏是根本原因。高素质专业人才的缺乏将直接导致检验质量低下，而科学的食品检验法规及标准化也不能建立。

（三）增设“食品质量与安全”专业，加强食品检验专业队伍建设

食品检验队伍缺乏的主要原因在于专业人才教育的匮乏。

目前，食品质量与安全的主要管理部门是“国家食品药品监督管理局”，主要的检测分析部门是省市各级“食品药品检验所”以及各级疾控中心，其归口属于医药卫生系统[6]。但由于我国食品检验机构的技术人员来源非常有限，目前主要来自公共卫生学院的“卫生检验”专业或工科院校的“食品质量与安全”专业。但由于食品检验只是卫生检验的部分内容，这些学生在校只能学习到少量的食品检验相关知识，不能系统地掌握食品检验专业技能；而工科院校“食品质量与安全”专业培养的方向往往偏向食品工艺与食品品质的保证，且授予的是工学学位，他们对食品中的“负性”危害关注度不够，特别是危险物质的人体伤害方面。因此，增设专门的“食品质量与安全”专业，加强专业化人才的培养，尤为重要。

（四）医药院校开展“食品质量与安全”教育的优势

食品安全问题最终是人身安全问题，亦即食品有害成分造成的人体伤害或引起的疾病。它们有些是急性的或较明显的损伤，容易被发现，也有些是轻微的或慢性损伤，经过积累可以导致慢性疾病或者出现遗传毒性、导致癌症等，需要一定的医学背景知识才能甄别。这一点，工科院校是很难做到的。他们对食品危害的检验只能存留在表面而不能深究，对食品危害的人体观察更是无法实现。而医学院校涉足食品检验，不仅在检测分析技术上毫不逊色，在对食品危害的临床研究方面也拥有得天独厚的优势。

只有当研究食品的工科院校同研究人体的医学院校紧密结合起来，取长补短，齐抓共管，才能有效地控制食品的安全问题。

二、展望未来对本专业人才的需求

（一）食品生产企业及监管机构的增多

一方面，企业的数量在迅猛增长，并将随着国民经济的发展和购买力的增加而继续扩张；另一方面，随着国家对食品质量与安全的日益重视，要求企业加强对质量保障（QA）和质量控制（QC）职能部门和职能科室的建设，企业质控专业人才需求很大。同时，各级食品药品检验、进出口检验检疫以及疾病控制中心等机构也在健全和发展中，终将形成监控网络。高素质的检验及管理人才也因此成了刚性需求。

（二）食品检验项目的增加催生了检验人力的需求

新食品及新添加剂不断涌现，检验对象在增多；随着新方法和新技术的应用，新的检测手段在增加；检测新标准也在不断推出，如××毒豇豆事件是在采用定量分析后才浮出水面；以往忽略的安全隐患在被重新认识，如油炸淀粉类食品的丙烯酰、油条中的铝残留等安全性问题。

（三）检验分析技术的提高

从以前原始的分光光度法发展到如今的高效液相色谱分析法、液—质联用和毛细管电泳等高端分析方法，从早期的定性检验到现在的定量检测，从手工微生物分离到全自动微生物鉴定，从逐项检测到液相芯片高通量多项目分析，检验技术日新月异，检验人员也必将推陈出新。

三、专业培养目标

（一）专业知识

具有一定的基础药学和基础医学知识，拥有扎实的食品检验理论知识和操作技能，熟悉食品检验仪器分析，熟悉食品质量管理的政策和法规，具有一定的食品安全科研能力。

（二）专业技能

本专业毕业的学生应能掌握食品检验学的基础理论和常用检验技术，能够运用化学分析法、仪器分析法、物理常数测定法或生物学等方法对各类食品及保健品的质量和危害因子进行检测，掌握常用仪器分析方法的原理与应用，熟悉食品研发、生产及流通过程中质量控制（GLP、GCP、GMP、GSP）的要求和实施要点，能够对食品安全进行评价、监督和管理。

四、主干课程和主要课程建议

（一）主干课程

主干课程应包括食品理化检验、食品微生物检验、食品感官检验、食品添加剂检验、食品质量与安全和仪器分析等。

（二）主要课程

主要课程应设置基础医学概论、人体解剖和生理学、基础化学、生物化学、分析化学、病原生物学、药理学、免疫学及检验技术、食品化学、食品生物化学、食品营养与卫生、食品毒理学基础等。

五、培养方式和学习年限

学制 4 年，授予理学学士学位。

六、可能的工作岗位

食品生产企业的质量控制和危害成分检测，各级食品药品检验所的食品检验监测，各级工商管理和疾控中心食品检验检疫，进出口检验检疫，餐饮、酒店、学校等的质检、采购和营养膳食指导，食品安全的科研与管理。

七、小结

当今食品安全问题频出，很大程度是由于食品的质量控制和检验水平乏力，而高素质的食品安全研究和检验检测队伍的培养是解决食品安全的重要途径。鉴于医学在食品检验高等教育中的优势，在医药院校增加“食品质量与安全”本科教育显得非常必要。

参考文献

[1] 郑冰，苏淑娴. 完善我国食品检验检测体系的思考[J]. 安徽农学通报，2010，16（9）：209-209，89

[2] 滕继华. 浅论食品安全问题[J]. 管理观察，2010，16：49-50

[3] 严碧华. 食品安全事件频发折射农药残留之痛[N]. 中国联合商报，2010-04-19（6）

[4] 刘林. 我国食品安全问题现状的分析及对策[EB/OL]. www.dffy.com，2010-12-01

[5] 江德元. 食品药品安全的“应急”现实[J]. 瞭望，2010（24）：46-47

[6] 李怀燕，王云国. 食品安全检验技术概述[J]. 中国食物与营养，2009（5）：9-11

医学生法律素养提升研究

江先文[①]
（成都医学院基础医学院　四川成都　610500）

【摘　要】医学生的法律素养是医学人文素质的重要组成部分。当前部分医学生存在法律知识和法律意识淡薄，法律思想与法律行为脱节，法律素养表现出多样复杂的现状。就医学生法律素养的培育问题，存在学校教育、社会和个人等方面的原因。因此，改进教育方式，融合校园文化活动；规范管理行为，强化大学生的主体意识；优化社会环境，创造良好的法治氛围；加强法律实践，提高大学生的法律水平是提升医学生法律素养的主要途径。

【关键词】医学生；法律素养；提升途径

大学生的法律素养是指大学生在掌握一定的法律知识的基础上，通过内化和融合，进一步认识和运用法律处理问题的能力的综合体现，包括两个层面：一是从法律意识层面来看，法律素养是一种思想，是调节人们行为的原动力；二是从法律规则掌握层面来看，要求对现行一些基本的法律原理和法律条文有必要的掌握。必备的法律素养成为当代大学生立足社会不可或缺的基本素质。医学生的法律素养更是医学人文素质的重要组成部分。当前，医患纠纷增多，医患冲突加剧，部分医务人员法律素养不高是原因之一。医学是特殊的学科，社会和广大患者对其从业人员有着更高的要求。作为医务人员，不仅要有精湛的技能，还应具有必备的法律修养和高尚的医德医风。这些能力和素质，需要在大学阶段逐步培育形成。如何使医学生的法律教育持续有效地开展，需要医学院校不断探究。

一、医学生法律素养的现状

（一）法律知识和法律意识淡薄

根据对医学生的调查座谈了解，大多数学生没有对我国《宪法》进行认真学习，超过一半以上的学生对与日常生活关系联系密切的《民法》缺乏应有的了解，导致部分学生在个人权益受到侵害时，无法通过法律手段进行自我保护。同时还有相当一部分大学生维权意识淡薄，缺乏必要的自我保护能力，在权益遭受非法侵害时只是“只认倒霉”，

---

① 作者简介：江先文（1973—），女，硕士，副教授，成都医学院基础医学院副书记，主要研究方向：思想政治理论的教学和研究。

不懂得或不愿意运用法律武器来维护自己的合法权利。另外，由于相关法律知识的匮乏，使得部分大学生不能分清守法与违法的界限，有的甚至对法律抱着怀疑和逃避的态度或者对我国法制建设的信心不足。

（二）法律思想与法律行为脱节

当代大学生分析问题的能力在不断提高，但实际运用法律的能力需要进一步增强。相当一部分大学生懂得不少法律知识，然而在现实生活中没有形成运用法律知识分析自己行为、约束自己行为的习惯和能力，“知法懂法不守法”的现象比较突出。从大学生的法律意识来看，法律意识在不断增强，提出民主法治的要求，却不重视民主权利，缺少依法办事的习惯，法律信仰还没有完全树立起来。大学生倡导法律面前人人平等，却千方百计想要去获得更大利益。大学生对社会上一些重大案件能有明确的认识，但自己遇到法律事件时，却一味蛮干。据有关机构对全国在校大学生进行的随机抽样 1 万余人调查结果表明，几乎所有大学生都赞同“依法治国”的治国方略和“建设社会主义法治国家”的战略目标，认为应该自觉守法、依法维护自己的合法权益，然而，同时有 15.41%的人“遇到法律纠纷”选择“托人私了”，42.67%的人同意“只有私了解决不了的问题才应求助于法律”[1]，由此可见，许多大学生对待法律的态度是矛盾的。虽然他们对民主法治社会非常向往，有强烈的正义感，当自己在生活中遇到问题时，首先想到的往往不是寻求法律保护，而是想方设法通过拉关系走后门来解决，同时也表现出对司法信心不足，法律参与热情不高。法律思想与法律行为的脱节制约了大学生法律素质的进一步提升。

（三）法律素养表现多样复杂

社会环境的复杂性、个性的差异性和变化性，使当代大学生对法律的认识定位、运用判断出现多样化和复杂化。有些大学生的法律观念、法律行为正确而积极，能够结合我国的社会现实，对法律现象得出客观、理性的结论，也能拿起法律武器积极维护自身和他人的合法权益；而有些学生则盲从西方的三权分立制度，对中国的法律制度进行否定，主张在法制体系上效仿西方的做法；有些大学生受到我国传统法律文化消极因素的影响，轻视法律的作用，对法律“学而不用”、“知而不信”[2]，甚至出现大学生违法犯罪的现象；有些大学生没有准确理解“德治”与“法治”的内涵、特点和关系，道德的方法和法律的方法在实践中经常错位，陷入困惑而不能自拔；有的学生用双重标准看待自己和他人，对自己的法律标准比对他人的要宽松很多，这些大学生往往只关注他人的法律行为，而忽视了自己的法律行为，以至于使自己的行为触犯法律而不能觉察；有的大学生法律意识淡薄，缺乏必要的自我保护意识，致使自己的合法利益受到侵犯和损害[3]。

二、医学生法律素养培育存在的问题

（一）学校教育方面的因素

法律教育课程设置不健全。大学生法律素质的培养没有得到足够重视，学校往往把加强大学生的思想道德、专业学习等方面的素质教育作为重点，而忽视了学生法律素质的培养。医学生的法律课程主要集中在《思想道德修养与法律基础》有限的法律普及知识部分，《卫生法学》成为专业必选课或公共选修课。法律素质是大学生整体素质的一部分，目的在于提高其法律素质和法律意识，并不是通过一两门法律课程所能完成的。

法律素养培养层面的深入不够。当前对医学生的法律教育大多还停留在法律素养培育的浅层面，即法律规则的掌握层面，且这个层面的教育未能达到理想的效果。部分高校并没有有意识地形成系统化和专业化的培育目标和方法，仅仅只是在法律原理和条文的讲授中，捎带性地作一些介绍，对学生的法律意识的形成起到一定的促进作用。医学院校往往能够注重法律教学应与医学专业特色相结合，却常常忽略了将法律素养的培育很好地渗透到专业教学、临床实习等活动中去；往往强调法律教育中应有更多的医学案例和知识，而忽视了法律基础知识和理念普及的必要性。

法律素养培育的方式单一。在教学方面，课堂目前仍是法律教育的主阵地，教育方式还是以教师灌输为主，学生多是被动接受信息。同时由于课堂人数较多，难以开展充分有效的互动，教师不能及时解答学生中存在的问题和疑惑，使法律教育的课堂教学效果不理想。

（二）社会方面的因素

我国正在形成中国特色社会主义法律体系，法制完备的进程在加快。但个别领导违法乱纪，徇私舞弊、权钱交易；执法部门不能严格执法，对一些违法现象开绿灯等，严重影响了法律权威和公信力，也影响到一些大学生对法律的信任度。社会力量如普法机构宣传不到位，对法律素养教育的支持力度不够，不能真正适应法制教育的需求。高校大学生接触外界相对较少，缺乏相应的社会途径了解法律，从客观上制约了大学生对法律的认同，动摇了法律信仰。大学生满怀对法律的憧憬和向往走向社会、实现理想，但社会不良的法治现象不同程度地挫伤了大学生的法律热情和积极性，使法律的权威性大打折扣，一部分学生逐渐滋生对法律失望和无奈的情绪，甚至出现淡漠法律，在亲情、感情和利益面前践踏法律现象，采取法律对人不对己的原则，其中虽有大学生思想观念的不成熟、不完善的因素，但也有法治氛围欠缺的原因。

（三）学生个人方面的因素

在当前就业压力日益增大的社会背景下，大学生对所学课程的态度显得浮躁。大学生对法律的学习呈现重工具理性、轻价值理性的畸形状态，他们经常为功利性的目的学习法律，只重视对法律条文的表层注释，而不去考虑法律也无暇顾及条文背后所蕴涵的公平、正义、自由、秩序等价值内容。大部分学生并没有树立起法治观念，他们更注重于计算机、外语等实用性强、操作性强的课程，而学习法律课程只是为了应付考试。一些学生认为自己的专业是医学，只要不违法犯罪，学不学法对自己关系不大，上法律课的目的多是为了完成学分，应付考试。也有一些学生在法律学习中，知与行没有结合起来：他们在课堂上、考试中往往还可以结合教师的知识讲解明确是非，但到了实践中则往往容易混淆权利和义务、违法与犯罪的关系，一旦受到不良社会因素的诱导，容易走上违法犯罪道路。另外，社会的开放性使大学生接收到的信息比以往更加丰富多元，当代大学生的法律基础知识与以往相比呈上升趋势，但同时负面信息的影响也易使他们的法律信仰和法律意识产生偏差，在内心产生既成偏见，对课堂教学效果产生消极影响。

三、提升医学生法律素养的途径

医学生法律素养的培育，需要将社会对医务人员的思想行为要求内化为其对法治理念和法律规范的认同，从而积淀坚实的法律信仰，树立依法行医、规范行医、文明行医的意识，成为具有法治精神、人文精神、敬业精神的医务人才。通过法律素养的培育，使其了解自己在医务活动中将会涉及哪些具体的法律规定，具有哪些法定的权利、义务和责任，以便于其在未来的工作中有效防范和依法妥善处理出现的医患纠纷，更好地履行自己的职责。

（一）改进教育方式，融合校园文化活动

课程设置要立足课堂，将公共必修课程与选修课程相结合。《思想道德修养与法律基础》课是高校对大学生进行法制教育的主渠道，要充分利用好这一公共课程对大学生进行法制教育，帮助大学生领会社会主义法律精神，树立社会主义法治观念，培养社会主义法律思维和增强他们的社会主义法律意识。高校可根据学校类别、学生所学专业及学生学习兴趣的需要，开设多种多样的法律选修课程。特别是在学生学习专业知识的重要阶段，由于专业课学习量增大、公共课减少，学生忙于专业知识学习，逐渐淡忘法律知识，在这个时期可有针对性地开设与学生生活和职业紧密相关的法律讲座，为他们毕业后在社会立身做人，以及在从业实践中遇到的具体问题筑好法律防线。学校要针对各年级学生对法律认知的不同状况，开展有计划、有层次、针对性强的分阶段教育，使法律教育贯穿于医学生五年学习生活的全过程，实现教育的持续性。

教育阵地要共同坚守，把专业课教学与法律教育相结合。法律教育是潜移默化的渗透教育，需要多方配合，不能仅靠法律课程教师的努力。医学专业课教师多兼有医疗一线的工作，对该领域出现的法律纠纷比较熟悉。这些感受和认识对医学生的成长和成熟非常有益，也更容易被学生信服和接受。因此，专业课教师在讲授专业知识的同时，要有意识地把专业课知识与法律责任意识衔接起来，把法律教育渗透到专业课教学中，适当担负培养学生良好法治精神的责任，使学生接受潜移默化的法律道德教育。

教育方式要丰富多彩，理论教学与校园文化活动相融合。要加强学校法律教育与校园文化的融合，通过校园文化活动，给学生创造更多的法律思考、法律实践的机会。利用校园文化活动进行法制观念、行为习惯的培养，将使大学生在轻松愉悦的环境中积极领悟法治的内涵，并自觉养成法律的思维习惯和行为模式。学校的宣传部门、学工部门、团委及各院系都要重视校园文化活动的开展和创新，要根据大学生的不同特点，开展有针对性的校园文化活动。如开展丰富多样的法律学术讲座、论坛、报告会，对各种法律现象进行征文、演讲、辩论赛等活动，通过创建校园法律援助中心、开设校园维权网站等，让大学生在自己的学习和生活中，感受到法律的存在，在活动中普及、渗透法律知识和理性精神，帮助大学生不断增强他们的法律理性，不断强化他们的法律信念、维权意识，逐渐培养他们良好的思维习惯和行为习惯。

（二）规范管理行为，强化大学生的主体意识

高校要以“依法治校”作为管理原则，通过规范严谨的管理行为，潜移默化地影响大学生的法律意识、法律判断、法律精神和价值取向。要根据党和国家的方针政策、高等教育发展的趋势和大学生身心发展的实际，以学生为本，尊重学生的权利价值，培养学生的权利意识，激励学生的权利追求，积极有效地促进学生知情权、参与权、监督权、救济权的实现，给大学生立体的法律教育示范。学校应对各种规章制度进行合法性、合理性的深入审查，对学校管理行为进行规范，取缔侵犯大学生权利和自由的规定和做法，保障大学生的各种在校权益不受管理行为的侵犯。如建立学生申诉制度、学生管理事项的决策参与制度和监督制度，保障大学生的正当性权利得到及时维护和发展。对于学生之间、学生与教职员工之间发生的法律问题，要通过公平程序进行解决，并给当事人双方以合法合理的结果，使学生亲身感受到法律的公平、正义。通过在校园里营造出法律的氛围，让学生在成长中学会自觉地尊崇法律权威，自觉地关注所有的法律，自觉地把守法内化为自己的一种责任和义务，有效避免自己主体意识缺位的问题，从而在日常的生活和学习中逐渐提高自身的法律素养。

（三）优化社会环境，创造良好的法治氛围

大学生法律素养的教育是一个综合性的系统工程。提高大学生的法律素养不仅仅是高校的责任，涉及整个社会的各个层面，需要全社会的共同关注和各个环节的紧密配合。法律素养的教育不仅仅要依靠学校的规范管理，还要依靠社会各部门的相互配合、相互支持和积极联动。第一，高校在做好大学生法制教育工作的同时，要加大依法管理的力度，形成依法治校的校园氛围，同时保证良好的校园秩序，为大学生营造一个和谐、安定的校园环境。第二，家庭应密切关注孩子的成长需要，多与孩子进行沟通与交流，及时了解孩子的思想动态，配合高校对孩子进行教育；第三，政府职能部门要依法行政，并采取切实可行的措施优化社会大环境，减少社会不良环境对大学生的负面影响，同时应力所能及地为高校排忧解难，帮助高校净化校园环境。第四，司法机关应做到司法公正，保护正义，惩治违法犯罪行为。通过以上各方面的共同努力，形成良好的法治环境，使大学生受到现代法治的熏陶，从而达到自觉培养法律意识、提高法律素养的目的。

（四）加强法律实践，提高大学生的法律水平

法治意识最终只有转化为适法行为，才能真正显示出它的意义和价值。法律教育的目的，是养成良好的法律行为，如果没有具体的法律实践，良好的行为养成是不可能的。在法律素养的培育和提高中，要冲破课堂教育的藩篱，积极走出课堂、走向社会，促使大学生在理论学习的基础上进行多层次、多维度的探索与思考，并不断提高运用法律的能力。要充分发挥法律教育、校园文化熏陶、大众传媒宣传等辐射作用，尽可能创造条件，给学生以法律实践的机会，使学生在生活中注重观察法律现象，思考法律问题，从内心深处逐渐形成对法律规范的高度认同，形成良好角色意识和职业责任意识，正确理解自己应当怎样做才符合法律规范的要求。在高校的法律素养教育中，要通过场景模拟、

诉讼角色模拟、协商、谈判训练、法庭辩论、社会法律意识调查等方式，增加大学生实践的感觉和经验，让学生熟悉司法审判的实际过程，熟悉与案件相关的实体法和程序法运用方法，锻炼学生分析问题、解决问题的能力，启发学生从多角度、多层面思考和分析法律现象，帮助学生牢固树立法律的使命感和责任感，激发他们不断提高法律素养的自觉性和积极性。

参考文献

[1] 陈建新，袁贵礼．中国当代大学生法律意识透视[J]．社会科学论坛，2002（4）

[2] 李洁珍．大学生法律信仰与大学法制教育[J]．党史文苑，2005（10）：49-51

[3] 郑真江．中国大学生法律素质调查研究[J]．四川经济管理学院学报，2007（4）：52-54

信息管理与信息系统学科建设与创新人才培养的研讨

梅 挺[①]
（成都医学院人文信息管理学院 四川成都 610500）

【摘 要】本文深入探讨了信息管理与信息系统学科建设与创新人才培养的问题，提出以课程建设、师资建设、教材建设和实验室建设推进信息管理与信息系统学科建设，通过明确专业培养目标、加强基础理论基本功和实践技能训练、改革教学方法和手段等途径加强信息管理与信息系统创新人才培养，为相关学科的建设和人才培养提供有益的借鉴。

【关键词】信息管理与信息系统；学科建设；人才培养

建设一个新学科，需要长期艰苦的努力。几年来的经验与教训告诉我们，正确的方向与原则是学科健康发展的关键。根据多年来学科专业建设的体会，我认为以下几点原则是至关重要的。

（1）坚持以社会需求为驱动力量。作为一个应用型的学科，必须紧密与社会实践相联系，在课程设置、内容选择、教学方法上都要体现这一基本原则。

（2）以核心课程建设为中心。这些年来，许多问题的出现正是由于这方面的工作不利，形成所谓的“拼盘式”的教学方案出现。一定要尽力在较短的时间内，建设起与教学大纲、教材、软件、实验指导相配套的骨干课程体系。

（3）加强实践环节，培养掌握先进技术的，具有管理和系统分析能力的信息管理和信息系统人才。必须通过课程内外各种渠道，教育与引导学生重视实践能力的培养，切实提高学生的实际工作能力。

（4）有步骤地逐步推进学科建设。由于师资和设备等原因，学科建设必须分步骤逐步进行，而不能指望一刀切，或急于求成。

一、信息管理与信息系统学科建设

信息管理与信息系统学科建设的主要内容包括：课程建设、师资建设、教材建设和实验室建设等几大部分。

---

① 作者简介：梅挺（1962—），男，浙江景宁人，硕士，教授，硕士生导师，成都医学院人文信息管理学院院长，主要研究方向：网络信息安全。

（一）课程建设

目前从信息管理与信息系统专业课程设计上看，现有的课程体系只是经济管理和计算机技术的简单堆集，而没有达到融合的地步，而且计算机技术内容也较陈旧。如现在的数据库技术已经是面向对象数据库技术，但许多书籍到现在还在介绍文件系统，根本没有现在流行的面对象数据库技术，不能完全适应现代信息社会的需要。

专业要走向成熟，必须有完全属于自己的内容，有自己的专业特色，并影响其他专业的发展。目前，管理信息系统真正属于自己的内容不多，一般是计算机、经济管理和数学知识的堆集。像信息管理与信息系统这类边缘性和综合性的学科专业，如果不从根本上创造出属于自己的特有课程，很可能会在市场经济的无情竞争中失败。也许是许多人目前感到信息管理与信息系统太容易的缘故，不管是什么专业毕业的学生，看了几本计算机方面的书，就去开发管理信息系统；长此下去鱼目混珠，会砸了信息管理与信息系统专业的牌子。我国信息管理与信息系统专业课程设置目前还有一个有关行为科学的问题，且心理学方面的教育太少。我们培养管理信息系统专业的毕业生的目标是高级系统分析员，他们的重要工作是组织和协调，而不是程序员（程序员一般由计算机软件或计算机应用专业培养）。系统分析员不仅要有广博的管理业务知识、计算机技术，还要有娴熟的人际关系艺术。与人交往的过程中，如何获取有益信息，说服对方走上正确道路显得尤为重要。光靠信息管理与信息系统专业的教师来完成这项任务显然是有困难的，还要从外专业引进人才，并重新设计信息管理与信息系统专业的课程体系。

众所周知，在企业和业务部门中普遍存在这样一种现象：搞信息技术的不太懂业务，而搞业务的又不太懂技术。所以在进行管理信息系统的开发和设计时，信息技术人员和业务人员往往沟通困难，在对同一问题的描述上存在较大差异，从而导致管理信息系统的开发效率不高，系统目标难以尽如人意。信息管理与信息系统专业培养的人才就是要充当信息技术人员和业务人员之间的桥梁，在管理信息系统的开发和使用维护的过程中起着组织、协调、沟通等核心作用。要达到这一目标，必须在专业课程体系和培养方案上予以保证。

管理和技术，是当今企业发展的两大关键。信息管理与信息系统专业的培养目标应定位在为现代企事业培养高级信息管理人才（即CIO—Chief Information Officer）这一基点上，即培养以管理为主、技术为辅的管理者。一个专业的教学内容是为其培养目标服务的。在上述培养目标下，笔者认为信息管理与信息系统专业的专业主干课程结构应为：信息科学+信息技术+管理学。具体说来，应开设六门左右的主干课程：数据结构与数据库（可分为两门课开）、计算机网络、管理学原理、组织战略与行为学、信息资源组织与管理、管理信息系统。除此之外，各校还可根据实际情况和需要以及办学特点开设其他相关课程。

应该说明的是信息技术方面的课程很多，但信息管理与信息系统专业的学生应重点学习数据结构与数据库、计算机网络。前者可以解决信息的存储、组织、处理等，后者可以解决信息的获取、传输等。管理学原理和组织战略与行为学这两门课程则重点培养学生在组织、协调、人事、领导、行为等人文方面的能力和素质。信息资源组织与管理和管理信息系统两门课程则是将信息技术和管理进行有机的结合。这样一个课程体系基本上体现了信息管理与信息系统专业的特色，从根本上改变信息管理与信息系统专业和计算机科学与技术专业的培养目标、课程设置混淆不清的现象。

在把信息技术与管理技术有机结合起来的方面，除了上述课程外，还应考虑开设：管理信息系统开发环境与工具（SQL、Oracle、Informix、Sybase、PowerBuilder、Delphi、Visual BASIC 等，可根据实际需要只学习其中的一部分）、管理信息系统开发专题讨论（根据学校的性质和培养方向进行适当选择）。

（二）师资建设

无论是承担专业课，还是专业基础课，现有师资队伍中恐怕有不少人的认识与知识结构都难以适应。因此，结合课程与实验室建设，有意识地培养师资队伍是非常重要的一个问题。

目前，从事信息管理与信息系统专业教学的教师大部分来自计算机专业及相关专业（如自动化、计算数学等）。他们不乏计算机信息技术能力，所缺乏的是管理知识以及如何把计算机与管理知识有机地融合起来，使之有别于计算机软件专业和计算机应用专业。因此，大部分教师在从事计算机技术课程教学时，往往就事论事，没能把计算机同管理知识有机地结合起来。例如讲授《数据库系统》，只讨论数据库系统的原理、实现方法，而没有从管理者的角度来考虑数据库系统到底对管理工作起到哪些作用，针对不同的环境如何发生作用，作用的程度如何等。

根据前述信息管理与信息系统专业的培养目标和课程设置，许多学校的若干课程可能不曾开设过，所以师资培养是当务之急。建议有能力的重点大学承担起培养师资的任务。另外，原来的经济信息管理和管理信息系统有各自的协作组，随着专业的调整，这两个原分属于工科和经济学科的协作组应合并，联合组织师资培训和其他学术活动，以做到全国一盘棋。

（三）教学大纲与教材建设

上述许多课程的教学大纲都需要编写或修改。这是一个庞大和艰巨的任务，需要全面规划，有步骤地抓紧进行。适合信息管理与信息系统专业的教材很少，如计算机技术方面的教材基本上都是采用计算机专业的。

（四）实验室建设

上述课程必须有相应的计算机条件。学生应当在四年学习期间，不断地通过上机与实习，学习有关知识。上机不应间断，而且不是简单上机，而是学习、使用、开发信息管理中的应用程序，因此需要大量的设备与软件。没有相应的实验室建设，在这个专业健康发展是不可能的。

研究信息管理与信息系统专业的特点，明确专业的培养目标，制订科学可行的教学计划，编写符合专业要求的教材，办出专业特色，是摆在从事信息管理与信息系统专业教学的教师们面前的重大研究课题。我们必须依靠专业学会全体同仁的集体智慧，尽早攻克这一难题，为办好信息管理与信息系统专业，培养更多、更优秀的信息管理人才做出不懈的努力。

二、信息管理与信息系统专业创新人才培养的措施

（一）以培养满足社会需求的创新人才为基本原则

在该基本原则的指导下，明确把本专业的培养目标定位于为现代企事业培养高级信息管理人才（即 CIO）这一基点上，即培养以管理、信息技术相结合的管理者；确定为此培养目标服务的主干知识体系为：信息科学＋管理科学，配以四年不断线的计算机和英语教学，并制订注重理论与实践相结合，微观与宏观相结合，定量与定性相结合，体现实用性、适用性和可持续性，特色鲜明的培养计划。在课程的设置和教学内容的安排上，既重视从宏观上对信息管理科学进行理论描述，更重视微观上的应用研究，造就学生适应社会需要所必备的新的知识结构和技术操作能力。

（二）坚持学科建设与专业建设、教学与科研相结合

要坚持以学科建设来推动专业建设，通过学科建设来引领研究方向，带出一支学术梯队，能站在学科发展的前沿来推动专业建设。

学生的创新意识和创新激情，除了来自于社会要求的压力外，最主要的还是来自于教师的创新意识和激情，这是无形的压力和榜样。因此教师首先要身体力行地站在创新的最前沿去教育学生和诱导学生，使之热爱创新、养成创新的习惯和自觉体验。通过不断开展科学研究来提高教师的创新意识和创新能力，从而在教学实践中带动学生的创新精神和培养科学研究能力。

在教学实践中，教师要经常结合科研中提出的问题，发挥学生的积极性，让学生参与到科研课题之中，培养学生的科研能力，使学生巩固学到的知识。同时，学生参与教师科研课题，不仅能够培养科学研究的能力，更重要的是树立科学的观点，以定量与定性相结合的科学态度和方法来观察问题、分析问题。

（三）突出基础理论、基本功和实践技能训练

合格的创新人才都必须具备整体化的知识及综合分析和解决问题的能力，必须具备开阔的科学视野和广博扎实的基础。学生知识结构间的联系越强，有联系的知识单位容量越大，越有利于知识的迁移和创新，因此，选择课程教学内容时，要以形成条理化、结构化、整合化的认知结构为最终目标。

信息管理与信息系统专业的教学内容要加强基础课程，强干削枝，突出基础理论、基本知识的教学；将管理学、经济学、程序设计基础、数据库原理与应用、运筹学、管理信息系统等课程作为基础平台课程。每门课程分别建立教学研究组，制订科学规范的教学大纲，每学期进行多次教学讨论与研究，做到三个统一：统一教学大纲、统一教材、统一试卷。

我们培养的信息管理与信息系统人才不仅具有坚实的专业理论知识，而且有解决实际问题的能力，突出实践能力。能力的培养除了必要的知识结构外，还必须深入实践，

在实践教学中得以造就。在人才培养中要重视实践环节的实施，在本专业的教育实践中，在深化理论教育的同时，结合学校的实际情况和办学特色，以培养学生的能力为中心，建立并完善实践教学体系；建设信息管理中心实验室；信息管理与信息系统专业的学生在每个学期要有 2 周的程序设计实习或课程设计，并制订相应的实习大纲；计算机和信息技术类的课程平均有 1/3 的课时要安排学生实验；在课程教学中引导学生通过实践发现问题，解决问题。如运筹学、系统工程等课程围绕建模和解模的定量分析，通过安排适当的上机实验，让学生体会到针对不同的模型方法，应用不同的软件系统处理大量数据，能够得到不同的解决问题的效果；若适当运用计算机编程技术，则会提高解决问题的效率。通过在建模和解模过程中合理运用现代信息技术的训练，让学生逐步养成一定的分析问题的思路，逐步形成一定的解决问题的方法。并且在培养学生解决问题的过程中追求科学性的同时，也增强了学生科学探索和学术研究的意识。

（四）突出教学方法和教学手段的改革，突出毕业设计联系实际的要求

运用现代教学方法和教学手段为调动学生的学习主动性、独立性和创造性，提高其自学能力、独立解决问题能力和创新能力创造了条件。

1. 教学方法的改革

（1）在教学理念上，强调思考问题、分析问题能力的培养，并加强动手能力、实践能力的训练。

（2）在教学措施的改革上，引导学生参与教师的科研项目，带领学生用课堂上学到的知识分析社会经济的实际问题，鼓励、指导学生参加全国大学生数学建模竞赛。

（3）在考试方法上，许多课程采用笔试、网上考试、写小论文等多种方式，通过考试巩固学习的知识。

2. 教学手段的改革

（1）采用传统教学与多媒体教学相结合的方法，开发设计《数据结构》、《数据库原理与应用》、《运筹学》、《系统工程》等课程的 CAI 课件，包括助教型多媒体课件、习题练习和测试等。

（2）引入先进的原版教材，开展双语教学，培养学生掌握最新的信息技术和提高专业外语水平。

突出毕业设计与实际课题的结合，巩固四年所学的理论知识和技能，培养学生综合运用所学的知识和技能、独立进行计算机信息系统开发和设计的工作能力，培养学生进行科学研究的初步能力。

根据信息管理与信息系统专业的应用型学科特点，加强对立题地审核，突出毕业设计联系实际的要求，要求教师注意选择社会发展中的重要课题，指导学生从不同的学科角度进行探讨，以培养综合运用多学科知识去解决问题的能力。

三、结束语

本科专业建设是高等学校教学基本建设之一，是学校办学水平和人才培养质量的重

要标志。因此，我们始终要坚持学科建设与专业建设两手抓两手都要硬的思想，在教学改革中结合学校的特点和发展方向，从全面提高学生综合素质和培养学生创新精神和实践能力出发，对学科专业、课程设置、教学内容、实验实习等各方面进行调整和改革，以适应国家经济发展和科学技术进步的需要。

信息管理与信息系统是隶属于管理科学与工程的专业，是综合运用信息科学、管理科学、系统科学、数学、计算机科学及工程方法，解决社会、经济、工程等方面的信息管理问题的一门学科。在全球信息化和网络化时代，各国知识经济的发展及其信息需求的变化，我国科技与经济信息服务的国际接轨及其网络化服务的发展，赋予信息管理与信息系统专业教育以新的使命，要求在深化教育改革的过程中适应国际社会信息化的大环境，培养掌握现代技术、具有坚实专业基础的专门人才。

如何在新的教学理念指导下，改革传统的教学模式，构建有利于培养信息管理与信息系统专业创新人才的教学模式，培养大量的信息技术创新人才，既是当今时代对高等教育提出的改革与发展要求，也是时代赋予高等院校教学的新任务。

我校药学院本科生就业趋势分析

臧志和[①]　王地娟　郑向辉
（成都医学院药学院　四川成都　610083）

【摘　要】本文以我校药学院药学、药物制剂专业为例，针对 2009～2013 届本科生就业方向的相关数据进行统计对比，分析我校药学类本科生的就业趋势，并且针对存在的问题提出改进意见，以对药学类专业学生科学开展就业指导工作，对改进教学方法提供一些参考。

【关键词】药学；药物制剂；就业

随着我国高校不断扩大招生规模，高校毕业生的就业形势更加复杂严峻。据国家教育部统计，2011 年全国普通高等学校毕业生 660 万人，2012 年全国普通高校毕业生 680 万人，2013 年全国普通高校毕业生规模达到 699 万人，创历史新高。“要继续保持高校毕业生初次就业率的基本稳定，实现就业人数持续增加，促进高校毕业生就业更加充分”。药学院在毕业生总体就业率超过 90%的局面下，一些新现象、新问题值得重视。全国高校毕业生人数在往后的几年内还将继续增加。随着高校的不断扩招，毕业生人数也不断增加，再加上往年未就业的大学毕业生，近几年大学生就业问题已变得十分严峻[1]。医药行业是我国国民经济的重要组成部分，是传统产业和现代产业相结合，一、二、三产业为一体的产业。加入 WTO 后，我国医药产业迅速发展，社会对于药学类人才的需求随之不断增加。与此同时，药学类院校招生规模也在不断扩大，越来越多的学校开设了本科药学类专业。扩招后，药学类专业学生的就业情况逐渐成为各高校药学类专业关注的重点。为贯彻执行国家教育部教学〔2012〕11 号《教育部关于做好 2013 年全国普通高等学校毕业生就业工作的通知》，进一步了解药学类本科学生就业情况，本文以我校药学院药学、药物制剂专业为例，对其 2009～2013 届本科生就业方向的相关数据进行统计对比，分析我校药学类本科生的就业趋势，并且针对存在的问题提出改进意见，以对药学类专业学生科学开展就业指导工作、改进教学方法提供一些参考。

一、药学院本科毕业生的就业趋势

成都医学院是四川省独立设置的高等医学本科院校，药学专业为四川省特色专业。由于其药学类专业办学历史悠久，教学和科研实力雄厚，毕业生就业情况具有典型性，

---

① 作者简介：臧志和（1955—），男，重庆市人，教授，成都医学院药学院党总支书记兼院长，主要研究方向：药学教育。

这对研究我省药学类大学生就业趋势有一定的参考价值。针对我校2009～2013届药学、药物制剂专业本科生的就业去向，我们从下面几个方向进行了调查，即机关、事业单位、企业、考研升学、出国深造、基层、部队、创业、待就业等，详细数据如表1、表2所示。

表1 成都医学院药学院药学专业本科毕业生就业去向统计数据（人/百分比）

	2009年	2010年	2011年	2012年	2013年
机关	0	0	0	0	2/1.56
科研设计单位	0	1 / 1.31	1 / 0.92	0	1/0.78
教育单位	0	0	0	0	1/0.78
医疗卫生单位	17 / 14.28	15 / 19.74	14 / 12.84	21 / 20.38	44/34.38
企业	93 / 87.16	51 / 67.11	85 / 77.98	72 / 69.9	32/25
考研升学	0	0	7 / 6.43	3 / 2.91	16/12.5
出国深造	0	0	0	0	2/1.56
基层	9 / 7.56	4 / 5.26	2 / 1.83	1 / 0.97	0
部队	0	0	0	0	14/10.94
创业	0	0	0	0	14/10.94
待业	0	5 / 6.58	0	6 / 5.82	2/1.56
本科生总数	119	76	109	103	128

表2 成都医学院药学院药物制剂专业本科毕业生就业去向统计数据（人/百分比）

	2010年	2011年	2012年	2013年
机关	0	0	0	0
科研设计单位	0	0	0	0
教育单位	0	0	0	2/3.70
医疗卫生单位	13 / 26	12 / 26.67	5 / 13.89	8/14.81
企业	24 / 48	27 / 60	25 / 69.44	36/66.67
考研升学	5 / 10	1 / 2.22	3 / 8.33	3/5.56
出国深造	0	0	0	0
基层	4 / 8	5 / 11.11	1 / 2.78	0
部队	0	0	0	0
创业	0	0	0	1/1.85
待业	4 / 8	0	2 / 5.56	4/7.41
本科生总数	50	45	36	54

观察表1、表2中的数据，我们可以发现，我校药学、药物制剂专业本科生就业方向高度集中。制药企业和医疗卫生事业单位是药学院本科毕业生的主要去向，每年选择企业以及进入医疗卫生事业单位就业的毕业生人数占到当年毕业生总数的70%～80%。其次，基层、考研升学成为药学院本科毕业生就业行业的第二梯队，在毕业生总数的10%

左右徘徊。制药企业、医疗卫生事业单位、基层工作、考研升学，这四种行业接收了药学院九成以上的本科毕业生。

（一）制药企业成为药学本科毕业生就业的主渠道

通过表 1、表 2 中的 2009～2012 年成都医学院药学院药学、药物制剂专业本科毕业生在各个就业方向的就业人数百分比的统计，我们可以发现，平均每年到企业就业的毕业生人数比例均占到当年毕业生总数的 50%以上，于是，川内制药企业成为我院毕业生就业的主要渠道。此外，观察表中显示发现，2013 届成都医学院药学院本科毕业生中考研升学人数的比例上升，进入企业就业的人数比例减少，且两者的变化幅度接近。到 2010 年，两者的变化趋势基本稳定。

（二）事业单位成为药学类本科毕业生就业的主要选择

医疗事业单位主要指医院、各级食品药品监督管理局和药检所，仍是毕业生向往的理想就业单位。主要是因其岗位稳定，可降低许多岗位风险。每年通过适当的考试考核进入事业单位也是药学院本科毕业生的主要就业行业，为当年毕业生总人数的 20%以上。

（三）考研升学

通过表 1、表 2，我们还可以发现，2013 届药学院本科毕业生中有超过 10%的学生考研升学，在本科毕业生中占的比重有所提高。并且，据调研后分析，此趋势将继续逐年增加，考研录取比例将呈小幅上升趋势。

（四）到基层工作

统计表中反映出药学院本科毕业生去基层工作的极少。目前我国高校培养的医学生数量逐年增加，研究生的比例也逐年上升，基本可以满足我国医疗卫生事业的需要，甚至供大于求。可实际情况是，一方面，有人在喊医疗就业市场已经饱和，医学毕业生工作难找，甚至很多毕业生改行从事其他行业，造成极大的人力资源浪费；另一方面，农村医疗人员严重缺乏，且业务水平和职业道德参差不齐，导致医疗事故频发。培养医学生的时间久，投入高，因而进行合理的人员分配，吸引人才、避免人才流失以及提高医疗人员素质都是医疗卫生事业良好发展的关键问题。所以，要想留住人才，保证其基本工资和福利待遇是根本，在这一基础上应采取相应措施，把医疗人员尤其是业务水平较高的医疗人员引入基层，解决“城市吃不了，基层吃不饱”的问题。

（五）从事科研工作的药学类本科毕业生数量较少

中国加入 WTO 后，促进了中国的高新科技企业飞速发展，自主知识产权成为时代的需要，随之对高新技术人才的需求也进一步加大。从统计中我们发现，药学院从事科研工作的本科生人数较少，说明科研设计单位对药学本科生的需求量呈减少趋势。

二、对就业趋势的分析

近几年，我国高等教育快速发展，总规模已经超过美国而居世界第一。随着外部环境的变化和人才供求关系的逆转，高校毕业生就业难成为越来越突出的问题。全国高校毕业生的平均就业率多年徘徊在 70%～80% 之间，我校药学类的就业率接近 90%以上，这与本地区医药行业的快速发展是分不开的。随着经济的增长，中国消费者对健康消费的需求正在快速增长，这带来了中国医药行业的增长空间。从《蓝皮书》公布的数据来看，1978～2008 年，我国医药工业总产值从 79 亿上升到 8700 亿，医药工业占我国 GDP 的比重也从 1978 年的 2%上升至 2008 年的 3%。这说明改革开放 30 年来，我国医药工业增长的速度一直在加快，而且快于 GDP 增速。国家药监局发布的《2009 年度中国医药市场发展蓝皮书》中说明了近年来我国医药产业呈现出高速发展的态势。2010 年以来，我国医药工业继续保持稳步增长的态势，特别是国内对于医药行业的利好政策出台频繁，为医药行业创造了有利的外部条件，极大地拉动了医药市场需求。南方所监测的数据显示，2010 年 1～8 月，医药工业总产值为 7708.38 亿元，同比增长 25.23%，比 2009 年同期增加 7.84 个百分点。另一方面，随着新医改的持续推进，国家 8500 亿医改投入的逐步到位，国内医药市场供求保持稳定，医药商业购销稳步增长，医药产业集中度逐渐提高，整个医药行业效益逐步提升。医药行业的快速发展，使其对医药类人才的需求越来越大，这也是在严峻就业的压力下，药学类专业学生就业率较高的重要因素之一。

（一）药学类专业学生选择考研动机分析

从统计表 3 中看到，药学院本科毕业生考研升学人数有上升趋势。根据教育部公布的数据，报考研究生的人数除 2008 年以外逐年递增，在 2005 年突破 100 万人后，2011 年突破 150 万人的规模，达到 151.2 万人，约占当年应届毕业生总人数的 17.76%。2009 年，中国教育网、中国教育在线推出了一个共有 10 710 人参与的关于大学生考研初衷的调查。

表 3　大学生考研初衷表

序号	大学生考研动机	选择比例
1	为搞学术研究	8.05%
2	获高学位，找好工作	56.25%
3	提高自身素质	30.79%
4	从众心理，顺大流	2.17%
5	其他	2.74%

从表 3 的数据中我们可以看出，超过一半的学生报考研究生的直接动机是“获得高学历，找好工作”。应届毕业生多不了解社会，他们通过咨询往届毕业生、父母了解社会，得到社会负面反馈后希望通过提高学历这种方式暂时回避“就业难”的问题。药学类学生就业压力相对较小，但不可否认大部分报考研究生的学生将研究生当做回避就业压力的“避风港”。考研的时间成本和经济成本都不低，况且研究生就业形势也不容乐

观。大学本科教育，乃至研究生教育，已经由原来的“精英教育”转向“大众教育”。究竟是否应当报考研究生这必须在充分考虑社会发展以及行业进步趋势的基础上，结合自身的独特情况，做出理性的选择。

（二）从事科研工作的药学类本科生减少的影响因素分析

由表1、表2显示，我校药学类本科毕业生中从事科研工作的不多，主要原因是科研单位对本科生的需求减少了。随着医药科技的快速发展，我国科研机构对人才的需求加大，然而，科研工作对高学历、高技术人才的需求性和依赖性很强。随着本科教育的大众化、研究生招生扩大化程度加强，科研等工作岗位对学术能力、技术水平要求较高的工作，更是越来越不看重本科生。

（三）药学类专业本科毕业生自主创业水平较低的原因分析

由表1、表2可见，四年来，我校药学类学生本科毕业后进行自主创业的人数比例在毕业生总数中所占比重极小。目前，在校大学生普遍缺乏创业意识。阻碍大学生创业的主要原因是创业资金和创业能力。创业资金为客观原因，有时无法改变；而对于创业能力，大多数学生的习惯思维模式是“上大学——毕业——找工作考研出国”，他们压根没想到自己创业办公司，而家长大都希望自己的孩子有一份安稳工作，不要一进入社会就承担太大的风险，因为他们缺乏创业能力和社会经验，实际工作能力较差，看问题过于乐观，缺乏市场意识，心理素质较差。

三、针对存在问题的改进意见

“就业是民生之本”，就业问题不但是一个经济问题，更是一个社会问题。不但受到宏观经济发展形势和政府就业政策导向的影响，还受到社会文化观念的制约，但与之关系最密切的是大学生自身素质及价值理念。大学生只有树立正确的择业观和价值观，才能在职场中找到适合自己的工作，才能在社会中找准自己的定位。以下是针对此次调查分析发现的问题提出的改进意见。

（一）理性看待工作和考研

近年来大学生在就业择业中，期望值太高，过于注重自我价值，忽视社会现实。在严峻的就业形势下，大学生初次就业就想要找一个薪资高、有兴趣、前景好的工作，这是不太现实的。“大学生要弄清楚自身愿望和社会要求的距离，理性选择岗位。”无论工作还是考研，都应该端正就业的态度。在决定考研前应采用SWOT模型，仔细分析自己的优势、劣试，看看自己是不是真的适合考研和从事科研工作。如果性格外向，认为每天对着烧杯、量筒工作是件枯燥无味的事儿，那么这样的同学可能根本就不适合做药物研究工作，可以在工作了一段时间以后，审视自己到底缺失什么，再有针对性的深造。现在很多大企业（包括IBM在内）更注重个人潜力，强调基本素质，而对学历要求并不是太高。同时考研也要结合实际，考虑自身、家庭因素。如果自身、家庭条件不是很好的话，那么，直接工作是很重要的，可以缓解家庭和个人的压力，毕竟考研如果不是公费的话，经济负担还是不小。一旦决定考研了，那就一定要抵制诱惑、坚定决心，接受对意志力的巨大考验。

（二）加强对大学生的创业教育

第三方调查机构麦可思研究院的数据披露，2011 届大学毕业生毕业半年后就业率为 90.2%，但在就业的毕业生中，只有 47%的毕业生对自己的就业现状表示满意。专家认为，就业率和满意度之间的反差，既反映了当前大学生就业期望值较高的主观因素，也暴露出当前中国高校职业生涯教育缺失的客观原因。

以创业促进就业，是当前国家为解决大学生就业问题而出台的就业政策之一。然而，目前高校创业教育的开展不容乐观，仍需要从社会、学校、学生三方面进行完善。首先，从社会方面，创业需要一个完整的创业体系的支持，包括良好的政策与法规环境、健全的社会保障制度、完善的投资贷款担保体系以及良好的创业载体和基地。其次，从学校方面，要改进教学方法，培养“双创型”人才。所谓“双创型”人才培养就是把创新精神和创业能力教育有机结合起来，以培养学生创新创业意识和精神为前提，以形成创新创业品格和提高能力为目的，促使学生的个性得到不断发展，综合素质不断提高，以此将受教育者培养成符合当今社会要求的应用型人才。最后，从学生方面，大学生应理性认识创业教育，积极参加各种职业生涯规划大赛、商业计划大赛、挑战杯等各种创业比赛，通过了解创业政策，学习创造的理论素质，达到“就业有实力”、“创业有能力”的目的。

（三）不断拓宽就业渠道

通过上面的分析发现，成都医学院药学院的本科毕业生就业方向主要集中于企、事业单位，进入基层单位的人数比例很小，这个现象主要是大学生的择业观念所致。一些“90 后”大学生对就业的期望值太高，过于注重自我价值，忽视社会现实。在严峻的就业形势下，初次就业就要找一个薪资高、有兴趣、前景好的工作是不太现实的。“大学生要弄清楚自身愿望和社会要求的距离，理性选择岗位。”学校及教师要引导学生转变就业观念，适应国情，响应政策号召，到基层去发展，是解决学生结构性就业难题的重中之重。“一些大学生对岗位挑三拣四，总想一步到位。”此就业想法还暴露出目前高校的职业生涯教育缺失，很多毕业生不知道找什么样的工作，在择业和就业中摇摆不定。在欧美等国，大学生一进校就有导师帮助其制订职业发展规划，很多毕业生定期“跳槽”，不断提升岗位的含金量。针对这个问题，2005 年 8 月，中共中央办公厅国务院办公厅就印发了《关于引导和鼓励高校毕业生面向基层就业的意见》的通知。其中明确了一些鼓励高校毕业生到西部地区和艰苦边远地区就业的优惠政策，制定了积极鼓励、支持高校毕业生到基层自主创业和灵活就业的措施。这就要求学校要开展积极有效的思想政治教育，深入宣传党和政府有关高校毕业生到基层就业的政策，大力宣传高校毕业生在基层创业成才的先进典型，引导和鼓励毕业生面向基层就业。

参考文献

[1] 谢玉诚，诸展笛，闫璐颖. 药学专业学生就业趋势分析[J]. 新西部，2012（11）：42-44

促进高校毕业生就业指导工作的几点思考

马 勇[①] 王地娟 郑向辉 臧志和*
（成都医学院药学院 四川成都 610083）

【摘 要】面对社会严峻的就业形势，指导高校毕业生就业的工作现已成为高校工作的重点任务，如何促进此项工作可持续性的良好展开也成了高校学生管理工作上应努力思考的问题。我们结合学生管理工作的经验，从我校药学院几届毕业生就业工作的实践出发，就如何做好高校毕业生就业服务指导工作进行了思考并提出一些实践做法。

【关键词】就业；高校；毕业生

随着我国教育水平的不断发展，大学教育已从早先的精英式培养逐步向大众普及化演变，高校毕业生的数量增多给就业市场带来压力与挑战[1]。2012 年，全国高校毕业生规模将达到 680 万人，今年我校的大学毕业生也创历史新高。毕业生的就业工作不仅是民生工程，关系到社会稳定，也关系到学校的可持续发展，以及社会对学校办学的认可度、美誉度。面对当前我国经济发展形势和高校毕业生就业总量的压力，特别是四川地区严峻的就业形势，要实现学校提出的“入口旺，出口畅”的工作目标，我们结合分管学生工作的经验，从药学院几届毕业生就业工作的实践出发，就如何做好高校毕业生就业服务指导工作进行了思考并提出一些实践做法。

一、加强大学生就业指导教育，提高大学生就业创业素质技能

（一）加强大学生日常就业指导教育，增强大学生就业意识和心理承受能力

就业指导教育是毕业生实现顺利就业的重要环节。面对全国高校毕业生每年以约 50 万人递增的就业形势，学校必须改变传统就业方式，努力实现就业指导教育的常态化管理，把就业指导教育贯穿到大学生大学学习生活的全过程，重点是要在教学计划中把就业指导作为大学生大学期间的公共必修课内容，针对各高校专业特色，有针对性地把职业生涯规划、就业形势分析、就业观念教育、就业心理指导、求职择业技巧等方面的教育有机结合起来，让每一位学生从入校到毕业，都能时刻感受到就业的压力，从而自觉不自觉地关注就业形势，转变就业观念，做好心理准备，努力学习，不断提高自己的综合素质和就业技能。

基金项目：四川省高等教育人才培养质量和教学改革重点项目（编号：Z11169）。

① 作者简介：马勇（1968—），男，四川崇州人，汉，本科，成都医学院药学院党总支副书记，主要研究方向：党务、学生管理与教育工作。

（二）加强大学生毕业前的就业指导教育，促进大学生及时就业

毕业生在临近毕业之前很容易产生焦虑不安情绪，特别是那些工作还没有落实的同学表现得更为突出，这种情绪往往具有一定的传染性，如不及时进行正确的教育引导，很有可能引发不稳定因素。因此，毕业前期的就业指导教育尤为重要。在大学生毕业前期，要把毕业生思想教育作为毕业教育的重要内容，结合就业指导教育帮助大学生树立正确的世界观、人生观、价值观、择业观，增强就业信心和到基层等艰苦地方就业创业的光荣感、使命感和责任感。要想办法加强指导和帮扶就业困难的学生，有针对性地开展心理健康教育辅导，切实缓解毕业生就业的思想压力和心理负担，时刻牢记“先就业，再择业，不要大学毕业，就失业”的就业指导思想，积极引导和鼓励毕业生参加各种形式的双选招聘活动，并为毕业生提供就业政策、岗位需求、招聘动态等信息，特别要充分利用好我校的各种就业资源和春秋季双选会平台，促进大学生及时就业。同时，鉴于每年四月中下旬毕业生均在外实习的客观实际，建议各高校将春季双选会时间推迟到毕业生实习返校后举行，以减轻学生就业成本和降低往返安全隐患。毕业前夕要对大学生加强爱国爱校和遵章守纪教育，确保毕业生文明离校、安全离校。

（三）加强大学生入伍预征教育，确保预征工作的顺利完成

大学生入伍预征工作是加强国防建设，提高军队现代化、正规化、科学化水平和战斗力的重要举措。对各高校来讲，不仅是大学生就业的需要，还是一项长期的政治任务。要做好该项工作，一是建议把入伍预征教育作为大学生军事理论教育课的重要内容，通过平时的宣传教育，进一步使大学生增强国防意识，立志为军营奉献，牢固树立为军队国防建设贡献青春和热血的理想信念。二是加大入伍预征工作的政策宣传，提高大学生对国家相关优惠政策、待遇的领会和理解，提高献身国防的感召力和吸引力，增强入伍预征报名的信心。三是提前做好入伍预征工作动员，将入伍预征动员工作由原来的实习归队后，提前到进点实习前进行，这样可以给毕业生就业选择余留一个深思熟虑的时间和过程，避免报名工作的应付性和盲目性，从而提高预征工作的质量。

二、大学生就业服务指导，应重点抓好六个方面的教育

（一）要克服自负和自卑心理，做好自我定位

自我定位，就是要知己。在当前的就业形势下，大学生应该对自己的综合素质和能力有一个客观的自我分析和自我评价。既不能对自己评价过高、自信过头，也不能因过多的自我否定而缺乏自信。要充分认识自己，知道自己能做什么，有何特长及优势，更要清楚和了解所学专业的社会需求水平。如果所学专业就业竞争激烈，在就业选择时就不能要求过高，把握好每一次就业的机会，早日实现就业。

（二）要充分了解应聘单位的概况和职位属性

了解应聘单位情况和职位属性，就是要知彼。大学生在应聘前应根据自己所学的专业和自己的实际能力，为自己预定一个择业的标准和目标。在参加应聘之前要事先对应聘单位的状况和应聘职位有一个较清楚的了解，做到心中有数，在此基础上更要思考自

己在应聘的职位上应该做什么、能做什么？凭自己的能力能为应聘单位带来什么贡献和效益？只有这样有思想、有计划、有准备而去，才能获得应聘单位的认可。

（三）要善于“包装”自己，注重“第一印象”

第一印象在大学生的求职过程中属于重中之重的环节，用人单位对应聘者第一印象的好坏，往往会成为求职成败的关键，所以必须加倍重视。首先，在应聘前要对自己的简历和自荐书有一个认真的策划和精心的准备，用人单位不可能花过多的时间去审阅你的长篇大作，所以必须做到简洁明了。重点介绍自己大学期间在奖学金评定、优秀大学生评选、各种层面的比赛获奖、创新科研论文发表等方面取得的成绩，以及担任过何种职务等；对应聘职位有什么明晰的想法和规划，严禁官话、套话、空话，从而给用人单位以诚实可信的印象。其次，要衣着得体，形象端庄。衣着打扮往往能反映一个人的气质修养和品味风格，要视应聘单位和职位的不同而随机应变，既不能浓妆艳抹，也不能古板落俗，给应聘单位留下干净利索的感觉。再次，要注重语言词汇的累积和口才的锻炼培养，回答问题时，逻辑思维清晰，语言表达流畅，给人以清新而又不乏沟通能力的印象。

（四）要注重单位和事业的发展前景，不宜过分强调金钱待遇

薪酬是一个敏感而现实的问题，薪酬的高低在一定程度上可以反映出个人的能力和贡献大小。每一位大学生都希望到一个既体面、又轻松、薪酬高的单位就职，这是可以理解的。但在应聘时应重点考虑应聘单位和应聘职位的发展前景，尽可能避免在首次应聘面试时就主动提出薪酬问题，过早地或过分强调薪酬，给招聘者留下一种你太看重金钱而不重视工作的不佳印象。最好的办法就是在应聘前对自己要应聘的单位的薪酬制度有一个全面的了解，做到有备而来。

（五）要面对现实“量体裁衣”，克服期望值过高现象

大学毕业生在求职过程中，应面对现实，结合自己实际情况谋求适合岗位就业。由于大学生刚走出校门、缺乏实践经验和社会经验，用人单位不可能对你委以重任，一定要脚踏实地。有的大学生自认为能力很强，非某单位不进，非某职位不干，非多少钱不去，转来转去到毕业离校时什么单位都没有找到，真可谓“高不成，低不就”。所以一定要克服期望值过高的心理，踏踏实实求职，认认真真做事，若自己确实有才能，总有被重用的那一天。

（六）要勇于面对挫折失败，直面美好人生

大学生的求职过程不会是一帆风顺的，不要因一次或几次的就业失败而全面否定自己，不要灰心丧气，不要失去自信，更不要失去继续寻找就业机会的力量和勇气。要坦然面对挫折，拥有乐观心态，理性分析就业失败的原因。要坚信社会职业千万种，总有一种是最适合自己的。只要不灰心不放弃，困难只是暂时的，前途永远是光明的。切记“好事多磨”。

总之，大学生的就业指导工作对于实现大学生就业是至关重要的。学校在保证教学

质量的前提下，大学生就业率和就业质量的好坏，直接反映出学校对大学生就业服务指导工作的重视程度和全员关心、参与度。所以就业服务指导教育必须作为学校的一项“规定动作”常抓不懈，并与时俱进予以坚持。只有这样，学校“入口旺，出口畅”的目标才有可能实现，学校的发展建设才能蓬勃生机。

参考文献

[1] 赵洁. 关于开展工科院校毕业生就业工作的思考与实践[J]. 农业网络信息，2012（1）：122-129

试论医学检验教学质量的综合评价

金家贵[①] 彭克军
（成都医学院检验医学院 四川成都 610500）

【摘 要】检验医学作为医学的一个分支，担负着为临床疾病诊断、治疗、愈后观察、药效评价等提供实验室数据的重任。要搞好专业建设，就要提高教学质量。本文从建立医学检验专业教学质量评估体系、搭建专业教学质量监控与管理平台、形成检验专业优势特色的教学质量三个方面来形成对医学检验教学质量的综合评价。

【关键词】医学检验；教学质量；评估体系；监控与管理平台；专业优势特色

一、医学检验专业现状分析

医学检验是一门学科理论跨度大、实践应用要求高的应用技术学科。在当今的医学领域，检验医学是发展最为迅猛、知识更新最快的专业之一。检验医学作为医学的一个分支，担负着为临床疾病诊断、治疗、愈后观察、药效评价等提供实验室数据的重任。同时，基于现代的医学诊疗方式，临床医生要对疾病诊疗做出准确的判断，需要依靠检验医师出具科学、准确、客观无误的实验报告。由此可见，检验医学在现代医学的发展中，具有越来越不可替代的重要性、准确性、效率性。随着现代医学的发展，医学检验的发展也由最初的学徒式传授逐步发展到正规院校教育，由边缘领域发展到专业化领域。我国现今开设的医学检验专业，分为三年制大专、五年制本科教育，专业培养目标分别为检验技师和检验医师。目前全国共有约 26 个检验系，多个博士点和硕士点。每年约有 3000 余名大专以上的毕业生补充到检验队伍中，使得检验科的人员结构和素质逐步发生了质、量齐优的变化。不过，据相关资料数据统计，目前发达国家实验室开设的检验项目近 2000 项，而我国的三甲医院约有 500～1000 项，县级医院 300 项。以上数据突显出我国医学检验事业的发展还存在滞后境况，需要大刀阔斧地推进医学检验专业的改革与发展步伐，拓展出更为广阔、与国际接轨的医学检验专业。

二、建立医学检验专业教学质量评估体系

教学质量评估体系，是指建立对教学过程中影响教学质量的各环节进行系统地监督、控制与评估的体系，最终目标是为了实现对教学质量的保证和提高。随着全球经济一体

---

① 作者简介：金家贵（1954 年—），男，重庆垫江人，教授，主任医师，主要研究方向：心血管内科疾病的诊疗。

化加强的高等教育国际化，随着我国加入 WTO，并在教育服务贸易（Educational servicetrade）方面作出了承诺，这些举措都意味着我国教育领域的开放会逐步扩大，我国的教育领域要不断融入国际教育体系、参与国际教育竞争。因此，必须要建立科学有效的本科教育质量评估体系，不断深化教学管理制度的改革，优化教学过程控制；建立用人单位、教师、学生共同参与的教学质量评估体系。为与国际、国内教学质量评估体系接轨，作为独立的检验医学专业，也必须要因地制宜地制定专属于本专业的科学的、先进的、优势的教学质量评估体系。

（一）医学检验专业设置介绍

医学检验专业是国家控制布点的专业。在教育部本科专业目录中有具体培养目标和培养要求，医学检验专业编号为 100304。医学检验业务培养目标：本专业培养具有基础医学、临床医学、医学检验等方面的基本理论知识和基本能力；能在各级医院、血站及防疫等部门从事医学检验及医学类实验室工作的医学高级专门人才。医学检验专业业务培养要求：本专业学生主要学习基础医学、临床医学、医学检验专业基本理论知识、医学检验操作技能训练、最终达到具有临床医学检验及卫生检验的基本能力。主干学科：临床医学、基础医学、检验技术。主要课程：生物化学、医学统计学、分析化学、检验仪器学、生理学、病理学、寄生虫学及检验、实验室管理学、微生物学及检验、免疫学及检验、血液学检验、临床生物化学及检验、诊断学、内科学、药理学、计算机基础与应用。毕业生应获得的知识和能力：

（1）掌握基础医学和临床医学的基本理论知识；

（2）掌握医用化学、分子生物学、免疫学、病原诊断学、血细胞形态学的基本理论和技术，了解常用检验仪器的基本构件和性能；

（3）具有数理统计及计算机应用的基本能力；

（4）熟悉与国家卫生工作及临床实验室管理有关的方针、政策和法规；

（5）了解医学检验前沿学科的理论和技术的发展动态；

（6）掌握文献检索、资料调查的基本方法，具有一定的科学研究和实际工作能力。

（二）教学目标的制定

教学目标在教学活动中处于核心位置，它是教学活动的灵魂，并且制约着教学活动的全过程。制定一套科学合理的教学目标，直接影响着教学内容、教学方法、教学媒体、教学评价及教学效果等各方面，直接关系着教学的质量与成败，是教学质量评价体系中的先行者。对于医学检验专业教学目标的制定，需要从以下几个方面把握：

1. 课程标准

每门课程开课前均须参照最新大纲制定的最新课程标准。现在的教材选用虽然为教育部统一指定，可在内容的编排上存在滞后现象。所以在每门课程开课前，老师都必须用最新的大纲契合最新的知识点，为学生传授准确无误的知识。

2. 阶位目标

在每学期初期、中期、后期制定学习进度表与目标任务书，在保证课程进度的准确率外，重点是强化学生对该部分知识点的掌握及运用情况。教学初期：要求学生对本门课程做出全局性的把握，了解本门课程的重要性及本门课程学习结束后应该达到何种教学效果。教学中期：本门课程知识掌握情况过半，对学生前期学习效果进行整合评估，找出教与学契合度最高的教学方法。教学后期：对本门课程做出覆盖性测试，针对疑难点开辟专门的释疑课程。

3. 教学内容及教学方法

在理论教学上，对教学方法、教学模式、教学理念三方面进行了初步的探索。在教学方法上，通过在课堂教学中播放声像资料、举行讨论会、辩论会等灵活多样的方法，发挥学生在学习过程中的主动性、积极性和参与性；在教学模式上，采用启发式教育，以临床病例和问题为中心，循循善诱，启发学生提出问题、思考问题、解决问题；在教学理念上，打破学科界线，实行临床和基础相结合，辅导学生分析临床病例，让学生运用已学过的基础知识，深入开展自学、讨论，从而学到新的知识，加强教学效果。在实验教学上，加强对学生基本理论、基本知识和基本技能的培养，在原有的经典性实验基础上，建立了自主设计的综合性实验。对实验考试进行改革，在实验考试中加入设计性试题，以提高学生分析问题的能力。加强教材建设，完善集体备课制度、实验课预试验制度。

（三）教学资料的精细化管理

在教学资料的管理上，逐步摒弃传统粗放式、随意性管理，搭建精细化、电子化的教学资料管理平台。

1. 教学资料的构成内容

教学资料是为教学、科研、学习等提供参考的一切公开的和内部的资料，包括历史文献、书刊、公文、档案、图片等资料。

2. 教学资料的整合与编排

在教学资料的整合与编排上，以目的性为分类进行编排与管理。常规分为教学参考资料、科研参考资料、学习参考资料。在以上编排与管理中要以年度作为区分，分门别类地归纳成册。

3. 形成电子文本的教学资料

在信息时代的今天，任何形式的资料或查阅都离不开电脑。它能帮助我们快速的查阅资料，并且能快速地将纸字文档处理成各类电子格式文档，因此，将各类教学资料最终转化为电子教学资料是现代高校、社会发展的必然趋势。

4. 形成对教学资料的督查制度

教学资料的督查制度主要分为抽查与自查两种方式。即教学质量监督小组不定期对教学资料进行抽查，教学资料管理单位也要定期进行自查活动。

（四）教学活动体系的搭建

搭建科学合理的教学活动体系，是培养创新人才的重要环节和有效途径。教学活动体系主要分为三大类：

1．教师教学活动

教师教学活动包括教师集体备课活动、定期学术交流活动、教学基本功竞赛等多种类型的教学活动，以促进教师教学水平的提升和专业知识的储备。

2．学生学习活动

学生学习活动形式多样，包括组建学习兴趣小组、主题座谈会、各类知识竞赛等学习活动，全面综合提升学生的学习能力及创新能力。

3．教师与学生的互动评价活动

教师面向学生开设各类开放性、综合性实验项目，培养学生的动手能力及提升专业知识水平。师生举行学术主题交流会，增强学生对于学术研究的思维，同时培养学生的团队协作精神，增强学生的科研创新能力。

三、搭建医学检验专业教学质量监控与管理平台

教学质量的监控是提升教学质量的有效手段，只有对教学质量进行监控，及时掌握教学现状，对教学过程中的问题做到早发现、早处理，不留任何盲点，才能从根本上解决教学质量的提升问题。

（一）教学质量监控与管理的内容

在教学活动中，应当对构成教学质量的全过程进行监控与管理，其基本内容主要体现在：

1．教学条件的监控与管理

在医学检验专业，教学条件的监控与管理主要体现在教学实验课程相关资料的配置，包括试验试剂、操作仪器、试验场地等方面，对重要的实验教学一定要进行小班教学，相关教学配套设施不能脱离于临床实践操作。

2．教学管理水平的监控与管理

教学管理水平主要体现为教研室的业务能力，教研室要形成教学管理、监督机制，教研室之间要形成互评互促、互相制约的氛围，以期提高教学业务能力。

3．教师素质的监控与管理

教师素质的高低、教学水平的好坏直接影响着教学质量的优劣。在教师的培养力度上，着力注重专业化知识的进修提高。

4. 学生质量的监控与管理

对学生的学习成绩、重要知识点掌握情况均要形成系统分析表，对学习效果作出评价，形成对专业课程的分析系统，以此解析学习效果，找出学习症结，为以后的教学查缺补漏及全面把握。

（二）教学质量监控与管理的模式

教学质量的监控与管理方法一般可分为两种模式，即外部控制法与自我管理法。

1. 外部控制方法

这种方法强调结构系统的功能，把学校看成是“消极的执行工具”，强调权威机构（如教育行政部门）或外部机构的外部控制与严密监督，因此，教学质量的提高主要取决于大量的投入以及教育行政部门的严密监督、评估与干预。由于这种方法不能完全激发学校自我发展的内在动力，所以对提高教育质量产生的持续影响力并不显著。

2. 自我管理方法

这是随着学校管理体制改革而出现的一种新方法，强调灵活性，为提高教学质量的自我创新与自我发展，把学校看做是“自我管理的系统”，对教学质量的提高可以通过学校发展规划、人员培训以及自我评估等来实现。

四、形成医学检验专业优势特色的教学质量成果

（一）形成教学质量评估理念的成果

构建领导听课、督导评课、同行评议、学生评教的四级教学质量综合评价，完善常规教学检查和专项教学检查制度，建立二级院校教学管理制度，促进学校形成教学质量持续改进和全面提高的机制与环境。

（二）形成课堂教学质量评估和学院教学评估工作相结合的成果

这需要从理论和实践方面探索科学的课堂教学和学院工作评价指标、评价方法和评价途径。

（三）形成实施教学信息反馈成果

这需要从学生、教师、校领导及职能部门、社会等不同层面的教学信息反馈特点进行深入分析。

（四）形成网络和数据库信息成果

这需要对教学质量进行需求分析和系统设计，设计教学质量监控系统，建立教学质量评价平台、师生交流平台、社会评价平台。

成都医学院检验专业本科自学考试发展中面临的几个问题

——SWOT分析法在自学考试教育中的运用

刘晓东[①]

（成都医学院检验医学院　四川成都　610500）

【摘　要】SWOT分析法是20世纪80年代初由美国旧金山的管理学教授韦里克提出，经常被用于企业战略制定、竞争对手分析等场合，成都医学院检验专业自考本科在激励的办学竞争中获得自学考试主考院校的资格，由于初次办理这个专业，我们将面临很多的机会和挑战，因此我们用SWOT分析检验本科（以下简称检本）自学考试发展的优劣势及面临机会与威胁，目的是为了交流、促进该专业更好更快的发展，形成成都医学院在自学考试管理的特色。

【关键词】成都医学院；SWOT分析法；检验专业自考；问题

成都医学院检验本科自学考试，于2008年开始申报，经历了两年艰难申报历程，直至2010年获批建立，成为全国第二家，西南第一家检验专业的本科自学考试主考院校，至今招生已满三届。

面对新时期激烈的市场竞争，我们认真对学院的自考管理工作用SWOT法进行了疏理、分析，认为生员的竞争便是质量的竞争，并通过与学院其他几个专业的自学考试的互查、互省、互学，看清劣势，把握机会，寻找检验专业自学考试办学优势，继续保持检验本科自学考试在全省的领先和领导地位，以期在四川省自考这个平台上，对我们学院检本自考未来的发展有一个清醒的、客观的认识。SWOT分析法分别从优势（Strength）、劣势（Weakness）、机会（Opportunity）和威胁（Threats）进行分析。因此，SWOT分析实际上是将对企业内外部条件各方面内容进行综合和概括，进而分析组织的优劣势、面临的机会和威胁的。

一、检验专业本科自学考试办学优势（Strength）

自2010年来，检本自考始终处于规模扩大、发展良好的上行通道中，我们以认真负责的态度和高质量的教学，足量的学时保证和稳定的毕业率，得到了考试院、学生及其

---

① 作者简介：刘晓东（1968—），男，山西太原人，学士，讲师，检验医学院副书记，主要研究方向：思想政治教育。

家长的肯定。下面我们主要从管理结构、专业优势、办学理念、学生资源、教学及管理、服务质量等几个方面分析、阐述：

（一）专业建立

成都医学院共有三个自学考试专业，护理、药学专业自考本科建立于 2007 年，检本自考建立于 2010 年，其中以检验专业的建立最为艰难。因为根据 2007 年全国自学考试委员会相关专业设立的规定，为保证质量，自当年起不再设立与医学类相关的自学考试。为此，我们多次向省考试院申诉，并以学院教学实力和设施作保证，拿出了开设检验自考本科强有力的支撑材料。根据我们的调研发现，全省医类工作人员中，检验专业学历普遍偏低，甚至还有相当部分中坚力量是中专学历。同时，学院每年稳定招收着相当部分的专科学生，且要求提升学历层次的潜在人数众多，再加上全省各类职业专科学校生源，这个数量就更加庞大。经过严密论证，教学力量、设备及生源数均达到专业申报标准，我院于 2008 年向学院递交了开设专业申请，并配合学院向省考试院、全国自学考试委员会积极申报，但未成功。于是，我们重新组织论证了申报支撑材料，进行了必要的充实，并查阅了全国自学考试目录，发现浙江一所医科类院校还在开办此专业自学考试。经过认真分析，调整思路，检验医学院再次于 2009 年通过教务处向省考试院提出申请，要求参照浙江的检验专业模板开设此专业，经过长达一年的不断申请、驳回，再申请、论证，在 2010 年终于以诚心打动了省考试院和全国自学考试委员会。在保证教学质量的前提下，省考试院同意开设全国第二家检验专业本科自学考试。教学内容、教学书籍、考试课程等参照浙江此专业自考内容，在省考试院的指导下修改完成。课程设置在符合本科教学要求前提下，又同时强调了成人教学的针对性，全国自考委、省考试院审查完全认可。可以说检验本科自学考试的设立是成都医学院检验人不断进取、坚持不懈的写照、四川省检本自考诞生于成都医学院。

（二）管理结构

成都医学院没有专门的成教院，自学考试办公室挂靠在学院教务处办公室，由分管教学的老师兼管，主要负责自学考试各专业的统一招生、教学安排和考试安排等，因属学院教学管理一线部门，管理力度较强。在每个主管院系下设自学考试办公室，成员由办公室工作人员兼任，负责本专业的招生宣传、专业咨询、课程咨询、考试前辅导、报考、教学及考试安排等工作。由于检验医学院领导对此工作的重视，管理机构与工作人员组成稍有调整，学院下设检本自考办公室，两名办公室工作人员一名兼任一名全职，分任主任和副主任。办公室平时日常工作由两人共同完成，当进行教学、出题、阅卷规模招生时，即与学院内负责相应本科教育的团队组成临时工作组，完成相应工作任务。比如：进行教学辅导时，自考办即与本科教学小组联合，形成一个完整团队，就教学内容进行分配、布置，派遣教师进入指定单位辅导教学。进行阅卷时，即与学院本科教学试卷评阅组组合，分派完成检本自考试卷评阅等等。这种灵活的组合式管理结构，既保证了检本自考各项工作的完成质量，又不影响当前已建立的普通本科教学团队，节约了工作成本。这种运行机制，成为一种检验医学院管理自学考试的一种特色。经过近两年的运行，这种管理模式非常适宜自学考试的发展。

（三）专业优势

检验专业是成都医学院最早建立的三个专业之一，具有与成医一样的光荣历史。建立66年以来，在成医检验人不断进取、努力、丰富和完善下，检验专业由当初的医验教研室变身为医学检验系；2010年被评为四川省特色专业，同年，检验系升格为检验医学院；现拥有临床检验学教研室、临床微生物学和免疫学教研室、临床生物化学教研室、临床输血医学教研室、食品营养卫生与检验5个教研室和1个实验中心。实验教学中心集实验教学和科学研究于一体，拥有3个实验教学实验室、7个研究实验室和2个实验准备室，总面积770多平方米，教学仪器设备总资产325万元，2010年仪器设备在建资金600万元。专任教师22人，有4名教授和10名副教授，18名博士和博士后，学院教师专业和年龄结构合理，教学经验丰富，专业知识过硬，教学态度严谨。承担国家、省、厅、学院各级科研课题50多项，创新性、设计性和综合性、开放性实验40余项；获省、厅级优秀教学成果一等奖2项，二等奖3项，校级优秀成果奖8项；发表科学研究论文100多篇（其中15篇被SCI、EI收录）。近年来由于院领导的着力打造与倡导，学院内部空前团结，学术氛围浓厚，学生进取心、自豪感强烈。从2010年开始，我们还与省内多所院校进行了联合办学，如雅安职业技术学院、四川省绵阳中医学院、达州职业技术学院等，也集中了他们中的优秀师资队伍，保证了教学工作的完美运行。强大的师资力量及尽心竭力的专业负责人，保证了教学、报考工作顺利展开。验证本科教学质量，能及时反馈、发现问题；改进教学方法，从而保证考试高通过率，使检验专业本科自学考试进入良性循环。

（四）办学理念

2010年办学以来，经过不断研究和探讨，院领导以“办好，办大、办强、办出特色”为基本办学方针，强调把自学考试列为学院基本工作，享有与普通本科教学同样的高度和强度，确立了“以质量求发展、以发展促建设、以建设保质量”的办学理念，强调了自学考试工作质量建设的重要性和必要性，并把每次完成后的工作质量，作为各教研室年终评比奖惩的必备条件之一，由此得到全院教职员工对其的高度重视。这不仅为自学考试工作营造了良好的发展环境，更促进了其招生宣传、教学辅导等实际工作的开展力度。在检验自学考试办公室的牵头下，各教研室认真对待、完成自考从教学、出题到阅卷的每一项工作任务，使工作的质量得到了保障。同时，为督促检查工作的落实情况，每月一次院办公会专门对自学考试办公室的工作进行点评，对存在的问题进行认真分析、总结，找出对策，以确保工作的全面推进与顺利开展。

由于办学理念先进，办学目的明确，以及领导重视，督促有力，全院形成了统一思想，部门之间相互同心协力，从而最大限度地调动了老师们在自学考试工作中的积极性。到今年4月份，检验医学院负责的检验本科自学考试在通过率、毕业率以及出题、阅卷等方面得到了省考试院的全面肯定。

（五）学生资源

检验医学院确立了“立足本校资源，稳定向外延伸”的办学模式，在保证本校专科学生资源的基础上，联合与其他学校办学，投入资金与精力，建立样板基地，以优质服务吸引学生。两年来，在全院的共同努力下，逐渐摸索出来了一套行之有效的招生宣传的模式，探讨出了自主招生宣传和联合办学相结合的灵活的招生宣传模式。

对内：全院和各个招生小组多次召开招生动员、经验交流会、招生动态汇报会、总结大会，及时了解招生宣传的进展情况和效果。在招生的开始阶段，一是做好准备工作，统一思想，打消教师们的思想顾虑，让他们知道这是一项做好事的工程，让他们明确自学考试在我国学历教育中的地位、自考文凭在众多文凭中的社会认知度，以及自考文凭的获取途径与方法。二是进行大力宣传，以辅导员讲解和自考部门专业宣传相结合的方式，就学生所关心的几个问题通过各种方式进行宣传、解答，回答他们为什么要考、怎么考以及这个文凭能够起什么作用，或者让上期自考生现身说法，介绍学习经验等等。招生中期，给各教研室布置具体招生指标任务，以保证辅导员与任课教师对宣传工作的齐抓共管。招生后期，为学生们做好服务，建立 QQ 学习群，解答疑问，确认他们的学习时间，帮助他们搞好安排；想想办法帮助经济困难的学生，以助学、申请贷款、分期交纳学费等方式完成报名报考。

对外：其一，根据潜在的学生资源分布状态，结合我院的招生实际，积极发挥老师主观能动性。要求他们利用周末和节假日义务在全省范围内的学校和医院做针对性宣传，并对招生数量记录在案，以此为招生奖励的依据。其二，积极主动和单位、医院、学校接触，共同探讨专升本模式，有效宣传自考。先后完成了与雅安职业技术学院和四川中医药高等专科学校联合办学的协议，在占领市场份额的同时也加大了我们学院对外交流的机会，总共在联合办学的学校招收了 230 多名同学。今年我们又在达州开办了第三个考试的地区，并取得了很好的招生效果。这样，我院合办学的范围逐渐延伸到了全川，并牢牢地占据了检验专业本科自学考试的主阵地。

（六）教学及管理

对于很多学校来说，自考教育是独立于学校全日制教育额外的教学任务。因此，有的老师并不重视，在教学上敷衍了事，对考试不管不问，导致很多同学长年通不过考试，或半途而废，造成自考过关率低的社会负效应。我院本着“以人为本、诚信办学”的宗旨，以为学生办实事为出发点，认真教学和进行优质管理。

一是教学中严格按照 80%的课时进行教学，不为降低成本而减少课时，以保证学生授课和学习的要求，保证学习内容。二是定期举办自学考试研讨会，聘请考试院的有关专家和联合办学单位的领导参会，讨论最好的自考教学方法，提出办学中所遇到的问题，为办好检验专业本科自考进行深入探讨。三是针对不同的社会自考群体，实行灵活的个性化管理，有针对性地进行教学，因材施教，不搞千篇一律。如对于在校专科生，我们尽量按照其专科学习进程安排他们的本科考试科目，要求他们积极跟课学习，并让这种积极性延伸至本科，教会他们调节好专科学习和本科自考之间的矛盾，激发他们的学习斗志，使他们始终拥有良好的学习状态。对于校外参加工作的同学，由于很多人没有办法跟班上课，根据他们有实际工作经验的特点，老师指导他们依据教学大纲进行自学，理论联系实际，以实际工作经验来记忆所学的理论知识，还安排了考前对难点问题进行重点辅导，使其抓住重点，突破难点，实现理论与实际的完美统一。

对于检验这个新开设的自学考试专业，四川省考试院李书记、张处长和商处长等领导和专家非常关心、关注我院的办学和招生的情况，多次来我院现场指导工作。李书记给予了高度赞扬："开设检验专业是近年来考试院创新的尝试，具有冒险性和不确定性的因素。在开办之初，我们在高度关注的同时，也多少带有怀疑的态度，但是你们学院用实际行动打消了我们的顾虑，不仅招生宣传工作做得好，更为重要的是你们在教学、总结和创新方面独具特色，将工作落在了实处，学生得到了实惠。希望成都医学院将检验专业本科自考办成四川省考试院的特色专业，形象专业。"

二、成都医学院自考的劣势（Weakness）

优势和劣势从来都是相对的，辩证法告诉我们，在同一条件下，优势能转变成劣势，劣势也能转变成优势，在看到优势的同时，更应该辩证地对待劣势，从而修正劣势，转为优势。我们经过认真分析，学院目前需要认真对待以下几个问题：

（一）学校政策与发展的矛盾

由于起步不久，自考的管理还存在很多问题，突出表现在相关政策还不能有效刺激专业建设的发展。自考建立初期，学校根据当时考试院的管理规定，配套出台了《成人教育收费规定（试行）》（下简称：规定），对当时的护理和药学两个专业的自考收费进行了规范，检验专业自考建立后也继续沿用此规定。规定中，学校收取学费的一定比例上交考试院，余下的学校留存一定比例，教务处作为自学考试统管单位留存一定比例，用于考试管理及招生宣传，二级学院作为考试具体实施单位留存一定比例。随着全省自学考试的发展，自考市场急剧扩张，但学校的自考生源数一直没有大的突破，究其原因，主要是由于二级院系只满足于对内专科生源，对外招生积极性不高所致。我们发现合作办学和对外招生辅导教学两种方式是造成这种状况的原因。川内的很多院校合作办学都是以比例分配方式进行的，校方负责报考、指导教学，外方负责具体实施教学及对内宣传招生。以现在的分配方式，二级学院无法完成教学指导工作。如对外进行的辅导教学，因教学成本较大而使学院收益呈负数。因此，我们缺乏和人家谈判的本钱，造成了市场打不开，招生人数上不去的局面。就算招生扩大到一定数量，可以勉强维持所分得的比例，但不成正相关的机制造成了工作主动性不高，过关率较低的状况。这是多年来成医自考没有突破性发展的重要原因，长此以往会更加凸显劣势。

2011 年考试院为了进一步提高自学考试的发展，修改学校向考试院上缴费用的比例，极大地刺激了各高校自学考试的办学热情。然而，学校的政策仍然沿用原来的规定，二级学院仍然保持着原来的分配比例。如二级学院逐渐消耗了办学激情，招生基数没有大的提高，纵使学校占有比例再高，也会陷入慢慢萎缩的恶性循环中。反之，如果学校能根据现状及时调整相关政策，激发二级学院的招生热情。基数的增大，能够使学校在一定比例中享受超大收益。在市场份额增大了，质量也会因此而得到保障。

（二）重视创新与发展的矛盾

学校的二级院系是学校组成的重要部分，各院系是由多个教师团队组成的，所以教师团队的优劣、热情决定着院系的健康发展。二级院系发展得好坏也决定了学校是否具有较好的发展前景。二级院系的快速发展离不开学校的大力倡导与支持。自学考试需要学院的政策，因此，学院给予二级院系的自主权将会直接影响二级院系办学的积极性和主动性。从两年来的办学情况看，学校要更好地放权，让二级学院有更大的发挥空间，并积极协调好二级学院与学院各职能部门的关系，多给予理解支持，多给绿灯少给红灯，抓大放小，多从宏观上给予引导，而放手二级学院的主观能动性。最大限度地调动二级院系老师们的工作热情和积极性，尽心尽力地做好自考的教学任务和各项与提高学生利益的相关工作，在学生中建立良好的口碑，为今后的招生宣传打下良好的基础。很多学校内部利益的冲突，最终会影响到自学考试的整个环节，成为制约办学向着良性发展的不利因素。

（三）学院自学考试知名度还有待提高

经常会遇到这样尴尬的事情，每当学校老师出去宣传或者是开会谈起学校，别人要么认为我们是成都中医药大学，要么以为是成都学院，说起自考，就更没几个人知道。每次去外单位宣传，老师都要给予很多解释和说明。尽管成都医学院自考成立时间晚是一个不可忽视的因素，但是，缺乏有效的宣传却是事实，这样就导致了学生在报考学校的时候首先就将我们学院放进了黑名单，或者干脆认错，报成了其他院校的自学考试。知名度是要靠宣传，而且是好的宣传。

新的领导班子上任后，新人新气象，团结一致向前看，凝心聚力促发展，确立了内增实力、外塑形象的发展方针。随着学院对外交流的逐渐增多和我们学院在国内的一些比赛不断地取得优异的成绩，以及检验自考在川内市县的联合办学和考点的建立，我们学校的知名度正在稳步提高。

三、成都医学院自考的机会（Opportunity）

我国国民经济的快速发展和倡导建立学习社会、知识型社会的国家方针政策之下，以及社会对于人才战略的需求，将为我院自学考试的发展和壮大提供前所未有的发展机遇，同时也为我院提供了巨大的机会，主要表现为：

（一）社会对于学习型人才的需求

当今社会是一个知识经济的时代、信息化时代，知识的更新周期在逐渐缩短。因此，构建学习型社会已经成为我国近十年来改革发展的重要目标，党和国家提出了建立学习型和知识型社会的口号，要求社会各界都要在生活中、工作中不断加强学习，努力提高自身的修养和业务水平。这不仅是社会发展的客观要求，也是自我发展的必然要求。据统计，全省目前在检验行业的工作人员中，有提升诉求的人员约为 80%以上，成都市及周边各大医院每年潜在有升本要求的人数不低于 500 人左右，暂且不论川北、泸医是否完成了对自己学校检验专科生的升本工作，成都医学院、中医药大学、四川大学每年还有一批专科生进入社会各地，巨大的潜在市场一旦被激活，就能够保证检验专业本科自学考试仍有巨大市场。

（二）用人单位对于学历的要求

现在，无论是国家单位还是私营企业，最核心的竞争力就是人才的竞争，所以引进学历高、能力强的人才是最简洁的方式，但是，提高企业内部现有人员的学历层次则是提升企业整体实力的必要手段，所以，现在很多单位都从工作环境、工资、奖金以及提拔干部多个方面督促员工在完成工作的同时，不断学习，努力提高自己的学历。同时，为留住人才，各用人单位也对一些可造之才进行升级打造。彭州一所医院规模约为 300 人左右，90%的检验专业职工为省内各医科类学校培养的专科生，了解到我们的办学情况后，便积极与我们取得联系，希望能以医院方敦促、要求以及对取得毕业证的人给予全部报销的方式，留住他们所需要的人才。这样做的好处是：医院留住了人才，又提升了他们的业务水平，个人得到了发展，会感谢单位所给的提升机会，并将这种感谢转化为动力，更多地回报给单位。这件事让我们认识到，必须紧紧抓住这个机会，满足单位与个人双方的需求。

（三）学生自身提高和发展的需求

“活到老，学到老”，这是一句至理名言，尤其体现在我们学医人的一生中。不论是工作还是生活中，学习始终是必不可少的一环；无论你的动机是提升学历、增加工资，还是提升学历、谋求仕途，这都是必不可少的。与前面所说的一样，任何需求都必须建立在自身的要求基础之上，自身的要求是一切事务向前推进的动力。我们了解到，全省检验专业专科以下学历的造成，一是历史原因，一是专业分层原因。历史原因是在 2000 年以前，检验专业层次结构是以中专和专科为主的，且以中专居多。专业分层的原因是大部分基层单位、中小医院以操作为主，对专科生的需求，导致各医科院校仍在招收检验专科学生。这些专科层次以下的检验类人员，由于自身的发展需要，有在工作后拿到本科学历的要求。

（四）西南片区第一所检验专业本科自学主考学校

历经两年的艰难申请，成为检验专业本科最早的承办学校，我们也占尽了优势。首先，参照浙江检验本科自学考试进行了课程设定和书目确定，使之符合成都医学院检验医学院的教学节拍，符合我们的教学习惯。其次，拥有出题权，在达到省考试院质量要求的前提下，使之与我院本科教学水平相当。第三，拥有阅卷权，能对教学、出题中出现和发现的问题，及时回馈、纠正，使之更适于检验本科自学考试的宏观调控。如果失去这些条件，我们会遇上更多弯路，发展也会遇阻受挫。

四、成都医学院自考面临的威胁（Threats）

任何事件的影响都是相对的，在迎接巨大机会的同时也将面临威胁，具体表现在以下几个方面：

（一）川内各个医学院的办学申请

由于医学内能够参加自考的就只限于药学、护理以及检验，所以对于起点为专科的同学来说，通过自学考试来提升自己的学历层次就是必不可少的手段之一；成人教育相对于全日制学生的教育，在时间、精力以及金钱方面具有很大优势。所以很多院校都在大力发展成人教育，争取更多的资金和活动经费。因此，只要是市场前景较好的专业，各个学校都在积极地申请办学的资格。川内最大的医科类自考学校当属四川大学。四川大学的护理、药学都为最早的主考学校；2007 年放弃药学市场，而护理本科自考却发展壮大到占据全省 98%资源学校，是唯一具备护理本科“三权”的学校；加之全国名校的口碑，令其他院校无法与之相争。我院于 2007 年开设护理、药学本科自考，同年取得药学出题权，但无阅卷权，由于不能很好地回馈教学情况，出题难度较大而导致学生通过率较低，药学自 2010 年招生遇阻。护理因无出题、阅卷权，从 2007 年开设护理、药学本科自考时，通过情况就堪忧，至今没有好转。因此，“三权”的重要性可见一斑。2011 年，川北医学院、泸州医学院开设护理、药学自学考试。2012 年初，川北医学院取得了（我院失去出题权）药学专业自学考试的出题权，并申请开设了检验本科自学考试。面对兄弟学校的前进步伐，检验医学院只有更超出竞争对手一倍，甚至多倍的努力，以良好的招生状态、高质量的出题和完美无错的阅卷工作，才能保住检验专业本科自考“三权”不旁落他人，这是我们面临的最大威胁。

（二）学生对于名校的追求

长期以来，学生乐于对名牌学校的追求。由于我校在外界的影响和知名度不是很高，甚至在 2011 年之前，也受了一些负面新闻的影响，学生在报考的时候都不会首选我校。加上四川大学、中医药大学在西部地区的影响力，川北医学院、泸州医学院近年来的崛起等，很多同学不会将成都医学院作为第一选择，除非其他学院没有这个专业。因此，我们学院在招生的时候面临很大的弱势。这种状况在 2012 年以后有了很大改观，特别是 2010 年检验专业获四川省特色专业，将对大众在择校观上，造成一定影响。

（三）就近学习的需求

参加自考的同学，除在校专科生外，很多已经在单位工作，为了学习、工作两不误，必然都尽可能选择就近的地方参加本科的学习。所以，就近择校的愿望，在调查和统计中也表现得比较突出。这个问题不解决，我们会缺失一大部分生源。目前，我们正在积极加紧与省内各学校建立良好的办学关系，以联合办学、辅助办学、建立辅导站等方法，努力使我们的教学网点增多。现在已完成的几个教学点运行良好，学生反映良好。2012 年，我们将稳扎稳打，稳步推进多个办学网点，方便学生们的求学要求，最终目标是占领全省检验本科教学市场，成为名副其实的“三权”齐备学院。

总之，检验医学院在成都医学院党委领导下，在教务处自学考试办公室领导下，将迈步推进，只有以认真的办学态度、高质量的办学风格、严谨认真的工作作风，才能呈现良好的发展势头，才能办出质量和特色。这一切要得到四川省考试院的认可，因此，我们必须共同努力，齐心协力，共谋发展。

参考文献

[1] 汪利民. 推行全面预算管理应注意的几个问题[J]. 财务与会计，2001（6）

[2] 张爱邦. SWOT 分析法及其在高校管理中的应用[J]. 沈阳工程学院学报（社会科学版），2006，2（4）

[3] 李建波，钟美. SWOT 分析法及其在某企业的应用[J]. 昆明理工大学学报（理工版），2002，27（6）

[4] 卢平. 竞和的企业伦理研究[D]. 湖南师范大学，2006

[5] 王力纲，崔颖. 高校与企业建立战略联盟的 SWOT 分析[J]. 陕西教育（高教版），2008（06）

[6] 刘科学，朱艳坤. 基于 SWOT 的秦皇岛市电力公司战略管理分析[A]. 中国仪器仪表学会第十二届青年学术会议论文集[C]，2010

找准定位　突出特色　深化护理专业内涵建设

赵小玉①
（成都医学院护理学院　四川成都　610500）

【摘　要】为进一步加强护理专业内涵建设，明确护理专业人才培养目标，本文就护理专业定位、创新理念，学科建设、护理专业特色及护理专业课程设置等进行探讨，结合社会的发展及护理人才需求，积极探索符合我国国情的护理专业的培养方案及课程体系。

【关键词】培养目标；护理专业；老年照护

随着社会的发展和进步，社会对人才需求也在变化中日趋凸显。为进一步明确护理专业人才培养目标与专业定位，加强护理专业教学团队建设和实验室建设，更好为学生提供学习和就业平台，以适应人才的实际需求，必须要结合学校的客观基础和现实条件，遵循教育事业客观规律来确定自己的办学思路，制订发展规划，明确办学方向和目标，使我们培养的人才能更贴近社会需求。

一、找准定位，确定目标

紧密结合国家卫生事业发展的需求，通过学校"鸵鸟计划"的支持，打造学科队伍，构建学科平台，增强护理学科的整体水平，形成结构合理、特色鲜明的学科体系和具体、稳定的研究方向，使本学科的科研学术、人才队伍和实验技术平台建设取得较大突破。同时不断加强学术交流，扩大与国内外同行合作，逐步形成自身特色与优势，为下一步申报护理硕士专业学位点搭建平台。

（一）优化学科布局

加强基础护理主干学科，打造护理人文学科，把社区护理、老年护理、中医护理作为学科建设新的增长点，并加强基础护理、社区护理、老年护理及中医护理的衔接，形成相互融合、相互渗透、相互促进的格局，形成体系完善、结构合理、特色鲜明的学科体系。

① 作者：赵小玉（1961—）女，四川成都人，教授，成都医学院护理学院院长，研究方向：护理心理。

（二）构建学科平台

依据研究方向建设三个护理科研平台：中医情志护理研究科研平台、社区养老模式研究科研平台、慢性疾病护理研究科研平台。重点建设社区康复实验中心。积极构建社区护理实训、科研基地，开发养老机构实习基地，为教学、科研提供良好平台。

二、创新理念，突出特色

（一）专业建设体现社会需求

随着经济的飞速发展、老龄化人口的快速增长以及人们对健康服务需求的不断增长，社区护理、老年护理已成为21世纪护理的发展方向。对现阶段我国社区护理及老年护理、养老模式及结合国内外经典的护理模式进行探索，逐步形成符合中国国情的护理专业的特色体系。

（二）专业建设理念创新

根据学院自身特点，围绕中医情志护理和社区养老模式及慢性疾病管理相关问题展开，在研究内容和研究平台可以实现优势互补，互补融合，推动学科优化与整合，增强学科可持续发展能力，推动社区护理学科建设发展。

1. 打造中医情志护理

通过评估患者的心理活动，采取不同的情志护理方法，以恢复失调的心理、生理功能，促进疾病的康复。深入研究此古朴的情志护理方法，有利于中医传统的情志护理得到继承、运用和发展。

2. 突出养老护理

如何针对不同特征的老年人的不同养老意愿和养老需求，提供符合老年人切身需要的社区服务，合理配置养老资源；研究精神慰藉以及社区积极养老环境支持；运用社会支持体系这一理论来分析社区居家养老模式。

3. 提升科技创新能力和服务社会的能力

社区护理学的相关研究，可极大促进师资队伍培养，将有利于提高学校的办学水平和教育质量，培养出更多优秀的社区护士，同时，为开展社区康复护理在职培训提供支持。

三、根据社会需要，不断调整和优化专业设置，开设老年照护专业

（一）老年照护专业设置的必要性

随着医疗卫生事业的发展和人民生活水平的不断提高，人类平均寿命普遍延长，老龄化已成为世界众多国家普遍面临的社会问题。据专家分析预测，至2025年，我国老年人口将达到2.8亿左右，预计到本世纪中叶，80岁以上的高龄老人将超过1亿。人口老

龄化已经成为一个不可逆转的社会问题。它不仅给社会、家庭带来巨大的压力，同时也对我国老年护理事业的发展提出了严峻的挑战。面对人口高龄化发展的趋势，如何增加老年人的自理年限，提高其生活质量，实现健康老龄化，是全球共同努力的目标。

（二）老年照护专业课程设置

根据当前我国国情及老年护理人员应具备的知识和能力要求，老年照护专业课程的设置和构成要本着以能力为本位、以就业为导向、适应老年照护行业发展和从业人员个人发展的原则，围绕老年照护的培养目标设计课程体系，优化重组课程结构，实行课程设置与培养目标紧密连接，达到课程体系的综合性、课程内容的现代性、课程组合的选择性和培养目标的现实性。

1. 优化重组课程

在原有课程基础上，老年照护专业课程将围绕培养目标设计，优化重组课程，拟开设以下课程：护理学导论（含老年照护导论）、基础护理学、老年照护心理学、护理伦理学、老年临床护理学（含内科、外科、神经病、传染病及妇科疾病）、老年精神科护理学、儿科护理学、急救护理学、社区老年疾病管理、康复训练与指导、社区健康教育、中医护理、护理管理学、老年健康评估。既强调老年照护所需的专业基础课程，同时兼顾执业护士考试要求，使学生成为能独立从事老年专科护理工作，并能顺利通过国家护士执业资格证书考试的应用型老年护理人才。

2. 开辟实习基地，完善实习内容

在老年康疗院，学生通过见习、实习在社区卫生服务中心实习完成临床课程。调整实习时间。老年照护专业实习时间为32周，其中16周安排到综合性医院内外妇科实习，培养全科护士基本技能，后16周安排到社区卫生服务中心及老年护理院开展老年疾病管理，老年社区整体护理。通过课程设置将学生的人文素质、职业素质培养融入专业教育的过程中，使学生全面系统地掌握老年照护学科的知识和技能。

通过教学改革，使护理学院进一步明确培养方向，借鉴学校2011计划的平台，在学科建设、人才培养及对今后本专业的科学发展方面必将产生积极的推动作用。我们将不断对人才培养的层次定位、课程设置、师资培养、实验室建设等方面进一步完善，加强护理专业建设、深化专业改革。在此基础上不断优化人才培养方案，实现专业又好又快发展，为社会输送高素质的护理专业人才。

护士执业道德培养的影响因素及策略

熊 伟[①]

（成都医学院护理学院 四川成都 610500）

【摘 要】本文阐述了护士职业道德培养存在的影响因素，包括医护比例对护士职业道德培养的影响；医院收入分配的制度问题影响护士的收入；护士的社会地位与护士崇高的职业精神不相符；护士自身能力的提高对职业道德培养的制约等。文章最后对护士职业道德的促进提出了对策：首先解决阻碍护士职业道德培养的一些影响因素；重视护士心理健康，给予人文关怀；增强护士的法律责任意识；重视护士工作业绩考核，树立榜样等。

【关键词】护士；职业道德；护理管理

护士执业道德是护士在护理工作应该遵守的社会道德，对提高患者满意度及医院形象至关重要[1~4]。尽管不少学者提出加强护士职业道德的若干呼声，并纷纷立足所在医院的实际提出了一些对策，但是护士执业道德培养工作存在的干扰、影响因素却没有引起足够重视。护士要自觉地遵守护士执业道德，这受到医院制度、经济待遇、护士在社会上的地位等诸多因素的影响。因此，在提倡加强护士职业道德培养，开展护士职业道德培养工作之前，充分认识这项工作的影响因素并加以妥善处理就显得尤其重要。

一、护士职业道德培养需要注意的影响因素

（一）医护比例对护士职业道德培养的影响

据《中国护理事业发展规划纲要（2005—2010年）》数据表明[5]，我国医院的医护比呈逐年下降的趋势。在被调查的128所医院中，医护比均未达到卫生部的要求（合理的医护比应是1∶2）。换言之，医生数量多于护士，配置不足的护士要承担起更多的临床护理任务，使护士的工作压力巨大，影响护士的身心健康。医护比问题得不到有效解决，护士的职业道德培养就是空谈，就无法脚踏实地地进行。

（二）医院收入分配的制度问题影响护士的收入

护士往往承担着临床大部分的治疗任务，是医生医嘱的具体执行者。她们同时要面临很多病人的护理任务，其工作的繁琐和分量要比医生大得多。但即使在这样的情况下，

① 作者简介：熊伟（1968—），女，重庆长寿人，学士，副研究员，成都医学院护理学院党总支副书记，主要研究方向：大学生思想政治教育研究。

护士与医生的收入分配却不能体现同工同酬的公平性。医生的收入往往是护士的两倍以上。在这种收入分配的问题上，护士难免产生厌工情绪，导致护理质量下降，甚至一些护士跳槽到其他行业，放弃自己的本专业。这种收入的不平等情况也将大大影响护士职业认同感。职业认同出现问题，职业道德也就受到致命打击。

（三）护士的社会地位与护士崇高的职业精神不相符

护理也是医学专业，护士也是医学人才，但是在事迹工作中，护士则是医嘱的执行者，是给医生“打杂跑腿”的角色。而在不少患者的眼里，护士就是伺候他们的“丫鬟”。在一些医疗纠纷中，一些患者将医生的诊疗失误转嫁给护士，认为是护士造成的，把怒火发泄在照顾自己的护士身上。护士的这种社会地位与护理工作的崇高性和重要性明显不相适应。这必然导致一些护士产生怨言，对自己专的业产生厌烦情绪，进而导致护理质量下降。在护士应有的社会地位没有得到提高之前，谈护士职业道德是不合时宜的。

（四）护士自身能力的提高对职业道德培养的制约

近年来，随着“生物—心理—社会”医学模式[6,7]的提出，人们对护士的角色要求也发生了巨大变化。一名护士要适应时代的发展，病人的实际需求，就必须懂得心理学的护理技能，护理就不再是简单的打针、输液、换药这样传统了，这就对护士自身素质提出了更高的要求。因此，如何提高护士的综合素质和能力，应该在职业道德培养之前进行。护理质量的提高，最根本在于提高护士的专业技能，而不是简单地靠职业道德来实现。因此，护士职业道德的培养，应该将护士个人素质的培养先行。

二、促进护士职业道德养成的一些方法思考

（一）首先解决阻碍护士职业道德培养的一些影响因素

第一，如前所述，医院要合理配置护理人员，使医护比达到合理的比例，减轻因医护比不足带来的护士的工作压力问题；第二，医院的医护收入分配制度应进行改革，用高薪留住护理人才，尤其是骨干护士；第三，加强对护士的精神、物质表彰奖励，对护士职称晋升、在职学习等给予优厚的政策扶持，逐渐提高护士的工作地位；第四，加强在职护士的继续教育，尤其是加强对新入院工作的护士的在职技能培训。

只有很好地扫除摆在护士职业道德培养面前的障碍，职业道德培养才能脚踏实地，不致成为无源之水。

（二）重视护士心理健康，给予人文关怀

护士职业道德出了问题，常常被简单地归因于护士的思想出了问题，用思想政治工作来解决这类问题往往难以奏效。而实际上，护士的一些思想问题的背后，往往是心理问题的体现。护士的心理问题主要来源于工作压力，护理管理工作不能简单地把这些问题归罪护士本人。因此，要给予护士足够的人文关怀，对工作、生活有困难的护士，组织上应主动给予解决和帮助，积极解决护士的一些后顾之忧，能够使她们更加全心全意的工作。因此，重视护士的心理状态，给予实际的人文关怀，有效维护护士的心理健康，

对护士自觉形成良好的职业道德具有事半功倍的效果。

（三）增强护士的法律责任意识

一些刚参加工作的护士存在法律意识淡薄的现象，在工作中害怕脏，拈轻怕重，工作不积极主动，观察不仔细，就容易发生各类护理失误、护理事故。既给护士本人带来麻烦，也给医院造成不必要的负面影响。因此，增强护士的法律意识就显得尤其重要。应结合《执业护士法》、《医疗事故处理条例》，以及《刑法》、《民法》中有关医疗事故责任的相关内容的教育，逐步提高护士的法律意识，有效促进护士职业道德的提高。

（四）重视护士工作业绩考核，树立榜样

制定好科学公平的护士工作业绩考核标准，就是为了更好地表彰、奖励优秀护士。如通过三八妇女节、5.12 护士节等表彰先进护士。医院树立优秀护士的典型和榜样，宣传她们的个人先进事业，组织优秀护士开展座谈和讲座，推广自己的先进技术和经验，以指引、鼓舞其他护士，从而逐步培养护士爱岗敬业、精益求精的良好职业道德风貌。

参考文献

[1] 张雅丽. 升华护士执业道德　提高患者满意度[J]. 中医药管理杂志，2008，16（6）：471-473

[2] 苏晓凤，周烨. 浅谈新毕业护士职业道德教育[J]. 中国中医药现代远程教育，2010，（4）：77

[3] 许仙英，蔡英华. 新时期加强护士职业道德建设的措施[J]. 现代护理，2006，12（6）：565-566

[4] 张景玲. 谈护士的执业环境与职业道德教育[J]. 卫生职业教育，2008，26（15）：89-90

[5] 江华容，于扬，李亚玲. 落实《中国护理事业发展规划纲要（2005～2010 年）》促进医院护理事业发展[J]. 中国护理管理，2008，8（11）：62 61

[6] 杜治政. 生物—心理—社会医学模式的实践与医学整合[J]. 医学与哲学:人文社会医学版，2009，（9）：1-5

[7] 金凤丽. 中医病因学与现代生物—心理—社会医学模式殊途同归[J]. 南京中医药大学学报：社会科学版，2009，（4）：190-193

浅析高校教师的职责

余小平①
（成都医学院公共卫生系　四川成都　610083）

【摘　要】社会经济的发展对高校教师的价值观、人生观带来不少冲击，部分教师对自身职责缺乏全面的认识，在一定程度上影响教学质量，本文就高校教师的主要职责以及如何培养大学生的能力方面作一浅析。

【关键词】高校教师；职责；创新能力；学习能力；自立能力

为了贯彻执行国家中长期教育改革和发展规划，认真落实完成我校“十二五”规划，针对当前社会经济建设浪潮对教育的影响，针对现阶段高校教师的实际情况，达到统一思想，明确职责，树立教风，肃清思想，端正态度，服务学生，团结协调，齐心并进，弘扬“求实创新、知行合一、明德厚学”的办学宗旨，推动成都医学院更快、更好发展。

一、高校教师的职责是什么

教师是一个神圣的职业，教育是关系到振兴中华的大事。搞好教育，教师是生力军，老师是培养合格学生的第一责任人。教书育人是每位大学教师的基本职责。教书是指教师向学生传授科学知识和文化知识、训练学生的技能和技巧、培养学生的能力和智力；而育人是指教师在教书过程中帮助学生树立科学进取的人生观和价值观，使学生具有良好的思想品德。教书必须育人，老师在培养学生的教书过程中，自觉地运用正确的观点和思想去影响学生，为学生提高思想觉悟、奠定科学基础。在育人中促进老师自身的水平，学生掌握知识的过程是一个能动的过程，学生的思想状况和积极性在学习过程中起着决定性的作用。教师结合知识对学生进行正确的理想和世界观的教育，就会大大激发学生学习的积极性，也使老师把书教得更好。

作为医学类预防医学专任教师，根本目的是为社会培养政治思想合格、专业基础过硬的预防医学应用型人才，以满足社会的需求，更好地促进人民健康和社会和谐。因而应以德育作为教育的灵魂，只有通过专业知识的传播、管理和言传身教，才能达到培养合格的专业人才的目的。

---

① 作者简介：余小平（1970—），男，重庆开县人，教授，博士，成都医学院公共卫生系主任，主要研究方向：高等教育管理，免疫学。

二、高校教师着重培养大学生哪些能力

胡锦涛同志指出，全面实施素质教育，核心是要解决好培养什么人、怎样培养人的重大问题，这应该成为教育工作的主题。党的十八大报告提出，要全面贯彻党的教育方针，坚持育人为本、德育为先。最关键、最基本的是人的能力。我认为高校教师应该重点培养学生的交际能力、创新思维能力、掌握信息能力、学习能力和自立能力等方面的能力。

（一）交际能力的培养

1. 充分发挥“思想品德课”教学主渠道的作用

教师在教带过程中要有意识地给学生讲清，要求学生必须明确人际交往的重要性及应遵循的一些基本原则与技巧。这些原则和技巧不但在学习期间“管用”，将来走上社会也一样“灵验”。这些原则主要包括：平等尊重的原则，诚实守信的原则，宽容待人的原则等等，特别是要让学生深刻理解或讨论如何处理好竞争与合作的关系。

2. 教师要在提高学生人际交往能力方面发挥重要作用

高校教师在很多方面不等同于中学教师，学生对教师的了解不是很多，特别是新入学的学生对高校教师的印象是一片空白，教师及学生管理人员要真诚的关心学生、爱护学生、尊重学生、相信学生，那么这种良好的师生关系本身就具有教育功能。

3. 针对性地开展交际方面的活动

通过党支部、共青团及学生会等组织有针对性地开展相关活动，这样可以使一些性格内向的学生走出“自我封闭”的状态，慢慢融入研究团队这个集体之中。此外，在不影响学生学习的情况下，也可以鼓励学生走出校园，到社会上去锻炼，或去做勤工俭学。

4. 要重视情商的培养

“学习好”或者说“智商高”的学生未必都能在工作中干得出色；而那些“情商”高的学生往往能很快得到领导和同事的认可。当然如果情商与智商的水平都很高，就会游刃有余，如鱼得水。

5. 医学专业的教学过程中渗透交际的思想

通过德育教育或一些专门培训，注意培养交际能力和技巧；也可以结合其他的专业课来培养和提高学生的人际交往能力，特别是培养学生的团队协作精神。

（二）培养学生的创新能力

创新能力主要表现为：良好的思维品质；独立的个性特征，如怀疑精神、创新意识、不迷信权威；优良的意志品质；强烈的求知欲；不竭的进取精神。创新能力较强的学生往往显示出首创性、感觉敏锐、洞察力强、能独立判断、能接纳新经验、持怀疑态度等。这些都是为创新所需要的，称之为创新个性。创新个性具有相当的完整性和持久性，对

学生今后的发展将产生积极的和决定性的影响。

为了塑造学生的创新能力，在教带过程中应做到：保护学生的好奇心，解除学生对错误的恐惧心理，鼓励独创性与多样性，鼓励幻想；鼓励和有创造力的人接触。例如结合我国当代的科学家为祖国的强大而奋发拼搏的生动事迹，激发学生勇于探索、积极进取的科学热情。这对学生创新能力的培养起着极其重要的作用。

(三）培养学生掌握信息的能力

1. 鼓励学生参与计算机辅助教学（CAI）课件制作

医学类的基础课程，多数内容比较抽象、枯燥、乏味、易忘，讲解起来较难达到一定深度。学生作为受教者参与制作的多媒体课件，更贴近学生所需。学生参与制作多媒体课件，不仅有助于巩固医学专业的基础知识，而且能熟练掌握从简单的PowerPoint、Word到复杂Flash、Authorware等常用计算机多媒体软件的使用技巧，并在制作CAI课件过程中不断发现问题、解决问题，大大提高学生个人学习的能力和解决实际问题的能力，同时使学生掌握的信息化水平有力、有序地得到了提升。

2. 鼓励学生参与网络课程的制作、发布和维护

当前教育信息化，校园数字化已成为高校教育趋势，要实现医学教育现代化，就必须先实现医学教育信息化。医学教育信息化离不开网络，离不开医学网络课程，多数国内院校的多数课程都相继建立了自己的教学网站，为学生提供自主学习的场所。网络课程不仅成为学生学习医学专业知识的场所，而且成为学生学习、掌握、应用网络知识的平台，更是学生实现价值、展现自我的最好舞台。例如，学生可通过参与《预防医学》网络课程的制作、发布和维护，学习、掌握和应用Frontpage、Dreamweaver、ASP、SQL数据库等信息技术。医学教育信息化不应仅仅是学校、教师的信息化，更应包含学生的信息化。

(四）培养学生的学习能力

在教学方式上，老师应“以学生为主体，以学生的发展为中心”，把课堂还给学生，注意构建和谐、民主的课堂教学氛围，使师生交往的心理状态达到最佳水平，以保证学生心情舒畅。过去，我们主要开展了PBL、CBL等教学法，倡导启发式教学、民主讨论式教学，可以开放的课堂为学生创设一种和谐生动的气氛，以调动学生的主动性、自觉性，激发积极的思维，使各种智力和非智力的创新因子都处于最佳活动状态，从而提高教学效率。这种教学方式，表现在老师与学生的交互作用中。在理论课堂上，既要让学生自己独立探究，也要让师生一起交谈、讨论，达到师生之间、生生之间、个人与集体之间的互相交往，互相沟通；也可运用研究小组学习的探究形式，使每个学生都有明确的学习任务。

(五）培养学生的自立能力

学生自主能力的培养，首先是教育观念的创新，教育者必须有浓厚的创新意识。要把过去以“授业”为主的教学方式转变为启发学生对知识的主动追求。实行启发式和讨

论式教学，激发学生独立思考和创新的意识，切实提高教学质量；同时，要尊重学生的个性，承认学生的兴趣和性格的多样化，在此基础上，开展创造性教学活动，营造民主、宽松的创新氛围，激发学生独立思考，对学生的评价要以促进和激励创新能力和自主能力的发展为主导。积极创造条件，让学生积极参与教学过程，以使学生从被动学习转变为主动学习。

总之，作为高校教师，一定要增强责任感、发挥老师的指导和引领作用、与学生互动、自我修行。深刻理解“学生不仅是学校的产品，更应该是老师的作品”、“不要问学生为老师做了什么，而要问老师为学生的成才奉献什么”。有这样意识的教师一定能履行高校教师的职责。

医学院校应用心理学本科专业实践教学体系的建构与探索

李彦章[①] 陈 孜
（成都医学院心理学系临床心理学教研室 四川成都 610500）

【摘 要】如何在医学院校办出应用心理学专业的优势和特色，一直是当前比较关注的问题。本文根据近年来的探索，从课程建设、实践教学模式、教学方法的改革、实践基地建设等方面对医学院校应用心理学本科专业的实践教学体系的建构进行了探讨。

【关键词】实践教学体系；应用心理学专业；专业教育；医学院校

自 2001 年教育部批准全国第一批 9 所医学院校设置应用心理学专业以来，至 2009 年 7 月底，已有 50 多所医学院校开设应用心理学本科专业[1]。这不仅是学科建设的需要，也是社会发展的需要。医学院校的应用心理学的本科专业方向多为临床心理学或心理咨询，主要培养可以从事心理评估与诊断、心理咨询与治疗、心理辅导与保健的专门人才。可见医学院校应用心理学专业与综合性大学、师范大学应用心理学专业的定位不同，医学院校更强调技能，强调面向问题的社会实践训练。但多数医学院校由于各种原因，并没有发挥出自己的特色，在专业教育上则比较重视医学教育[2]。在实践方面，由于投入少，重视理论等问题[3, 4]，许多医学院校多注重对知识的传授，忽略对实践能力的培养。实践教学体系难以形成。国家中长期教育改革和发展规划纲要（2010—2020 年）明确提出高等教育就是要全面提高教育质量，扩大应用型、复合型、技能型人才培养规模。我校作为普通省属高等院校，2005 年开始招收应用心理学本科专业，非常重视实践教学体系的建构。从实践课程建设、实践教学模式、教学方法和实践基地建设等方面进行了积极探索，现作一一介绍。

一、加强课程建设，优化实践教学课程体系

我们认为医学院校应用心理学本科专业培养的学生，不仅理论基础知识杂实，也具有良好的专业技能——必须以“学”、“术”并重。据此我们对培养方案进行了修订，着重对选修课程进行调整，提出模块式教学方案。一、二年级学生与其他大学学生一样，均需要学习专业基础（包含医学与心理学专业基础课程）和专业必修课，夯实专业基础，

---

① 作者简介：李彦章（1971—），女，四川广安人，博士，教授，心理学系主任，主要研究方向：心理学的教学与研究。

养成良好的心理学实验习惯。进入三、四年级后，学生除继续学习专业必修课外，根据其兴趣爱好，自己选择选修课程模块进行学习，督导老师可提供建议。目前，我系开设了 28 学时的专业选修课，有三个选修课程模块：临床心理（心理辅导）方向；社会心理方向和心理学研究方向（对有志于深造的学生开设）（如图 1 所示）。每个选修课程模块不仅拓展了学生的专业知识，还能提升学生的心理诊断、心理咨询与治疗、心理学调查与研究等实践能力。

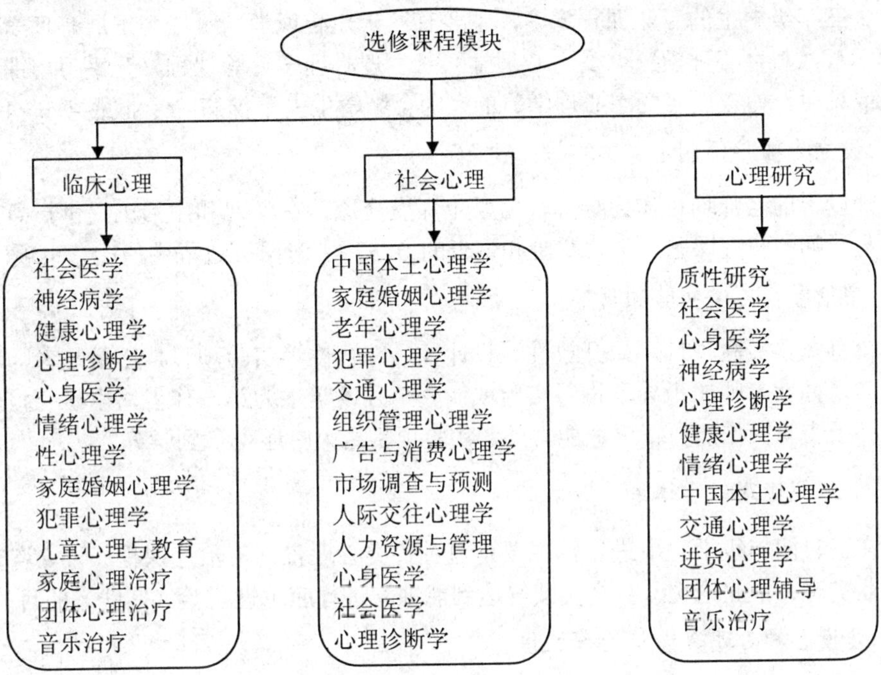

图 1　应用心理学本科专业选修课程模块图

二、注重目标管理，细化实践教学目标

我们认为，医学院校应用心理学本科专业需要达到的基本技能是能胜任心理辅导、心理咨询与治疗、心理保健等岗位的经验和能力，主要表现为心理测量、心理诊断、心理咨询与治疗等能力。因此，实践教学体系需围绕这个目标设定。为此，我们需进一步加强实验室建设，目前我们已设有基础心理实验室、心理测评室、ERP 脑电实验室、眼动实验室、生物反馈实验室、心理咨询室、音乐治疗室、沙盘治疗室等，并据此建构了阶段式的三级实践教学模式。

（一）一级实践教学模式

一级实践教学模式主要针对一、二学年学生进行。通过心理学主干课程，如《基础心理学》、《实验心理学》、《心理学研究方法》、《心理统计与 SPSS 软件运用》等的学习，激发学生对心理学专业的求知欲和兴趣。本阶段注重学生自主学习能力的培养，强调通过规范的心理学实验，使学生获得基本心理实验的能力和心理研究方法的训练，养成严谨、细致的研究作风和习惯。

（二）二级实践教学体系

二级实践教学体系主要在二、三年级学生中进行。此阶段开始引导学生进入专业领域，注重学生专业实践能力的培养。我们主要是通过以下几种方式达到此目的。

1. 专业课程的学习和见习

二、三年级学生的专业课程增多，主要有《认知心理学》、《毕生发展心理学》、《人格心理学》、《教育心理学》、《变态心理学》、《生理心理学》等课程，几乎每门课程均安排实验或见习。如教授《变态心理学》的老师会带学生去精神病院专业见习3～4次。

2. 设立专业导师制

讲师以上的老师均可作为导师，与学生深度交流，在学习和生活上提供指导。鼓励学生参与导师的研究课题，学习实验和调查的方法，了解研究过程中的注意事项。

3. 申请学校各类实验项目

学校有多项实验项目，如开放性、设计性、综合性等实验项目，主要是老师申请，学生参与，并在老师的指导下进行实验或调查，且以学生为第一作者写出研究报告。学生除提高了实验操作能力、调查能力外，实验项目结束时还可拿到学分。

（三）三级实践教学体系

多在三、四年级学生中进行，主要是通过各类心理咨询与治疗课程、设立咨询督导制、专业实习、毕业论文、社会实践等达到能独立进行应用性实验（实践）的目的。

1. 开设各种心理咨询与治疗课程

我校开设的有关心理咨询与治疗的专业必修课程有《心理咨询与治疗导论》(6学时)、《心理咨询与治疗实务》（5学时）、《心理危机干预》（2学时），还设有《家庭心理治疗》、《团体心理辅导》和《音乐治疗》等选修课程。学生的学习兴趣高，效果良好。

2. 设立咨询督导制

自三年级起，在接受课程学习的同时，对心理咨询有兴趣的学生每周均接受一次经验丰富的专业老师和辅导中心老师的培训。培训合格后，开始在辅导中心值班，在老师的指导下进行朋辈心理辅导。学生反映这种方式能很好地把理论与实践结合起来，大大提高了实践能力。

3. 专业实习和毕业论文

学生通常在三年级末选定好感兴趣的毕业课题，并随之选定对此毕业课题有一定经验的论文指导老师，然后在老师的指导下有目的地选择专业实习地点，并着手毕业论文的研究和写作。

三、提倡多元的、自主的（实验）实践教学方式和方法

改变传统式的、只注重学生知识点熟练程度的老师的说教式课程教学方式，采用多种教学方法和方式，培养学生“主动实践”理念，加强学生的思维训练和自主学习能力的培养。

（一）角色扮演法

在《精神病学》、《心理诊断学》等课程中，我们采用角色扮演法进行教学。老师扮演病人，学生扮演医生进行询问，其他同学则作为临床督导，事后对扮演医生角色的同学的问询方式和方法进行评价，老师在其中起引导作用。

（二）小组讨论报告法

在《人格心理学》、《变态心理学》等课程中，学生分组（被分为5～6个小组）在课后查找资料、讨论，并制作PPT在课堂上进行报告。学生课后反映这种方式使他们不再被动地接受知识，而是有意识地主动学习，学习效果更好。

（三）课程内见习

学生到精神病院等地见习时，医院均会准备几个案例。学生对病人进行询问，然后通过综合自己所看、所问、所学、所思而获得的信息了解病人的病因、临床表现，并对治疗方案进行讨论。通过这种教学方式，学生的学习兴趣有所提高，学习热情高涨，思维主动性也逐渐增强。

（四）朋辈心理辅导

经选拔的心理学系的高年级学生在大学生心理健康辅导中心作为朋辈心理辅导员参与心理咨询活动，主要采用个人和团体心理辅导方式解决大学生日常生活中的心理困扰。由于朋辈辅导员相近的年龄、生活经验和价值观，不仅比较容易得到来访大学生的认同，有助于咨访双方自我成长和自我认识，也有效地调动了朋辈辅导员的学习积极性，提高其专业实践能力。

四、注重实践基地建设

从应用心理学本科专业开办以来，我们非常重视实践（实习）基地建设，除利用我校附属医院和大学生心理健康辅导中心作为固定的实践（实习）基地，给学生提供基本的实践（实习）条件外，还根据本专业培养计划，结合学科建设规划，大力开拓不同实践内容的实践基地。目前我们已经开拓了医院、中小学校、少年管教所、企业等单位作为实践（实习）基地。拟采用轮转方式，使学生能在两个实践基地以上锻炼学习。

综上所述，通过实践教学课程建设、实践教学模式建设、教学方法的创新和改革以及实践教学基地建设，不仅提高了应用心理学本科专业学生的综合素质和专业能力，也加强了学校与社会的结合，为学生创造良好的实践环境。同时也通过社会的反馈意见，

可进一步调整优化实践教学体系，从而真正达到“学”、“术”并重的目的。

参考文献

[1] 王铤，杜文东. 医学院校设立心理学专业的思考与建议[J]. 医学教育探索，2010，9（1）：42-44

[2] 冯辉. 医学院校应用心理学专业学生课程体系改革研究[J]. 医学信息，2010，23（10）：3733

[3] 王玉花，赵阿勐. 医学院校心理学实验教学体系的构建研究[J]. 齐齐哈尔医学院学报，2009，30（22）：2812-2813

[4] 王龙. 应用心理学专业实验课程与教学改革探索[J]. 中国成人教育，2006，2：125-126

（原载《西北医学教育》2012 年第 1 期）

高校思想政治理论课实践教学研究述评

张　俊[①]　郭　薇　蒋　丽

（成都医学院思想政治理论教学部　四川成都　610500）

【摘　要】国家“05新方案”的实施，将思想政治理论课的改革推向了前台，而实践教学的改革则是其中的热点和难点。学界紧跟时代前行的步伐，在实践的基础上提出了许多有价值的思路和对策。本文通过对这些研究成果的梳理及其成绩与不足的评述，以期为推进高校思想政治理论课实践教学的改革提供借鉴。

【关键词】思想政治理论课；实践教学；改革

国家“05新方案”将高校思想政治理论课的改革推进到了一个新的阶段。当前，以培养责任心、创新精神和实践能力为目标导向的大学思想政治理论课教学呈现三大特点：教学活动的研究取向，教学活动的互动取向，教学活动的实践取向；而实践教学既是思想政治理论课教学改革的重点，也是其难点。学界从培养可靠接班人的战略高度就实践教学的意义、内涵、教学目标、教学模式、教学基地、教学机制、教学评价、问题与对策等多个方面进行了有益的探索，取得了大批研究成果。本文拟对这些研究成果进行梳理，并对其成绩与不足作一评述，以期为推进高校思想政治理论课实践教学的改革提供借鉴。

一、总态势——研究面逐步拓展，质量稳步提高

思想政治理论课是对大学生进行系统的马克思主义理论和思想政治教育的主渠道、主阵地。以知网数据库1990～2012年为时间段，并列检索“两课”与“实践教学”，将搜到相关记录214条，至2002年方有理论成果面世；并列检索“思想政治理论课”与“实践教学”，将搜到相关记录2155条，至2004年方有理论成果面世。本研究之所以分别以“两课”和“思想政治理论课”为主题词进行检索，是因为2004年中共中央国务院颁布的《关于进一步加强和改进大学生思想政治教育的意见》正式将“98方案”中的“两课”统称为“思想政治理论课”，因此学界从2004年起，更多地采用“思想政治理论课”的提法、文献检索须从两方面同时进行，方能全面反映在实践教学这一时期的研究成果。从文献检索看，实践教学研究呈现三大特点：

基金项目：成都医学院教改资助项目（JG201004）。

① 作者简介：张俊（1967—），男，汉，四川西充人，成都医学院思想政治理论教学部主任、教授，主要研究方向：思想政治教育与马克思主义中国化理论。

一是研究量稳步上升并逐步趋热。文献检索显示，研究成果数从2002～2012年逐年递增，并从2008年全面升温。

二是研究面较广。既有对不同层次的大学开展研究的，也有对各门课程进行研究的；既有教学一线教师开展研究的；也有管理者或学界开展研究的，既有从总体上开展研究的，也有从各个环节、各个方面开展研究的。

三是研究内容更深入、质量愈来愈高。有些研究还是国家社科基金或教育部研究课题，从一般性论述，深入教学体系、教学管理、教学考评等。有学者还进行了实证研究，发现不同年级、不同性别对实践教学形式有不同喜好[1]。

研究中还有一个问题应引起我们的关注，为何20世纪八九十年代至2002年以前没有理论成果面世，在2004年后研究成果却快速上升？据查证，从20世纪80年代初开始，为引导青年学生关注社会，走与工农相结合的道路，共青团率先倡导在大中学生中开展暑期社会实践活动。尽管理论与实践相结合是大学生思想政治教育的基本原则，但这一理念并未全面引入教学环节，直至1998年出台的高校“两课”课程建设新方案指出，“要加强‘两课’教学内容和教学方法的改革……从理论与实践的结合上进行教学，引导学生学习、思考和研究”，学界才开始从教学的视角探讨“两课”实践教学的思路和做法。由于实践上升为理论需要一个转化过程，直至2002年才有理论成果面世并逐年升温。这一方面说明随着时代的发展，实践教学在思想政治理论课中的地位日益突出；另一方面也说明16号文件对我国高校思想政治理论课改革的强大推动作用，同时也反映了学界的敏锐性。可以预见，随着我国高校思想政治理论课改革的深入，实践教学领域将会涌现出大量有分量、有深度的研究成果。

二、是什么——关于实践教学内涵的探讨

准确把握实践教学的科学内涵是进行科学研究的前提，也是全面指导和深入开展实践教学的理论支撑，并对理清实践教学与理论教学、专业实习、社会实践、校园文化活动等的关系，推进实践教学的深化与发展，具有重要的理论意义和现实价值。

目前，学界对思想政治理论课实践教学的定义没有统一标准，在研究此问题时众说纷纭，概括起来主要有三种观点。

第一种观点认为，实践的本质就是实践主体的亲身参与，凡是学生作为主体积极主动、亲身参与的教学活动，皆属于实践教学的范畴。如有学者认为，思想政治理论课实践教学是寓教于“行”的教学过程和教学方法，是以理论知识为依据，以强调创造性和实践性的主体活动为形式，以激励学生主动参与和主动思考为特征，通过引导学生有目的地参加课内与课外、校内与校外的各种实践活动，对社会现实生活广泛参与和体验，使其主观世界得到感性的再教育和主体能力得到优化的过程和方法[2]；有学者认为，实践教学从内容上讲必须和所讲授的理论有内在联系，是理论教学的深化或拓展；从目标上讲是通过培养使全体学生提高综合素质和全面发展；从形式上讲，是在教师的指导下，学生动口、动手、动脑的活动或者是师生的教学互动[3]。

第二种观点将实践教学定位于社会实践活动。有学者认为高校思想政治理论课的实

践教学，是指在教师的指导下，依据课程的教学内容和要求，以组织和引导大学生主动参与实际生活和社会实践、获得思想道德方面的直接体验为主要内容，以提高大学生思想道德素质为目标的教学方式或教学环节[4]；也有学者认为“两课”实践教学与课堂理论教学有所区别，“两课”实践教学是利用社会实践空间组织的教学活动，主要采取实地参观、社会调研、社会考察、社区共建等形式开展教学[5]；有的学者就实践教学与理论教学进行了比较，认为理论教学是课堂的主要任务，要全面、系统地向学生讲授、灌输理论知识，致力提高学生的理论素养，实践教学则应走出课堂，开展形式多样、内容丰富的实践教育活动，走进学生的生活[6]。

第三种观点认为，“实践教学内涵有广义和狭义之分”[7]。狭义的思想政治理论课实践教学是区别于传统的思想政治理论课课堂理论教学的一种教学模式。广义的思想政治理论课实践教学是指除了进行理论教学之外的所有与实践相关的教学方式，可以体现在思想政治理论课的课堂教学之中，更多地体现在思想政治理论课的课堂教学之外[8]。

由上可见，学界对思想政治理论课实践教学概念的界定混乱、内涵不清，使实践教学的研究“缺乏学术规范和学术标准，研究内容偏离研究主题，对实践的指导缺乏说服力”[9]。第一种观点对概念的界定存在泛化倾向，将理论教学方法的改革如案例教学、参与式教学、听报告等纳入实践教学范畴，挤占甚至取代了真正意义上的实践教学，易使实践教学流于形式；第二种观点对概念的界定过窄，将一些本属于实践教学的校园实践活动排斥于外，影响了实践教学的全面开展。本文认为，实践教学与理论教学作为一对矛盾统一体，应以获取直接经验或间接经验为主要标志，凡是获取间接经验的教学活动即为理论教学，凡是获取直接经验的即为实践教学。这种界定不仅避免了概念外延的交叉，也符合国家提倡实践教学的初衷。

三、为何研究——关于实践教学地位与作用的探讨

对实践教学地位与作用的认识，不仅关系到对待实践教学的态度，还关系到怎样确定实践教学的目标，进而影响实践教学的质量。对于实践教学的地位，学界主要有两种观点。一种流行的观点认为，实践教学是理论教学的延伸和补充，如“把实践活动看做是‘两课’课堂教学的载体和理论教学内容的延伸”[10]，“理论教学是实践教学的前提和基础，实践教学是理论教学的延伸和补充。”“实践教学只是理论教学的辅助环节和手段”[11]等。另一种观点认为，实践教学是相对独立的课程体系，与理论教学具有同等的地位，如“实践教学与思想政治理论课程具有不可分割的联系，但从课程本质上看，实践教学与理论课程是两类不同的课程，前者不是后者的简单补充或延伸。”[12]有的学者还就思想政治理论课实践教学与理论教学的关系作了论述：“在高校思想政治理论课教学中，课堂教学是基础，如果敷衍课堂教学，思想政治理论教学就会失去根本；实践教学是深化，如果轻视实践教学，思想政治理论教学势必流于空谈。只有高水平的课堂教学和高质量的实践教学有机结合，才能切实提高高校思想政治理论课的实效性。”[13]可见后一种观点更深刻，有利于实践教学的专门化和规范化。

关于实践教学的作用，学界普遍认为，思想政治理论课实践教学“在增强学生学习主动性、提高教学的实效性上发挥着重要的作用”[14]，因此呼吁进一步加强实践教学，

使理论教学与实践教学有机结合，互相促进，共同育人。一是从国家人才培养的战略高度看重要性，认为实践教学“有利于激发学生个性的发展，培养学生的创新精神，帮助学生运用理论分析、解决社会和生活实际问题，促进学生综合素质的提高”[15]。二是从思想政治理论课改革的内在需要看紧迫性，认为“只有深入开展实践教学，引导大学生把握时代的脉搏，才能体会到变的是什么，不变的是什么，变的依据又是什么，才能在感性上把握‘两课’的理论内容的精髓所在”[16]。三是从大学生成长成才的背景看现实性，认为现代社会是一个信息社会，“在互联网上，不同的政治文化观、道德观、价值观都有充分的表现。这些新的变化对高校‘两课’教育教学提出了严峻的挑战。学校只有直面各种社会信息，善于对学生进行正确引导，提高其道德是非判断能力，才能促进学生的健康发展”[17]。

本文认为，实践教学与理论教学在总体目标上是一致的，它们都是思想政治理论课的有机组成部分，相辅相成、相互促进、相得益彰，各自发挥着不可替代的作用，不应有主辅之分。此外，实践教学与理论教学的关系、与日常思想政治教育的关系、与学生工作部门开展的社会实践的关系等还需作深入探讨。

四、研究什么——关于实践教学体系的探讨

实践教学作为一种相对独立的教学形式理应有其完整的教学体系，在研究中应坚持系统论的观点，不仅从各个具体层面探讨实践教学，更应从整体上探讨实践教学体系的构建。只有这样才能高屋建瓴，有效指导实践教学活动的开展。

关于实践教学体系的构成，目前学界认识不一。有学者认为，思想政治理论课实践教学体系是包括思想政治理论课实践教学的思想体系、资源体系、方法体系、过程体系、考核体系在内的实践教学工作和活动的总称[18]。有学者认为实践教学体系应由五个方面的内容构成：目标体系、内容体系、方法体系、评价体系和保障体系[19]。也有学者提出思想政治理论课实践教学体系由六大要素构成：实践教学主导、实践教学主体、实践教学目标、实践教学内容、实践教学管理和实践教学保障[20]。本文认为实践教学体系主要应包括五个方面的内容，即教学目标、教学原则、教学模式、教学保障和教学评估等，其中教学目标是核心，教学原则基础，教学模式是依托，教学保障是支撑，教学评估是动力。

就教学目标而言，有学者提出四大目标较具代表性，即知识目标，能力目标，成才目标，教育目标[21]。就教学原则而言，有学者提出“双轨”并存原则，“双轨”同步原则，“双主体”（师生）原则，“双重契合”原则[22]；有学者提出系统性、综合性、开放性原则[23]；也有学者提出统筹性、适应性、综合性与选择性、拓展性四大原则[24]。就教学模式而言，有的根据教学场地的不同分为课堂实践、校园实践、社会实践三种实践教学模式[25]；也有的分为校内实践教学和校外实践教学两种教学模式[26]；有的从组织方式界定教学模式：采用集中与分散相结合的“以面为主，以点促面，点面结合，共受教育”的模式，并根据教学目的的不同将教学类型分为三种：以思想教育为主，以服务社会为主，以培养能力为主[27]；有的提出“以课程专题调研为主线，以引导式、参与式和研究式教学为特点，以学生团队学习为主要组织形式，以过程教育为重心的思想政治理论课实践教学模式”[28]。就教学保障而言，有学者提出“实践教学保障即为实践教学良性运

行所提供、创设的精神氛围、基本制度与物质条件的总和，主要包括舆论保障、领导保障、经费保障、制度保障和实践场所保障等”[29]。就教学评估而言，考评制度往往是教学各环节的指挥棒，考什么和怎么考决定了教什么和如何教的问题，有学者从评价对象探讨评价体系的建构，主张从学校评价、教师评价和学生评价等三方面构建思想政治理论课实践教学评价体系[30]；有学者提出从师生两方面着手[31]；有学者提出评价机制要有“评价的主体或机构，评价的指标体系、评价的奖惩办法。从制度化的层面讲其评价的内容应该包括：实践内容的选择，实践计划的设计，实践实施过程，实践总结，参加实践同学的书面作业，以及社会影响等”[32]。

本文综合检索文献和实践认为，实践教学的目标应是：深化理论知识、认清国史民情、坚定理想信念、增强创新意识、提高运用能力；教学原则应是：现实针对性、全员参与性、自主创新性、学用结合性和校社互动性五大原则；教学模式应是：模拟式、竞赛式、调研式、参观考察式、勤工助学式和义务服务式等；教学保障为：组织保障、经费保障、师资保障、基地保障和制度保障等；教学评价应体现在学校、教师和学生三个方面，对学生的考评应特别强调教学过程的参与度、团队意识和运用理论分析解决现实问题的创新能力等。目前关于实践教学体系的研究还有待规范化和深入探讨，如实践教学体系应由哪些要素构成，各要素的具体内容及其相互关系等。

五、怎么办——关于实践教学存在的问题与对策探讨

只有全面弄清实践教学存在的问题，方能做到对症下药，增强研究的针对性和操作的实效性。目前在许多高校的“学工队伍与思想政治理论课教师处于各自为政、分兵作战的状态，没有形成合力，无分工合作与统一协调，致使在时间、精力和经费上存在浪费现象，这也影响了实践教学的效果”[33]。有学者将实践教学存在的问题归纳为“组织上缺乏规范性、时间上缺乏连续性、学生参与上缺乏广泛性、教学方式上缺乏多样性、考核评价上缺乏系统性、活动结果上缺乏实效性”[34]六大不足，有学者归纳为“参与上缺乏广泛性，时间上缺乏连续性，组织上缺乏规范性，实施上缺乏实效性”[35]四大不足，这些归纳较具代表性。为此，学界从多个方面提出了对策：

（一）建立和完善组织机构和管理体系

健全的组织管理机构，是全面完成教学任务的组织保障。有学者倡议要与理论教学一样，“建立起从学校思想政治理论课领导小组（或教学指导委员会）、学校教务管理部门、院系（部）教务办（或成立实践教学指导委员会）、教研室四级管理体系”[36]，同时“要纳入教学计划，有统一的大纲，有规定的内容和学分，有完整的课表安排，教师要有明确的任务和分工……以确保实践教学的顺利进行”[37]。有学者提出五化：组织安排制度化、实施过程规范化、实践形式多样化、学生选题个性化、成绩测评科学化[38]。有学者还将管理理论引入思想政治理论课实践教学中，以期改变传统的教学管理模式，即：①以学生为中心，树立新的教育教学服务质量观；②以人为本，全员参与教学质量管理；③充分发挥管理部门的组织协调与领导作用；④实行全学校、全方位教学质量管理；⑤不断改进和创新提高教学质量；⑥加强全过程质量监控[39]。

（二）整合学校和社会教育资源形成育人合力

相对于大学生的需求而言，实践教学资源始终是有限的，这就要求高校要懂得并善于统筹实践教学力量和教育资源，编制统一的实践教学计划和教学方案，做到优势互补，资源共享，分工协作，形成合力。这样，“不仅可以充分利用现有的社会实践教学资源，而且可以缓解思想政治理论课实践教学在时间安排上的困难，还可以解决组织和指导社会实践教学的力量不足等问题，为思想政治理论课的社会实践教学创造条件”[40]。为此，有学者提出五个结合，即思想政治理论课实践教学应与专业学习相结合、与服务社会相结合、与勤工助学相结合、与择业就业相结合、与创新创业相结合[41]。有学者针对实践资金不足、教学资源短缺等问题，提出成立“两课”实践教学资源挖掘小组，建立“实践资源库”，由“实践资源挖掘小组”，选取有典型意义的对象进行调研，对其过程进行摄像，建立并不断更新“实践资料库”，尽可能保持“实践资料”的原汁原味，拿回课堂让全体学生观看，让学生针对调查的问题进行研讨，从而达到理论联系实际的目的[42]。

（三）培养一支优秀的师资队伍

教师是实践教学的主导者，教师的态度和教学组织能力直接关系到实践教学的效果和质量。事实上，与理论教学相比，实践教学的复杂性和特殊性决定了对任课教师有更高的要求，要求教师不仅具有强烈的育人意识，还要具有自觉奉献的精神；不仅具有扎实的理论功底，还要具有解决现实问题的能力；不仅具有组织策划能力，还要具有交往和指导能力。然而“现有的‘两课’教师梯队情况还不足以适应有效组织、安排实践教学活动的要求”[43]。学者一致呼吁加强对思想政治理论课教师素质的培训，“高校有关部门应有计划、有组织地对思想政治理论课教师进行实践教学相关理论知识和技能的培训，包括不同院校及同校教师间实践教学的展示和交流，甚至实践教学做得好的有经验的教师带领培训教师真正‘走出去’，去实践感受实践教学”[44]。“只有系统地不断提高大学教师思想品德、理论素养和社会实践能力，才能真正使‘两课’实践教学取得预期的效果”[45]。

（四）加强实践教学基地的建设

教学基地是实践教学的硬件条件，教学基地建设好了，才能从机制上保证思想政治理论课实践教学的持久性和规范性。有学者提出基地建设四大原则，即稳定性原则、典型性原则、因地制宜原则、互惠合作原则[46]。有学者根据教学目的提出教学基地建设，即建成与思想政治理论课课程体系相关联的教学基地，建成与学生的思想成长密切相关的教学基地，建成与国家重大理论和实践课题有关的教学研究基地，建成与本地区经济和社会发展相联系的教学实践基地[47]。有学者提出实践教学一体化的设想，做到实践教学学时规定上的协同性，实践教学内容上的层次性、序列性，实践教学形式上的务实性、多样性，学生实践环节成绩评定的规范性，实践教学组织实施责任人、监管责任主体的明晰性[48]。有学者提出，思想政治理论课实践教学基地除应有稳定的建设经费外，应本着互利互惠的原则，经过双方建设单位的讨论、协商，以协议书的形式确定各自承担的职责与义务，双方要加强联系，建立定期交流的制度[49]。

(五)建立科学合理的实践教学评价体系

由于理念和实际的局限，过去的教学评估体系中没有包含思想政治理论课实践教学的内容，根据思想政治理论课实践教学作用和地位的凸显，学者普遍认为有必要建立一套相对独立、完整、科学合理的评价体系，作为实践教学的评价标准。有学者提出从两方面进行评价：一是加强对学生实践教学学习效果的评价，将终结性评价与过程性评价结合起来，既注重终结性评价，更注重过程性评价，尤其要考评学生思维发展的变化。二是加强对教师实践教学效果的评价，把对思想政治理论课教师的实践教学效果的考评纳入对教师教学工作的评价范围之列，注重引导发挥教师在实践教学中的积极性、主动性与创造性。有学者还进行了深入的学理探讨，指出：新时期高校思想政治理论课实践教学考核评价的思想来源是马克思主义经典作家关于实践的理论与人的本质思想；教育价值是教学客体满足教学主体需要关系的价值选择；首要任务是用马克思主义的立场、观点、方法分析和解决实际问题的能力；根本目的是引导学生树立马克思主义的世界观、人生观和价值观，成为社会主义事业的建设者和接班人，并主张转变“复合型”考评体系，立足学生“综合素质”的考评，依据社会发展和人的发展需求，以全面提高学生的基本思想政治素质为目的，以培养学生的创新精神和实践能力为重点，以尊重学生的主体性、开发人的潜能、形成健全个性为根本特征进行全要素考评，建立完善的评价模式[50]。

从总体上看，实践教学已成为思想政治理论课教学研究的热点，研究成果愈来愈丰富，但从某种程度上讲，当前思想政治理论课实践教学还未进入高校教学改革研究范畴的“主流”，或者说教育教学研究对实践教学领域还缺乏足够的关注，与思想政治理论课的战略定位严重不符。一些带全局性的问题需要在今后的研究中作深入探讨：一是关于实践教学的内涵与外延需作科学的界定，教育部应组织专家深入研究；二是需要理清实践教学与理论教学、校园文化活动、社会实践等诸对范畴的关系；三是关于实践教学从大纲制定到组织动员、基地建设、指导实施、考评奖励等运作的规范化问题，以增强研究成果的操作性；四是需要在某课程、某领域、某方面、某层次研究的基础上，从全国实践教学的广阔视野作更高层次的理论概括与抽象，以指导全国的实践。

参考文献

[1] 陈勇江. 思想政治理论课实践教学的基本形式及其新框架的构建——基于南京高校的实证调查[J]. 辽宁教育研究，2008，11：124-126

[2] 柳礼泉. 论思想政治理论课实践教学的形式[J]. 思想理论教育导刊，2007，3：66

[3] 孟彩云. 高校政治理论课实践教学方法探微[J]. 安阳师范学院学报，2004，6：85

[4] 黄焕初. 高校思想政治理论课实践教学环节的界定[J]. 江南大学学报（人文社会科学版），2005，(4) 6：99

[5][16] 马进甫. 实践教学在“两课”教学中的地位和作用[J]. 北京教育（高教版），2005：7-8，73

[6] 赵虹. 谈“两课”实践教学与学生工作的结合[J]. 思想教育研究，2004，4：37

[7] 张国富，孙金华. 高校思想政治理论课实践教学保障机制探析[J]. 思想理论教育导刊，2010，7：74

[8] 张国镛. 思想政治理论课实践教学的基本涵义和基本方式[J]. 江南大学学报(人文社会科学版)，2004，6：75

[9] 李怀宇，郭磊，朱娴. 我国高校实践教学质量管理研究述评[J]. 中国大学教学，2008，9：74

[10] 白玲. 加强“两课”实践教学环节的尝试与思考[J]. 现代教育科学，2003，2：107

[11][44] 陈丽明. 对高校思想政治理论课实践教学的思考[J]. 思想理论教育导刊，2010，2：70

[12] 李凤兰. 高校思想政治理论课实践教学的创新与探索[J]. 经济师，2009，5：91

[13][27] 姚冬梅. 构建高校思想政治理论课实践教学体系的思考[J]. 湖南冶金职业技术学院学报，2008，4（8）：61，62-63

[14] 靳诺. 探索实践教学的可行性增强公共理论课的实效性[J]. 江南大学学报（人文社会科学版），2004，5（3）：5

[15] 肖芳. 实践教学在“两课”教学中的作用[J]. 湖南医科大学学报（社会科学版），2005，2（7）：171-172

[17] 谭丽娟，张多来. 应当加强“两课”的实践教学[J]. 湖南医科大学学报（社会科学版），2002，4（4）：68-69

[18] 张西平. 高职院校思想政治理论课实践教学体系之构建[J]. 十堰职业技术学院学报，2008，4（21）：108

[19] 刘绍斌，刘卫华. 基于就业导向的高职院校思想政治理论课实践教学体系研究[J]. 江苏技术师范学院学报，2010，5（16）：59-61

[20][22] 刘文娟. 论高职思想政治理论课实践教学体系的构建[J]. 思想理论教育导刊，2008，7：56-57

[21] 梁春娥. 关于高校思想政治理论课实践教学模式的思考[J]. 沈阳工程学院学报（社会科学版），2010，3（6）：410-411

[23] 刘玉玲. 谈对高职高专学校“两课”实践教学改革的一些思考[J]. 江南大学学报（人文社会科学版），2005，6（4）：164

[24] 陈天柱. 高校思想政治理论课实践教学体系构建研究[J]. 乐山师范学院学报，2009，10（24）：135

[25] 周超光. 论课堂实践、校园实践、社会实践相结合的高职政治政治课教学模式[J]. 科教创新，2007，6：78

[26] 戴军. 高职院校思想政治理论课实践教学体系模式构建探析[J]. 湖北经济学院学报（人文社会科学版），2009（1）：153-154

[28] 李明华，钱杭园，等. “两课”实践教学的若干问题[J]. 中国林业教育，2002（5）：29

[29] 杜惠平，魏钢，等. 高校思想政治理论课实践教学新模式[J]. 中国德育，2007，3（2）：49

[30] 曹春梅. 高校“两课”实验实践教育教学评价体系初探[J]. 广西师范学院学报（哲学社会科学版），2004，2（25）：131

[31] 蔡娟. 实践教学是增强“两课”实效性的必然选择[J]. 山西高等学校社会科学学报，2005，11（17）：110

[32] 阎占定. 对高校思想政治理论课实践教学中相关问题的探讨[J]. 湖北社会科学，2008：11，179，181

[33] 王进，皮海峰. 思想政治理论课实践教学模式新探[J]. 学校党建与思想政治教育，2007，2：45

[34] 倪先敏. 思想政治理论课实践教学探微[J]. 黑龙江教育，2006：1-2，145

[35] 王石. 高职“两课”实践教学模式探讨[J]. 机械职业教育，2009，11：47-48

[36][39] 卿定文. 创新高校思想政治理论课实践教学管理模式初探[J]. 思想政治教育研究，2008，3（24）：53，55-57

[37] 韩毅，景艳. 思想政治理论课实践教学实效性的研究[J]. 现代教育科学，2005，1：72

[38] 李景春，徐玉民等. “两课”社会实践教学的尝试与总结[J]. 教学研究，2006，2（29）：163-164

[40] 王万江，鞠铁梅. 高校思想政治理论课实践教学的思考与探索[J]. 中国教育与教学，2005，10（2）：8

[41] 张继梅. 创新新建本科院校思想政治理论课实践教学新模式[J]. 继续教育研究，2009，10：144-145

[42] 窦凌，金丽馥. 高校“两课”实践教学的困境与出路[J]. 当代教育论坛，2006，6：76-77

[43] 黄宏伟. 提升认识强化实践——高职院校“两课”实践教学现状及其对策研究[J]. 中国职业技术教育，2005，31：49

[45] 李晓晴. 关于“两课”实践教学的实践与思考[J]. 教育探索，2006，12：80

[46] 陈绍. 论高校思想政治理论课实践教学基地建设[J]. 安康学院学报，2010，22（5）：118

[47] 刘晋云. 高校思想政治理论课实践教学基地建设刍议[J]. 西安航空技术高等专科学校学报，2010，28（2）：42-43

[48] 方玉萍. 论析高校思想政治理论课实践教学一体化建设[J]. 滁州学院学报，2010，12（1）：104-105

[49] 潘利红，黄文勇. 思想政治理论课实践教学基地建设的思考[J]. 高等农业教育，2010，3：36

[50] 刘伟. 新时期高校思想政治理论课实践教学考核评价的理论探索[J]. 前沿，2010，12：169-172

卫生事业管理专业毕业生规范化培训探析

夏保京[①] 于红典 何 军 李晓庆 吴少平
（成都医学院临床医学院·第一附属医院 四川成都 610500）

【摘 要】借鉴临床医生规范化培训模式，探索卫生管理人才的规范化培养模式。首先对卫生管理专业毕业生实施规范化培训的必要性进行分析；然后指出规范化培训的重要意义；最后从建立培训机制、确定培训内容、严格培训考核和规范培训师资方面提出逐步探索建立完整的规范化培训模式。

【关键词】卫生事业管理专业；规范化培训；管理；毕业生

管理就是生产力，建立一支高素质的医疗机构管理队伍对卫生事业发展具有重要意义；2009年国务院在《关于医药卫生体制改革的意见》中也明确指出“必须加快建设一支职业化的卫生管理队伍”，因此构建适应卫生事业发展需求的管理人才培养模式是我国卫生管理人才教育必须面对和解决的问题。卫生事业管理专业（以下简称卫管专业）作为培养卫生管理人才的高等教育形式，虽然近年来得到了较快发展，但由于课程设置不合理、不重视实践教学等原因导致毕业生的素质和能力仍与用人单位要求有较大差距，且学生毕业后的继续教育模式缺失，所以毕业生对自身的职业发展十分迷茫，因此加强卫生事业管理专业毕业生的再教育显得必要且重要。本文借鉴临床医师规范化培训的培养模式，探索构建卫生事业管理专业毕业生的规范化培养模式，以期对卫生事业管理专业的毕业生培养提供参考。

一、卫生事业管理专业毕业生规范化培训的必要性

医疗机构管理队伍职业化、专业化的发展趋势和卫生事业管理专业的特点决定了该专业毕业生将是未来我国医疗机构管理的主体；但用人单位要求及管理人才必备的部分素质能力只有在实践中获得，因此有必要对该专业毕业生进行规范化培训，以提高该专业毕业生的能力和综合素质。

（一）缩小毕业生能力与用人单位要求之间的差距

诸多调查结果显示，用人单位要求卫生事业管理专业毕业生应具备较高的组织管理能力、交际能力、表达能力、创新能力、科研能力、计算机操作等能力和综合素质[1, 2]。

基金项目：成都医学院教育教学改革课题，项目编号：JG2009022。

① 作者简介：夏保京（1967—），男，陕西武功人，博士，教授、主任医师，硕士生导师，临床医学院·第一附属医院院长，主要研究方向：医院管理和教学管理研究。

本文作者对四川省23家二级甲等以上医院的调查发现，虽然大部分该专业的毕业生得到了用人单位的认可，但他们在管理能力、组织协调能力、分析解决问题能力和语言文字能力等方面与用人单位的要求还存在一定差距，特别是在科研能力和统计分析技能方面存在较大差距。此外，用人单位普遍认为该专业毕业生的专业知识和技能与实际工作需要不匹配，且不能把所学的知识很好地转化为实际工作能力。因此，必须通过系统的培训，使他们在解决具体问题的过程中逐渐提高实践操作能力和综合素质，逐步满足用人单位的要求。

（二）医疗机构管理队伍职业化和专业化发展趋势的要求

我国现有的医院管理人员多来自临床一线或由临床一线专家兼任。一方面由于管理学知识积累不够，导致了医院管理效能低下、运行成本较高等问题[3]；另一方面临床与管理工作的冲突造成了医疗机构管理队伍不稳定。因此，医疗机构管理队伍的专业化和职业化是我国卫生事业发展的趋势。卫生事业管理专业是以培养优秀卫生领域管理人才为目的的专业，其毕业生必将成为未来医疗机构管理的主体。医疗机构的管理者不仅要有管理学、医学、法学等学科知识的积累，还要有较强的组织管理、人际协调、发现并解决问题等能力和技能[4]，并有崇高的职业道德。但该专业学生的能力与优秀管理者的要求仍有较大差距，而学校教育的特点决定了许多管理工作的必备知识和能力素质只能通过实践培养，所以必须对卫管专业毕业生进行规范化的培训，逐步提高他们的综合素质，以满足医院管理职业化、专业化的需求。

二、卫生事业管理专业毕业生规范化培训的重要性

通过规范化培训可以弥补该专业毕业生知识和技能方面的欠缺，对促使他们拓展视野、提升工作能力，尽快完成角色转变，提高综合素质具有重要意义。

（一）尽快适应工作环境，形成整体观念

医师的规范化培训作为临床医生成长的特有阶段，对培养医生的临床能力有重要的意义；而卫管专业毕业生进入医院后大都没有进行系统培训，或者简单地以医院领导和职能科室负责人为主的医院管理人员进行短期管理培训[5]。这种以经验积累为基础的管理人才成长方式，将毕业生的视野和思维局限于科室之内，已不能适应卫生管理人才专业化、科学化的发展要求。开展卫管专业毕业生规范化培训，通过有计划地在不同科室的学习过程，既能使他们尽快熟悉院内同事、各科室的工作任务及特点，还能增强新职工的归属感和凝聚力，形成整体观念，在定岗后迅速找准定位。

（二）理论联系实际，有效强化实践技能

管理专业的毕业生经过 4 年的学习，在理论知识方面有了较为深厚的积累，毕业前的实习也使其对医院管理工作有所认识。但工作人员与学生的不同角色意味着更高的要求和更多的责任，这要求毕业生既要能运用所学知识完成日常事务性工作，又要在工作中发挥积极性有所创新。规范化的培训方式通过对日后管理工作所需技能有目的、有计

划地进行系统学习，在解决日常工作的基础上锻炼处理人际关系能力、培养协作精神、提高发现并解决问题的能力，最终达到提高综合素质和管理思维能力的目的。这有效克服了以往的人才成长过程中仅注重科室的发展需要，而能力发展不全面的突出问题。

（三）能巩固并拓宽相关知识

21 世纪的知识更新速度明显加快，医学和管理学的知识更是如此。作为未来医院管理的主力军，卫管专业的毕业生不仅需要具备医学、管理学、法学、信息学等多学科的知识储备，还要具有很强的学习能力以适应知识的更新变化。但校理论知识的滞后性仅使毕业生具备了解决实际问题的基础，他们还需要在工作中发现自己的不足并通过不断再学习提高自己的工作能力。规范化培训一方面将需要学习的知识和技能进行细化，使学习更具目的性和科学性，另一方面在不同科室轮转时会遇到更为多样化的具体问题。解决这些问题就必须进行相关知识的学习，这样既能增强他们学习的积极性，又能从外部给予监督，从而提高学习的效果。因此，通过规范化培训，既巩固了基础知识，又拓宽了相关的知识。

三、实施卫管专业毕业生规范化培训的建议

（一）建立规范化培训的机制

目前，虽然许多医院对新进管理人员进行科室轮转，也有个别从经验层面对轮转情况进行分析报道，但总的来说，轮转的理论和实践经验的总结都还没有开展，同时科室轮转与规范化培养也有很大的不同。本文作者认为应当借鉴住院医师的规范化培训，建立一套适合医院人才发展和培养的管理人才规范化培训机制[2]。不仅要对培养医院的资格进行严格认定，还要探索建立科学的管理专业毕业生规范化培训的管理组织，更要完善培训目标、培训计划和管理办法等配套制度等。

（二）明确规范化培训的内容

目前卫管专业毕业生定岗前的科室轮转在一定程度上提高了对医院各项工作的熟悉程度，但是由于对在各个科室学习的内容缺乏整体规划，所以无论是毕业生自己还是指导老师对学习内容、需要轮转的科室确定均是以经验为基础的，有很大的盲目性和随意性。《综合医院评审标准》是国家对医院管理方针、政策及具体措施的具体体现，既包含有国家宏观的卫生政策的要求，也有日常工作的具体标准，还有具体的量化指标，涉及医院管理的方方面面。作为医院管理者必须对这套评价体系有足够的认识。本文作者认为在目前尚无有效、明确的规范化培训内容的情况下，《综合医院评审标准》为卫管专业毕业生的学习提供了依据和标准，借鉴《综合医院评审标准》的框架体系来设计、制订卫管专业规范化的培训大纲，并把管理学的相关知识和技能整合到方案中，最终形成具体的学习内容。

（三）严格规范化培训的考核

虽然住院医师的规范化培训已经实施多年，但就如何对培训的住院医师进行客观、公正、可靠的考核评估，多年来一直是医院医学教育探究的问题[6]，卫管专业的规范化培训同样面临这样的挑战。卫管专业规范化培训虽然可以以《综合医院评审标准》为基础制定培训内容，但管理不像临床技能具有直观性和可操作性，因此建立一套科学、严谨的考核制度更加困难。本文作者认为可以借鉴住院医师规范化培训的考核方式，将卫管专业规范化培训考核分为出科考核和结业考核两个层次。按照学习内容的要求，出科考核将各科室日常工作的制度、流程和技能等作为轮转结束的考核内容，由轮转科室主任根据考核情况填写考核结果；结业考核在注重各种技能综合运用能力基础上，更加重视对发现问题并解决问题的能力、职业道德及管理思维的考核。通过建立有效的考核制度促使培训人员在做好日常事务性工作的同时，多思考、多总结，不断提高整体观念和意识。

（四）认真选拔规范化培训的师资队伍

目前国内医院各职能科室管理人员多由医疗专家、护士担任，本身的管理理论水平还有待提高，管理多以经验型管理为主；且多同时担负临床和科研任务，时间较少，这种现象给带教师资的选拔带来很大的难度。因此应根据各科室的具体情况，选择注重管理理论积累、实践经验丰富、善于沟通的管理人员或科室的负责人组成带教师资队伍，定期对培训的理论和经验总结交流。对选拔的带教老师在职称评定、评先评优等方面给予照顾，提高带教师资的积极性，以提高卫管专业毕业生培训的学习效果。

卫管专业毕业生的规范化培训是一个全新的事物，对医院管理水平的提高具有积极意义。规范化培训的开展既需要在实践过程中对培训的机制、培训的内容及考核方式不断探索、修正、总结、完善；也需要卫生行政主管部门、医院管理者高度重视，还需要毕业生发挥自身积极能动性。

参考文献

[1] 将辉，周继光，林智敏. 卫生事业管理专业毕业生在医院轮转培训的实践及建议[J]. 现代医院管理，2010，3（36）：40-42

[2] 刘宪亮，吕晓丽，邢鹏飞. 卫生事业管理专业毕业生跟踪调查分析[J]. 中国高等医学教育，2005，（5）：33-34

[3] 李少冬. 关于医院管理队伍职业化建设的思考[J]. 中国卫生事业管理，2005，（4）：212-213

[4] 王书平，王秀峰，白雪，等. 我国医院卫生管理人员发展预测研究[J]. 中国卫卫生资源配置生经济，2011，30（4）：63-64

[5] 叶林书. 卫生管理人才队伍建设的现状与未来思考[J]. 中外医疗，2008，27（32）：148- 151

[6] 姜树强，张建玲，王广云. 住院医师规范化培训考核方法的探讨[J]. 中国医院，2010，14（5）：46-48

（原载《中华医学教育探索杂志》2012年第7期）

我院临床教师队伍状况初步调查与思考

吴少平①
（成都医学院临床医学院·第一附属医院　四川成都　610500）

【摘　要】对象：成都医学院临床医学院·第一附属医院（简称附院）的技术人员及其中的教编人员。方法：设计调查表，进行随机抽样调查。结论：教师以中青年人员为主，对医院医疗、教学、科研满意度不高，员工整体素质及人际关系的评价相对较高。建议：加强凝聚力建设，推进医院教师队伍的建设。

【关键词】教师队伍；临床教学；建设；凝聚力

教师是办学的第一核心资源，对确保教学质量具有重要作用。在“以评促建”的工作过程中，我们必须牢固树立以师资队伍建设为核心的意识，对于以青年教师占主体地位的临床医学院·第一附属医院而言，坚持这一观念意义尤其重要。为此，我们以附院技术人员为调研对象，对其中青年教师的现状、发展做初步的分析预测，并思考其对我校临床医学稳步发展的影响，为继续深入推进我校临床医疗与教学建设工作的进度提供参考意见。

一、调研对象与方法

调研以附院技术人员及其中的教编人员为研究对象，分析其年龄构成等基本信息；以其中的在编人员为对象，设计调查表，进行随机抽样调查。

自制调查表的内容主要涉及其所在“专业/科室”和“个人”两个层面，重点关注职业态度、医教研、生活状况等方面，共有 23 项具体内容。该调查于 2010 年 11 月 18 日附院青年教师教学基本功竞赛时完成，由非相关人员发放、回收并统计。共发出调查表 50 份，收回 48 份。

调查表 1 具体如下：

① 作者简介：吴少平（1967—），男，安徽人，硕士，教授、主任医师，临床医学院·第一附属医院副院长，主要研究方向：临床医学科教管理及医学影像学医教研工作。

表 1　成医附院医护教师问卷调查表

性别　　学历　　学位　　何年来院　　有无外出进修经历　　有无外出参加会经历　　有无授课经历　　是否做过专题讲座　　讲座范围是科室，院内，院外

您认为我院目前的整体实力如何	优	良	中	差
您所在专业或科室的技术水平如何	优	良	中	差
您认为我院各专业带头人整体水平如何	优	良	中	差
院内专家中有无值得您学习的榜样	很多	较多	很少	没有
对照外院同学，您自己目前的技术水平如何	优	良	中	差
您认为我院近年的发展前途如何	优	良	中	差
您认为医院管理状况如何	优	良	中	差
您所在专业/科室管理状况如何	优	良	中	差
您对我院医疗状况的评价如何	优	良	中	差
您对我院教学状况的评价如何	优	良	中	差
您对我院科研状况的评价如何	优	良	中	差
您认为医院的文化氛围如何	优	良	中	差
您认为我院员工总体素质如何	优	良	中	差
您认为我院人际关系状况如何	优	良	中	差
您在日常工作中的热情与兴趣如何	优	良	中	差
您个人工作学习计划和目标做的怎样	优	良	中	差
您认为自己的业余生活状况如何	优	良	中	差
您感觉个人的收入如何	优	良	中	差
您感觉个人的工作压力如何	很大	一般	很小	
您是否已发表或正在准备发表论文	是		否	
您所在科室的学术氛围如何	优	良	中	差

请问：来院之后您最大的收获/进步是：

您在我院参加过的最有兴趣的业务活动主要有：

二、调查结果

（一）一般情况

附院现有各类员工中，医技护类人员约 586 人（截至 2010 年 7 月），教类编制共 50 人（男 32 人，女 18 人），教授 2 人，副教授 23 人，讲师 19 人，助教 6 人，同时具有临床医学职称 42 人。其学历/学位：博士后 1 人，博士 4 人，硕士 25 人，学士 16 人，其他 3 人。年龄构成：29～49 岁，平均年龄 37.74 岁，年龄分布如表 2 所示。

表 2　成医附院教类编制人员年龄分布表

年龄（岁）	≤35	36～40	41～45	≥46
数量（名）	18	18	11	3
比例（%）	36	36	22	6

（二）近三年人员进出情况

2008 年至今，医院青年教师人员数量进一步增加，更加年轻化。2008～2010 年来院和离院人员数量分别为 35、14，28、7，71、9 名，其中本科生数量分别为 26、17、56 名，本科生以护理、医技类别为主。

（三）收回的 48 份医技护人员调查结果

48 个抽样调查对象来自附院全部在编的医技护人员，其中，男性 23 名，女性 24 名，本科 36 名，硕士 11 名；分别来自 1990～2000 年间的 14 个不同的年份，缺漏项部分均因被调查者未填写所致。曾进修或参加过会议的人员分别有 16、33 名。有授课经历的人员共有 34 名。"是否做过讲座"调查项中，6 份未填写，另 42 份反馈信息中，17 人（40.47%）无任何讲座经历，24 人做过讲座，其中，科内和院内讲座分别为 20、11 人次，仅有 3 人（7.14%）有院外讲座的经历。

1. 对医院的整体评价

认为医院目前整体实力优、良、中、差的比例分别为：1（2.08%）、15（31.25%）、26（54.17%）、6（12.5%）；

认为院内专家中值得学习的榜样很多、较多、很少、没有的比例分别为 13（27.08%）、22（45.83%）、12（25%）、1（2.08%）；

认为医院管理状况优、良、中、差的比例分别为：2（4.17%）、22（45.83%）、15（31.25%）、9（18.75%）；

对我院各专业学科带头人整体水平优、良、中、差评价的比例分别为：5（10.42%）、15（31.25%）、25（52.08%）、2（4.17%）。

2. 对我院医疗、教学、科研状况的评价

认为我院医、教、研工作优秀的比例分别为 1（2.08%）、3（6.25%）、0；
认为良好的比例分别为：19（39.58%）、18（37.5%）、16（33.33%）；
认为中等的比例分别为：24（50%）、23（47.91%）、25（52.08%）；
评价为差的比例分别为：5（10.42%）、5（10.42%）、6（12.5%）。

3. 对个人所在专业/科室的评价

对个人所在专业/科室技术水平评价优、良、中、差评价的比例分别为：9（18.75%）、18（35.42%）、18（35.42%）、3（6.25%）；

认为所在专业/科室学术氛围优、良、中、差评价的比例分别为：7（18.75%）、21

（37.50%）、13（27.08%）、7（6.25%）；

对本专业/科室管理状况的评价是：优 11（22.92%）、良 18（37.50%）、中 16（33.33%）、差 4（8.33%）。

4. 对医院文化氛围及未来预期的看法

认为我院近年发展前途优、良、中、差评价的比例分别为：7（18.75%）、24（50%）、15（31.25%）、9（18.75%）；

认为医院文化氛围优、良、中、差评价的比例分别为：5（10.42%）、10（20.83%）、22（45.83%）、10（20.83%）；

对我院员工总体素质评价优、良、中、差评价的比例分别为：4（8.33%）、20（41.67%）、19（39.58%）、4（8.33%）；

认为我院人际关系状况优、良、中、差评价的比例分别为：4（8.33%）、21（37.50%）、18（37.50%）、4（8.33%）。

5. 自我评价

与院外同学比较，自认为技术水平优、良、中、差评价的比例分别为：1（2.08%）、25（52.08%）、19（39.58%）、3（6.25%）；

个人职业兴趣状况优、良、中、差评价的比例为：7（18.75%）、26（54.17%）、18（37.50%）、1（2.08%）；

对个人学习工作规划情况优、良、中、差的评价比例分别为：4（8.33%）、23（47.92%）、19（39.58%）、2（4.17%）。

48 人中，31 人已经或正准备发表论文，17 人尚无计划；感觉个人业余生活状况优、良的比例分别为：7（18.75%）、12（31.25%），中、差的比例分别为 25（52.08%）、4（8.33%）；感觉个人收入满意、较满意的分别为 0、4 人，合计占 8.33%，中和差分别有 28、16 人，合计占 91.67%；同时，有 23 人感觉工作压力很大，24 人感觉压力较大，有 1 人觉得压力很小。

“来院之后最大收获或最感兴趣活动”问卷项共收到 21 人共 35 条反馈信息，其中，最多的收获来自医疗方面，共有 10 条，如：“医疗技术水平提高”，“医患沟通及催缴费能力提高”等；也有诸如“社交能力提高”，“学会了享受生活”等回答。最感兴趣活动的 16 条信息中，除了 2 条分别为“催缴费”，“文体活动”外，其他内容均涉及医学教研学术活动，其中 9 项与参加专题讲座等学术活动有关。

三、结果分析

我院现有员工中，除返聘人员外，整体上均由中青年人员构成。其中教学类人员的年龄构成情况大致相仿，40 岁及以下人员占 72%的比例。抽样调查对象涉及的来院年份较广，学历、性别、年龄及医护构成比例具有一定的代表性，能够大致客观地反映我院整个教师队伍，特别是青年教师队伍的现实状况。

总体而言，76.67%的受调查者认为医院目前的整体实力欠佳，但同时有 69.25%的受调查者看好我院近年的发展前景。他们大多对医院的专家队伍、医院的管理持认同的态度，但对目前各专业学科带头人的认同程度（41.67%）低于对院内专家的认同程度（73.91%），表明受调查者对学科带头人整体水平期望更高，一些带头人尚未获得充分认可。

与对医院现状的评价相一致，他们对我院医疗、教学、科研状况的评价并不满意，认为优良的比例为33.33%～43.75%，其中，对科研的评价低于教学和医疗。

他们对所在专业/科室学术氛围、学科管理评价优良的比例（56.25%，60.42%）均稍高于对本专业现有水平优良的评价（54.17%），能部分体现各专业正在向上发展的态势。

受调查者来院之后的收获似乎不够深刻，表现为缺项较多或所填内容空乏。他们对我院员工整体素质及人际关系的评价相对较高，但对医院文化氛围较不满意，有67.66%者认为氛围中等或差。

此外，48 名受调查者中，虽然大多数对自己个人的职业兴趣、规划、技术水平比较满意，且绝大多数（97.92%）感觉生活有压力，但仍有17人（35.42%）尚无论文发表或计划，更多的压力似乎来自于收入或业余生活方面，他们感觉收入欠满意的比例高达91.6%，感觉业余生活欠满意的比例达60.41%。

四、讨论与建议

“专家治院、质量建院、科技兴院、管理强院”是我校临床医学专业（附属医院）既定的办院方针。该方针各项内容有效落实的关键，均在于高效人才队伍的构建及其作用的充分发挥。因为，专家本是人才，质量则依靠人才，科技创新出自人才，管理同样依赖人才。

我院人才队伍的构成大致可以分为三类：第一类是军队整体移交的技术骨干（简称“骨干人才”），其年龄一般在35岁以上；第二类是移交地方之后进入医院的青年员工（简称“基础人才”），其年龄多在35岁以下，其中少量为引进的年龄较大的学科带头人；第三类是返聘人员，他们多是医院的资深专家，但由于过去与地方交流的缺乏，他们在省内大多缺乏学术影响力，加之年龄等自身因素，由其牵头建设重点学科、特色专业、创新品牌已不现实。因此，在继续引进人才，促进水平提升和结构优化之外，加大现有第一、二类人才队伍的培养变得至关重要。而两类人才队伍的培养模式和目标既有共同之处又有天然分别，因为二者共处同样的医院大环境之下，而所承担的责任显著不同。

本次调查的对象隶属于上述一、二两类人群，结果较客观反映了我院发展过程中人才队伍建设方面存在的一些问题。比如：对现实评价与未来期望之间存在较大的反差；自我评价满意度异常高于有学术活动经历者的比例；对文化氛围及员工整体素质明显不满的评价等。

思考上述问题，我们感觉“凝聚力不足”可能是症结所在，因为，无凝聚则方向乱、压力大，更谈何成才、发展？其在调查表中的具体表现可以大致归纳为：

（1）文化建设落后，文化凝聚力不足；

（2）缺乏优势学科和特色专业，技术团队凝聚力弱；

（3）缺乏对外交流，职业自豪感淡，岗位凝聚力弱；

（4）自身努力不够，较重经济收入，精神凝聚力弱；

（5）医教研基础薄弱，平台的引力不足。

上述凝聚乏力感在“技术骨干”和“基础人才”群体中均有体现。而且随着医院规模的不断扩大，其态势还会有所发展、蔓延，并有可能在基础设施建设得到改善之后体现得更加明显，从而迟滞我院从“管理型”、“医疗为主型”向“学习型”，乃至“研究型”医院的转变。

当然，凝聚力是难以复制的，也是规章制度或管理培训所难以催生的。它常被赋予情感等多样化的色彩，往往和“水平，满意度，职业自豪感，人格魅力，公平激励体制，高尚目标”等诸多因素相关联，并需要经历较长时间的实践历练方能形成。个人认为，我校移交地方时间较短，专业凝聚力欠强，有历史原因，也非偶然现象。专业凝聚力进一步建设的困难虽多，但或许并不比其他院校艰辛，因为一所新建院校所表现出来的渴望前进、发展的意愿是其他单位所难以比拟且无比珍贵的。我们相信，在理顺体制、强化管理、美化环境的基础上，逐步制定更加明确的奋斗目标，以特色专科、名医名院、重点学科等专项工作为抓手，经历较长时间的积淀，我校临床医学专业的内涵与凝聚力建设一定能够早日取得突破。

高等医学院校学生校内申诉工作浅析

王绪伦[①]
（成都医学院党委、院办公室　四川成都　610500）

【摘　要】高校教育申诉制度是保障学生合法权益的一项重要举措。校内申诉机制有成本低廉、更符合行为者的文化心理特征、利于学校内部监控与纠错，尊重大学自主权的优势。不过也必须认识到校内申诉机制自身存在的若干缺陷，有诸多亟待完善之处。

【关键词】医学院校；学生；校内申诉

教育部于2005年9月开始实施的《普通高等学校学生管理规定》，体现了法制化、科学化、人性化、民主化的现代学生管理总趋势，首次从高校管理的角度明确提出了大学生的权利与义务，取消了原来学生管理条例中不符合法律规定的条款，并增设了学生申诉的有关内容，具有重大的理论和现实意义。学生申诉制度是指受教育者在其合法权益受到损害时，有权向教育机构、教育行政部门申诉理由，请求处理或重新处理的制度，是保护在校学生权利的一项重要举措。各高校纷纷制定了学生校内申诉制度，为高校与学生之间纠纷的解决、学生合法权益的维护提供了适合高校特点的途径。然而，由于我国高校学生校内申诉制度尚处于起步阶段，申诉制度不够完善，制度实施中存在着不少问题，影响了高校学生申诉制度作用的发挥。现在由于人们维护权利意识的高涨，学校依法治校观念的加强与提升，国家法律制度的完善等多方面的原因，导致大量的纠纷开始浮出水面，进而走入正常的程序，得到一种有序的解决与处理。涉及学生权益的纠纷也同样与日俱增。如何面对这种形势与挑战，需要冷静、理性地分析。诉讼作为传统的纠纷解决和权利救济手段，在解决大学生与高等学校法律争议方面，虽然有其优越性的一面，但也有不足。那么建立校内申诉机制，作为大学生维护权利体系的一个重要组成部分，已达到充分发挥校内申诉制度的作用，有效地解决高校与学生之间的法律纠纷，并实现对学生权利的有效救济的目的。

一、高等医学院校学生校内申诉制度的现状及存在的问题

（一）申诉处理机构和人员的行政色彩过重

第一，现行高校学生申诉处理机构“学生申诉委员会”是经学校授权成立的，因此，

① 作者简介：王绪伦（1977—），男，辽宁鞍山人，助理研究员，学士，主要研究方向：思想政治教育。

其仍然隶属于学校，是学校的一个特殊的行政机构，且多为兼职，缺乏独立性。第二，就目前高校“学生申诉委员会”的组成人员来看，学校相关行政职能部门的负责人居重要位置，且大部分人员为涉及学生申诉事项的当事人或知情人。第三，“学生申诉委员会”的组成人员比例失衡，教师代表及学生代表比例普遍较少，在学生申诉处理机构中处于从属地位。申诉处理机构过多的行政色彩最终影响到申诉案件的公正处理。

（二）学生申诉处理委员会受理学生申诉的范围过于狭窄

《普通高等学校学生管理规定》第60条对学生申诉处理委员会受理学生申诉的范围进行了界定，即“受理学生对取消入学资格、退学处理或者违规违纪处分的申诉”。这个规定把学生审诉处理委员会的受理范围限定在了涉及学生身份变化的处理和学生对学校处分不服的情况。

（三）学生申诉机构构成不明确

尽管《普通高等学校学生管理规定》第60条规定“学校应当成立学生申诉处理委员会……学生申诉处理委员会应由学校负责人、职能部门负责人、教师代表、学生代表组成”，然而，学生申诉处理委员会具体如何设置，设置在哪个部门，应由多少人员组成，其人选如何产生，人员的构成比例如何，特别是学生和未兼行政职务的教师代表应占多大比例，具体的工作章程是什么，其在校内的身份和地位是什么？这些问题在《普通高等学校学生管理规定》中均无具体说明。多数高校学生申诉机构人员，多为职能部门领导兼职，无固定人员受理学生申诉。

（四）政策宣传不到位

在学生申诉制度运行过程中，相关部门对学生申诉制度宣传缺位、不到位也影响着高校学生申诉制度的正常运行。高校对于学生申诉知识的宣传与教育应该是学生培养法律意识、丰富法律知识的最重要的途径。目前有些学生根本就不知道学校制定了学生申诉制度，更不知道对受到的处分还可以提起申诉。一些高校制定学生申诉制度只是为了完成上级部门安排的任务，达到应付上级部门检查的目的；事后，制定好的学生申诉制度则被束之高阁，从不向学生进行宣传。高校对学生申诉制度宣传力度欠缺的主要原因是害怕学生“找麻烦”。有些高校管理人员一直抱着处理学生是学校说了算的思维，担心学生提起申诉、改变原处分决定将会有损学生管理部门的权威。

二、完善高校学生申诉制度的若干思考

（一）坚持以学生为本的教育管理观念

“以学生为本”是以人为本的思想在高等教育领域的具体体现。这种思想要求把人的主体性与教育管理的本质有机结合起来，在教育管理活动中促进人的主体性发展，实现管理育人。这就要求完善公立高校学生校内申诉制度，必须将保障学生合法权益置于首要地位，尊重学生人格尊严，通过权力与权利的互动，使公立高校所代表的公共利益与学生代表的私人利益最终达到“双赢”的目的。在制定申诉制度时，要充分体现人文关

怀的精神，坚持“以学生为本”的原则，站在学生的角度，想学生之所想，保证学生在维护自身权益时，思想上没有包袱，精神上没有压力，行动上没有阻力，在接受学校处理结果时心悦诚服。

（二）注重程序的完善及其执行的到位

学生校内申诉制度必须体现程序的公正和透明，确保学生申诉过程的合法、公开、公正。要使学生校内申诉制度在实践中真正行之有效，根据司法程序中的公开、公正原则，学校应当建立健全听取学生或其代理人的陈述和申辩的程序，以及处分决定的送交程序，并存档待查。

（三）拓宽申诉处理委员会的受理范围

确定申诉范围既要以现行法律规定为根据，保证合法性，又要从现阶段国情出发，兼顾学校的承受力，注意合理性。高校学生申诉处理委员会的受理范围应扩大到学生在校生活各方面权利受损的情况。对于学生在校内的权利受损的情况，如果没有一个便捷的解决渠道，就会使学生与学生、教职工、学校之间发生的矛盾得不到及时有效的处理，既不利于学生权益的保护，也会在一定意义上妨碍学校秩序的正常运转。

（四）明确申诉机构的组成、性质、权限及责任

在申诉机构的人员设置上要保证学生申诉处理委员会的组成人员公开选举，并确保其在校内的独立身份。学生申诉处理委员会委员的产生、遴选，应由全校师生（或代表）投票选出，委员会产生后应向全校公布，即保证选举的公开、公正，以对学生申诉处理委员会本身形成一个监督和制约机制。学生申诉处理委员会在校内应该是独立的机构，不受学校的领导，只接受全校师生的监督。

（五）加大对相关管理规定的宣传力度

对学生申诉知识的宣传与教育应该是学生培养法律意识、丰富法律知识的最重要的途径，使学生知道学校制定学生申诉制度的目的、意义，并在遇到处理不规范、不严谨或不公平的情况下，勇于提出申诉。

参考文献

[1] 教育部人事司．高等教育法规概论[M]．北京：北京师范大学出版社，1999

[2] 马怀德．公务法人问题研究[J]．中国教育法制评论（第一辑）[C]．北京：北京教育科学出版社，2002

[3] 宋世杰．中国行政法律制度[M]．长沙：湖南人民出版社，2003

[4] 劳凯声．教育法论[M]．南京：江苏教育出版社，1993

[5] 吴殿朝．我国教育申诉制度存在的问题及其完善对策[J]．行政与法，2008（2）

[6] 张小芳，等．法理视野下的高校学生申诉制度研究[J]．宁波大学学报（教育科学版），2005（2）

学校管理视角下医学本科生培养成本的几点思考

朱德超[①] 王绪伦 童 燕 庞 倩 伍兴阶*
（成都医学院党委、院办公室 四川成都 610500）

【摘 要】本文在探讨培养成本概念的基础上，提出了办学成本、广义培养成本、狭义培养成本的概念，分析了高校在医学生培养成本核算工作中的现状及原因，说明了开展医学本科生狭义培养成本核算工作的原则、方法和步骤等，以期引起高校管理者对医学本科生培养成本问题的重视，推进高校优化教学资源配置，增强学校核心竞争力，提高教育质量，促进教育公平。

【关键词】培养成本；本科生；学校管理

随着高等教育大众化时代的到来，各高校办学规模不断扩大，办学经费不足已成为制约高校发展的瓶颈。医学是自然科学和人文科学高度结合的科学，其学科特点决定了医学人才培养中的特殊性、高成本性。因此，加强医学本科生培养成本问题的研究，对于促进医学高校优化资源配置，提高教育质量，增强核心竞争力，保障学生、家长知情权，促进教育公平，都具有十分重要的理论价值和现实意义。

一、医学本科生培养成本的概念

培养成本的概念是伴随着对教育成本的研究而出现的，属于教育经济学的范畴。英国经济学家约翰·维泽（John Vaizey，1962 年）最早提出教育成本的概念。他在《教育成本》一书中提出教育成本要计量教育的直接成本和间接成本，但是并没有明确给出教育成本的定义，而是把教育经费看成教育成本。美国经济学家舒尔茨（Theodore W. Schulte，1963 年）在《教育的经济价值》一书提出了“全部要素成本”的概念，他认为教育的全部要素成本可以分为两部分，一是提供教育服务的成本，二是学生上学时间的机会成本。国内对教育成本的研究主要开始于 20 世纪 80 年代，影响较大的论著主要有厉以宁的《教育经济学》，王善迈主编的《教育投资于财务改革》，靳希斌的《教育经济学》和《教育资本规范与运作》，袁连生的《教育成本计量探讨》，陈敬良等著的《高等教育成本管理论》，蒋鸣和的《教育成本分析》等[1]。他们从不同的角度，给出了教育

基金项目：四川应用心理学研究中心项目：CXSL-0100206；成都医学院教育教学改革项目：JG2011019、JG2010016。

① 作者简介：朱德超（1973—），男，四川成都人，硕士，副研究员，主要研究方向：教育学、心理学、高等教育管理。

成本的概念。如：王善迈（1996 年）认为，教育成本是用于培养学生所耗费的教育资源的价值，或者说是以货币形态表现的，培养学生由社会和受教育者个人或家庭直接或间接支付的全部费用。袁连生（2000 年）提出了教育成本概念体系，认为应在保持教育成本概念本质内涵的前提下，借鉴企业成本概念，形成可用于多种目的的教育成本概念体系[2]。

上述国内外学者关于教育成本的描述，主要从经济学、社会学、会计学等角度来阐释教育成本的内涵，考虑投入、产出的问题较多，核算方法也以会计方法（如：作业成本法）为主，但由于教育的公益性（成本核算需求不强）、教育产出的特殊性（以人的培养为对象）等因素，使得结论也难以得到公认，也并不适合高校管理对教育成本、培养成本的理解和需求[3]。因此，笔者认为：高校学生培养成本应该分为广义培养成本和狭义培养成本。广义培养成本是指高校为培养学生而产生的耗费，它既包括直接成本，又包括间接成本；既包括有形成本，又包括无形成本。狭义培养成本是指高校为培养学生而开展教学活动所产生的直接耗费。同时，高校作为一个独立设置机构，承担着教学、科研和社会服务三大功能（依据《高等教育法》的规定），因而高校还有含义更为广泛的办学成本的概念。办学成本是指高校在承担着教学、科研和社会服务功能中所产生的耗费。对于一所高校而言，办学成本、广义培养成本、狭义培养成本三者是包含关系（如图 1 所示）。

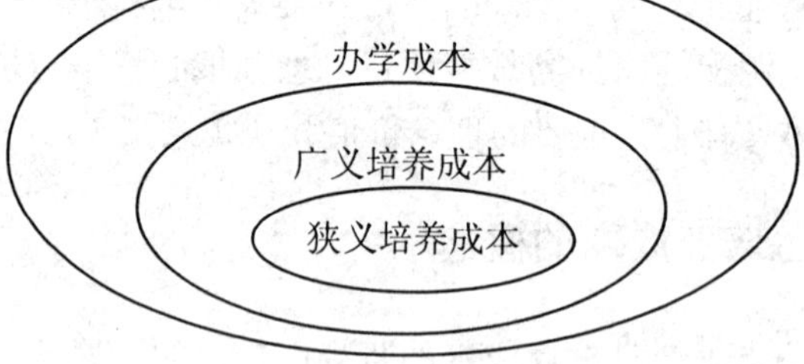

图 1　狭义培养成本、广义培养成本、办学成本关系示意图

综上所述，医学本科生培养成本的概念也有广义和狭义之分。广义的医学本科生培养成本是指高校为培养医学本科学生而产生的耗费。狭义的医学本科生培养成本是指高校为培养医学本科学生而开展教学活动所产生的直接耗费。

二、医学本科生培养成本核算工作的现状

在“高等教育成本分担”理论的影响下，国家逐渐提高了高校收费标准，大学生学费问题受到社会关注。因为学费是根据生均培养成本而确定的，进而培养成本问题成为教育经济学乃至社会的热点。为此，教育经济学家和国家教育管理者从不同角度，多次开展教育成本的核算工作。例如：2005 年 6 月，国家发展与改革委员会颁布了《高等学校教育培养成本监审办法（试行）》，该办法确定了高校财务支出科目体系的建立模式。2007 年 5 月，教育部出台《普通高等学校学生标准培养成本计算办法（初稿）》，明确了学生标准培养成本的构成。2008 年 4 月，教育部印发了《关于报送有关调查数据的通知》，

对 41 所部属高校开展学生培养成本计算[4]。这些研究推动了学生培养成本的核算，促进了高等教育发展，但由于培养成本本身所具有的复杂性，使得研究结果仍有许多不足，对医学本科生培养成本的核算，就更显薄弱。主要表现在：

（一）成本意识不强，成本核算工作难寻支撑

我国高校长期在计划经济体制下运行，直接受政府行政管理和控制，因此，“只管用钱，不计成本”、“给多少钱，办多少事”的思想在高校中普遍存在。高校自身很少有进行成本管理的意识和积极性，广大教职员工及管理干部普遍缺乏成本效益观念，缺乏成本核算与成本控制的动机[5]。

（二）缺乏统一标准和方法，成本核算结果难获认同

由于对培养成本的概念没有形成共识，概念的外延模糊不清，使得培养成本的认定缺乏统一标准，核算的方法也难以统一。教育经济学的学者们多利用会计方法进行成本计算，但由于教育的公益性（成本核算需求不强）、教育产出的特殊性（以人的培养为对象、回报的滞后性）等因素，使得结论也难以得到公认。高等教育管理者们多使用统计资料和抽样调查资料对成本进行估计和分析，也由于学科的差异性、高校的办学层次差别、教育质量高低难以量化等原因，使得研究结果难以推广。

（三）高等教育劳动的特殊性，使成本核算难度大

客观上，教育培养成本不同于物质产品的生产成本，不可能在教育过程中得到补偿或由教育单位自我补偿，只能在教育领域里消费，在学生毕业后的社会生产活动中得到补偿。也就是说，现在的教育投入，只是未来收益的基础。加之各高校办学类型、办学水平和办学条件不同，办学理念和办学特色也各不相同，要建立一个统一的成本标准非常困难。

（四）高校功能和学生层次的复杂性，使成本核算困难

高校具有人才培养、科学研究和社会服务三大功能，而且都有交叉，都要发生成本支出；同时，培养学生层次多，不同层次学生发生的成本不同，如何区分成本成了很大的问题，自然也就难以进行核算。

三、医学本科生狭义培养成本核算方法及步骤

医学本科生的培养具有学制偏长、实习时间长、实习条件特殊、实验标本不易取、实验成本高等特点，因而医学本科生培养成本较其他人文类、理工类本科生培养成本更高，核算工作也更困难，进行核算的迫切性也更强。

（一）核算主体

高校是教育产品的提供者，培养成本核算的主体自然是高校本身。同时，根据学校管理需要，可以将学校、二级院（系）、专业分别作为成本核算主体。虽然二级院（系）、

专业不能独立提供医学生的培养服务，不是在严格意义上核算主体，但从考核、控制院（系）和专业的成本支出角度，对其进行成本核算是可行的，也是非常有益的。

（二）核算原则

医学本科生培养成本核算应遵循以下两个原则：

一是权责发生原则，即以收入和费用是否已经发生（即权利和义务的发生和转移）为标准按归属期来确定本期收入和费用。凡是应属于本期的收入，不论其款项是否于本期收到，都作为本期收入确认；凡是应归属于本期负担的费用，不论其款项是否于本期支付，都作为本期费用确认[6]。但我国高校多采用收付实现制为会计基础，即以收到或支付的现金作为确认收入和费用的依据，这给成本核算带来了一定的困难。

二是实际成本原则，即以培养活动中实际投入的人、财、物的货币表现值进行核算。这样，核算方法简便，成本计算结果也较准确[7]。

（三）核算时间单位

医学本科生的培养周期较长，一般为 4～5 年，采用培养周期和学年为核算时间单位，可以提高核算结果的准确性和参考价值。但由于我国高校会计核算采用日历年为单位，这就要求在进行数据采集时仔细划分和归类。

（四）成本构成项目

确定成本构成项目是指从高校的总支出中划分出培养成本核算的统计范围，其核心在于确定培养成本概念的内涵，明确概念外延，进而划分出科学、准确的统计范围。从概念（前文已述）中我们可以明确，狭义的医学本科生培养成本统计范围划分的基本原则是：统计教学活动的直接成本，即为开展教学活动而产生的直接费用，不包括间接成本或机会成本。

2005 年 6 月，国家发展与改革委员会颁布了《高等学校教育培养成本监审办法（试行）》（发改价格[2005]1008 号），指出："高等教育培养成本由人员支出、公用支出、对个人和家庭的补助支出和固定资产折旧共四部分构成。"此文件为建立详细的核算项目体系提出了框架和支撑。结合医学本科教学的特点，本文认为核算医学本科生狭义培养成本的构成项目应该包括以下四大项目：

1. 人员支出

教学活动是一种高智力的脑力劳动，人员支出是成本的最重要内容。"人员"指与教学活动有直接关系的人员，包括教学及教辅人员等。

2. 业务支出

业务支出是指学校为完成教学任务所发生的消耗性费用，如实习费、招生费、毕业就业指导费、资料印刷费、教学实验用材料消耗费、体育维持费、教学用低值易耗品摊销费等。

3．奖助学金支出

奖助学金支出指用于学生的各种奖学金、助学金、困难补助、勤工助学补助等支出。严格来讲，这部分支出不能计入学校教学成本，大部分是由学校转移支付，但它已经制度化，并成为各国教育制度的重要组成部分。因此，从实际出发，要计入成本。

4．固定资产折旧费

即是学校办学的最基本物质条件，其耗费也应是高等教育成本的主要内容。但由于教育成本的很多理论与实际问题没有解决，目前，也成为教育成本管理与核算的难点与死结[8]。

（五）核算工作程序

核算工作可分为“确定培养成本核算主体”、“明确培养成本核算时间”、“选择培养成本核算方法”、“划分培养成本构成项目”、“数据采集分类”和“计算培养成本”六个步骤（如图2所示）。其中，准确、有效的“划分培养成本构成项目”是整个核算工作的关键环节。培养成本构成项目的科学性直接决定着整个核算工作的有效性，决定着核算结果的认可度和可信度。

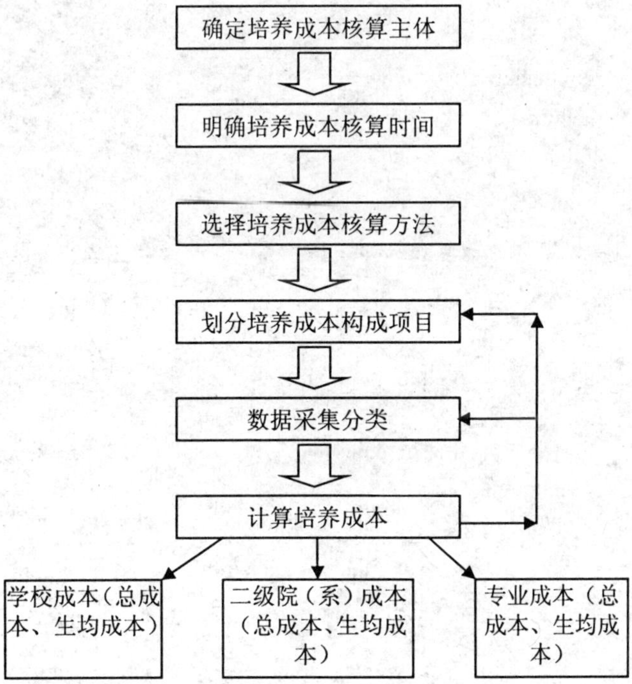

图2　培养成本核算工作程序

参考文献

[1] 李淑霞. 中国普通高等学校教育成本管理模式研究[D]. 哈尔滨工程大学，2005

[2] 韦德洪，王珊珊. 高等学校学生培养成本核算方法研究[J]. 财会通讯，2008，（1）：44-47

[3] 陈叶珍，徐丹琦. 高校教育成本核算探讨——基于《高等学校会计制度（征求意见稿）》[J]. 会计之友，2011，（1）：13-14

[4] 刘经纬. 高等教育成本核算研究——以对外经济贸易大学为实例[J]. 会计之友，2009，（10）：77-81

[5] 韩英. 高等学校教育成本管理失控的成因分析与对策[J]. 山东师范大学学报（人文社会科学版），2009，54（5）：150-154

[6] 万寿义、曲京山. 高等学校教育成本核算问题研究—基于管理的视角[J]. 东北财经大学学报，2010，（3）：3-10

[7] 李晶. 高等学校生均标准培养成本研究[D]. 厦门大学，2007

[8] 戴罗仙，伍海泉. 高等教育生均成本：界定、测算与运用[J]. 教育与经济，2005，（1）：19-23

（原载《重庆医学》2012 年第 3 期）

试论社会主义核心价值体系下医学生的职业价值观教育

毛启刚[①]

（成都医学院基建工程处　四川成都　610500）

【摘　要】社会主义核心价值观体系下，加强医学生职业价值观教育、培养医学生良好的职业道德，是当前形势下加强医学生思想政治教育的重要内容之一。通过对加强医学生职业价值观的意义、当前存在的问题的论证分析，提出加强医学生职业价值观教育的建议。

【关键词】医学生；职业价值观；问题；对策

医学生的职业价值观是指医学生通过专业学习、临床实践以及社会实践逐渐形成的对于医生这一门职业的评价、选择及价值取向的总体看法，也是个人的世界观、人生观、价值观在医生职业问题方面的反映，对医学生职业道德素质的养成，较好地履行救死扶伤职责具有非常重要的意义。医学院校肩负着为中国特色社会主义建设事业培养合格卫生医疗人才的重任。因此，在社会主义核心价值观体系下，如何加强医学生职业价值观教育，培养医学生良好的职业道德，已成为医学院校加强医学生思想政治教育的重要内容之一。

一、加强医学生职业价值观教育的意义

（一）医学生职业价值观教育是社会主义核心价值教育的内容之一

党的十六届六中全会做出的《中共中央关于构建社会主义和谐社会若干重大问题的决定》指出：社会主义核心价值体系包括四个方面的内容，即马克思主义指导思想、中国特色社会主义共同理想、以爱国主义为核心的民族精神和以改革创新为核心的时代精神、社会主义荣辱观。十七大报告明确要求把社会主义核心价值体系融入国民教育和精神文明建设的全过程，转化为人民的自觉追求。党的这一创新理论对新形势下如何加强和改进大学生思想政治教育提出了新的要求，而对医学生而言，则提出了更高的道德教育标准，因而加强医学生职业价值观教育，帮助其树立正确的价值观，对于医学生的成

① 作者简介：毛启刚（1974—），男，四川泸州人，硕士，副研究员，主要研究方向：法学、思想政治教育。

长、成才具有非常重要的意义。医生虽然是一门专业技术较强的行业，但就个体而言，每一名医生都是中国特色社会主义建设事业的参与者，都应树立社会主义核心价值观。医生肩负着特殊的使命，通过治病救人、维护生命健康、促进社会进步、推动医学发展，体现出的是“以人为本”、“医乃仁术”、“救死扶伤”、“勇攀医学高峰”、“廉洁自律”等职业价值，而这些职业价值正是社会主义核心价值观在不同领域的具体表现，因而医学生职业价值观的教育是社会主义核心价值体系教育的要求。且随着人民日益增长的医疗卫生和保健需求，对医生这门职业将会提出更高、更新的要求，同时医学生职业价值观的教育也必将在社会主义核心价值观的指导下不断创新发展。

（二）加强医学生职业价值观教育，是促进医学生全面发展的需要

医学院校肩负着为中国特色社会主义事业培育合格的卫生医疗人才的使命，全面发展是国家建设对当代医学生的必然要求，也是医学生需要确立的成才目标。随着我国社会主义市场经济的日益发展、卫生医疗体制的进一步改革及大学生就业方式的转变，我国的社会思想和价值观念也在发生深刻变化。当代大学生正处于成长期，极易受社会观念和媒体网络的影响，因而在思想观念和职业价值方面呈现出与时代同步变化的特点。与其他专业的大学生相比，医学生虽然在思想政治方面相对沉稳些，但毕竟是刚结束高中单纯生活步入大学的菁菁学子，同样存在由于思想认识上不全面而产生对职业价值观认识的偏差问题。因此，要提高医学生的思想政治素质，促进医学生全面发展，首先应加强医学生的职业价值观教育，让医学生在树立正确的职业价值观的基础上，进一步领悟社会主义核心价值观的实质和要求，树立正确的社会主义核心价值观，使医学生不仅成为中国特色社会主义建设事业的合格医务工作者，同时也是思想先进、政治过硬、素质优良的社会接班人。

（三）加强医学生职业价值观教育，是培养创新性医务人才的要求

“以改革创新为核心的时代精神”是社会主义核心价值体系的主要内容之一。我国在“十一五”时期就提出了要加快提高自主创新能力，增强我国综合国力和竞争力的要求。医学的发展对人类具有积极作用，它可以保护人类的健康、减轻疾病痛苦、挽救生命，同时也是人类社会进步的标志之一，因而医学总是在不断地创新发展。作为当代医学生，必须具备改革创新的时代精神，勇攀医学高峰，始终站在医学创新的前沿，通过不断的理论学习和临床实践，积累丰富的知识经验，提升诊治疾病、治病救人的能力，为患者提供更好的医疗服务；同时不断加强对医学的研究与创新，探索新的疾病治疗方法，为减轻人类病痛贡献所有力量。因而在新形势下，应将医学生职业价值观教育作为当代医学生思想政治教育的重要内容，使医学生通过对自身职业价值的深刻领会，进而升华为对社会主义核心价值体系科学内涵的掌握，自觉成为弘扬时代精神、崇尚科学创新的新一代医务工作者。

二、医学生职业价值观存在的问题及成因

（一）片面看重物质生活，轻视职业价值精神追求

从社会发展规律来讲，医学生的职业价值观与社会主义市场经济发展方向是一致的，总的来说符合社会主义核心价值观体系的要求。但随着我国改革开放和卫生医疗体制改革的进一步深入，受市场经济不良因素的负面影响，少部分医学生在职业价值观的认识上存在一定不足。有的学生重物质生活，而忽视了职业精神的追求和思想素质的修炼。当代大学生基本生于 20 世纪 90 年代，没有经受过艰苦生活的磨难，相比上一代人，物质生活更为充裕，因而较为看重物质的东西，很少思考精神层面的追求，尤其在临床实习阶段，刚开始接触不同层次的患者，耳闻目睹一些不良的社会现象，认为金钱在有的时候可以换来健康，更可以解决其他的问题，感觉理想职业和职业理想的差距越来越大，因而逐渐产生追求物质生活的思想，忽略了作为当代大学生在精神方面应有的追求以及医学生应当树立怎样的职业价值观和高尚的医德医风，影响了正确职业价值观的养成。

（二）学校强化专业技能培养，弱化了对职业价值观的教育

高等院校的教学模式和中学阶段区别较大，具有专业化教育的特点，尤其是医学教育，关乎人的生命健康，具有更为高度专业化的特性，因而导致在医学人才培养的过程中比其他学科更加专业化。医生必须取得执业医师资格证才能持证执业，这就意味着医学生在大学学习期间，除了完成公共课学习，应付学位英语和计算机考试外，还必须付出数倍于其他专业学生的时间和工夫去学习专业知识及临床操作技能；医学生必须通过各种考核，才能顺利毕业找到工作，而且医学知识和临床技能多为枯燥的记忆性内容和机械性的反复操作，因而在医学教育中，受就业观的功利化影响，较为重视专业知识教育和专业技能的培养，相对弱化了对医学生职业价值观方面的思想政治教育。受高中阶段文理分科的影响，医学生为理科生考入大学的，对思想政治课的兴趣不及文科生，况且在思想政治理论课教学中，对医学职业价值观的系统教育较少涉及，导致医学生对职业价值观认识的不足。尤其在临床实习阶段接触社会之后，医学生往往纠结于个人理想和社会现实、职业价值和社会价值的矛盾与困惑之。当面对病人的痛苦或生命的逝去与救治的无助、金钱在决定生与死的作用以及其他不良现象时，医学生会对自身的职业价值观产生怀疑，甚至会逐渐养成一种消极和淡漠生命的职业心理，从而影响良好职业素质的养成。

（三）新形势下职业的流动性对医学生的职业价值观产生一定影响

随着我国社会主义市场经济的进一步确立和发展，人们的思想观念也随之发生改变，经济效益、自由平等、改革创新等精神得到确立和发扬。大学生永远是时代的弄潮儿，对社会新思想吸收较快，能很快适应社会潮流的发展，这些新的思想观念同时给当代大学生的职业价值观带来冲击。市场经济提倡生产力的发展，也提倡人的个性化发展，且随着社会保障制度的日益完善，单位不再是个人生存和养老的依靠，就业者对职业的稳

定性不如以前那么看重，一种职业、一个岗位不再是终生的追求和归宿。特别是一些专业性不是很强的大学生，毕业后岗位工作换动较为频繁，从就业者的角度来说，也乐于尝试在不同的工作岗位中锻炼自己，积累经验，促进自我价值的实现；但对于医学生而言，专业性太强，且是越老越吃香的职业，因而不能根据社会的需求随意流动、及时改变自身的职业结构和调整工作，也没有更多的机会尝试不同的工作岗位。因此，往往个人理想与职业现实之间产生较大差异。当代医学生和其他专业的年青学子一样，追求个性发展，但专业特点决定了医学生在刚踏入工作岗位时，往往不像其他工种那样获得与自身创造价值成正比的回报。这种心理落差造成医学生一方面对缤纷斑斓的社会生活很向往，但是自身专业原因没有足够的勇气走出去，使得医学生常表现出一种矛盾且漂浮不定的职业心态，忽略了对医生职业价值观的理性和深层次的思考，不利于医学生正确的职业价值观的养成。

三、加强医学生职业价值观教育的对策建议

（一）以社会主义核心价值观为指导，引导医学生树立正确的职业价值观

从哲学角度讲，价值标准不仅是价值观体系的核心，而且决定着一个人的价值取向；就个人而言，其价值观将通过自身的价值标准和价值取向体现出来，同理，医学生的职业观也必然体现为对自身职业价值标准和职业价值的取向。新形势下，社会主义核心价值观的标准就是整个价值观体系的核心。以“马克思主义指导思想、中国特色社会主义共同理想、以爱国主义为核心的民族精神和以改革创新为核心的时代精神、社会主义荣辱观”为主要内容的中国特色社会主义核心价值观体系，不仅为加强医学生的职业价值观和职业道德教育提供了指南，还提供了具体的标准。因此，应以社会主义核心价值观为指导，加强医学生价值观和职业道德教育，引导医学生坚定对马克思主义和社会主义共同理想的信念，树立正确的医生职业价值观，秉承中华民族的传统美德和医德，树立全心全意为人民服务的思想，坚持爱国主义、社会主义、集体主义的道德原则，不断增强民族自尊心、自信心、自豪感，在学习和实践中不断钻研和创新，始终朝着代表当前最先进的医疗技术水平，代表着广大患者的利益，代表着最崇高的医德、医风，可持续、和谐的全面发展，充分运用所学的医学知识和掌握的医疗技能，在为人民解除病痛、守护人民生命和健康的社会服务中实现个人价值和社会价值的统一。

（二）建立学校、家庭、社会教育三位一体的医学生职业价值观教育体系

一个人的价值观的确立是家庭、学校和社会等多方面因素共同教育和影响下形成的结果，而对于职业的选择则是从进入大学或其他职业学校开始的，因而大学生职业价值观的确立是以学校教育为主、家庭和社会教育为辅这种三位一体教育的结果。因此，要建立以学校教育为主、家庭和社会教育为辅，统一协调的医学生职业价值观教育体系，就要对医学生的职业价值观进行有效的教育整合，培养出适应新时代发展的合格医务人才。就学校而言，要充分发挥高校思想政治理论课教学在世界观、人生观、价值观教育中的主渠道作用，适时地渗入医学生职业价值观的内容；要积极发挥专业课教学在医学

生价值观养成方面的促进作用，在专业与技能的传授中，不仅要为学生“传道、授业、解惑”，也要教会学生做人和做一名医生应具备的道德品质和职业素质；要建立健全适合医学生健康发展的校园育人环境，加强具有医学特点的校园文化建设，以丰富多彩、喜闻乐见的校园文化生活促进医学生正确价值观的形成。就家庭教育而言，父母要以身作则，为孩子树立榜样，要培养孩子正确的价值观、积极的生活态度和良好的生活习惯；要在孩子上大学期间，加强与学校和教师的沟通，及时相互交流学生在校及假期在家的思想和学习状况，因材施教、因人施教、因地施教，促进学生健康发展。要扩大教育的社会化，鼓励医疗有关的社会单位参与医学生的联合培养工作，搭建社会与学校之间的桥梁，使得医学生在校期间更好地了解社会对医务人才职业的需求和道德要求，及时纠正在职业价值认识方面存在的偏差；要多开展一些社会实践活动和科技志愿服务活动等，鼓励医学生积极参与，使得学生通过参与社会活动了解社会，理解人生的意义，逐渐树立起正确的职业价值观，以更好地适应社会需求。

（三）充分发挥医学生自我教育的主体作用，促进职业素质的全面提升

医学生世界观、人生观和价值观的确立，不仅是家庭、学校和社会共同教育和价值导向的结果，同时也是医学生通过亲身经历、学习、人际交往等感受，经过反复思考和感悟产生的综合结果。社会主义核心价值观鼓励创新，对医学生的职业价值观教育也应创新，传统的思想政治教育课侧重于教师的课堂教育和主动灌输，忽视了在价值观念形成过程中个体的认知、判断、情感、理解和选择的重要主体作用，没能充分调动学生的主观能动性。这种被动学习产生的结果往往导致医学生对职业价值观的认识肤浅，甚至迷惑。因此，要充分发挥医学生学习的主观能动性，为他们提供自我教育的氛围和环境，鼓励医学生自行组织与专业有关的学习实践小组或社团，开展一些健康有益的学习实践活动和文艺活动，使医学生在自己组织、亲身参与的学习活动中，通过相互交流、相互学习、相互促进，亲身体验、感受生命、感悟社会，提高对社会道德和职业价值的认知能力，从而主动选择接受社会主义核心价值体系理论，并成为社会主义核心价值的践行者，真正转化为自身职业的价值观念和价值取向，更好地为中国特色社会主义卫生医疗事业服好务。

（原载《中国卫生事业管理》2012 年第 08 期）

健康教育对糖尿病患者疗效影响的 Meta 分析

王润娟[①]　赵　庆*
（成都医学院校医院　四川成都　620500）

【摘　要】目的：采用 Meta 分析探讨健康教育对糖尿病患者疗效的影响，为糖尿病的健康教育治疗途径提供依据。方法：检索国内的主要数据库，按一定标准对文献进行质量评估。最后采用 RevMan5.0 软件对纳入文献进行 Meta 分析。结果：13 篇文献符合纳入标准，Meta 分析结果显示，健康教育干预组与对照组在空腹血糖[*WMD*=–1.19，95% *CI*=（–1.47，–0.91），*P*<0.00001]、餐后 2h 血糖[*WMD*=–2.63，95% *CI*（–3.50，–1.76），*P*<0.00001]、糖化血红蛋白[*WMD*=–0.74，95% *CI*（–0.88，–0.60）*P*<0.00001]、生活质量[*WMD*=3.21，95% *CI*（2.73，3.69），*P*<0.00001]、遵医行为[*WMD*=2.75，95% *CI*（1.77，4.28），*P*<0.00001]方面的差异均具有统计学意义。结论：健康教育是治疗糖尿病的一种有效方法。由于纳入分析的文献有限且质量不高，健康教育对糖尿病疗效的影响尚需进一步验证。

【关键词】健康教育；糖尿病；Meta 分析

糖尿病 DM（Diabetes Mellitus）是由多种病因引起的代谢紊乱，其特点是慢性高血糖，伴有胰岛素分泌不足或作用障碍，最终将造成多种器官的慢性损伤、功能障碍及衰竭。对 DM 患者进行健康教育，宣传糖尿病的相关知识，对 DM 患者的早发现、早诊断及早治疗，对提高生存率和生存质量起到十分重要的作用[1]。本研究对近年来国内公开发表的有关文献进行系统分析，对健康教育途径进行评价，以进一步明确健康教育对糖尿病患者疗效的影响。

一、资料与方法

（一）检索策略

检索国内外主要医学数据库：中国生物医学数据库、中国期刊网 CNKI 数据库、维普中文科技期刊数据库及 Google 学术搜索，检索年限，检索词包括：社区健康教育、糖尿病等。

---

① 作者简介：王润娟（1970—），女，陕西西安人，硕士，副研究员，成都医学院校医院主任，主要研究方向：公共卫生管理。

（二）纳入标准

纳入文献应符合以下标准，糖尿病患者作为研究对象，治疗措施包括社区健康教育，实验设计为随机对照试验，且文献提供了足够的数据信息，可进行 Meta 分析。

（三）排除标准

排除标准包括：不符合纳入标准；报告信息不准确及统计数据无法应用者。

（四）疗效判断

本研究以空腹血糖、餐后 2h 血糖、糖化血红蛋白、生活质量及遵医行为 5 项指标就健康教育对 DM 患者的疗效影响进行评价。

（五）发表偏移分析

潜在的发表偏移采用倒漏斗图（Funnel plot analysis）分析。

（六）敏感性分析

排除方法学质量低下的文献。

（七）统计学分析

实用 Revman5.0 软件，各组异质性检验采用 x^2 检验，若异质性差异无统计学意义（$P>0.05$），Meta 分析采用固定效应模型（Fixed effects model）；若差异具有统计学意义（$P<0.05$），则选用随机效应模型（Random cffects model）。区间估计采用 95%*CI*，分析结果用森林图（Funnel plot）表示。

二、结果

共检索到相关文献 19 篇，剔除不符合纳入标准的文献 6 篇，共 13[2~14]篇文献纳入研究。所有文献均提及随机分组但未描述随机方法，研究均未描述是随机方案隐藏。仅刘爱萍[6]运用了单盲法并描述实施方法，其余均未提及实施盲法。没有一篇文献提及失访情况。根据 Jadad 评分，13 篇文献均未 C 级（如表 1 所示）。

表 1　纳入文献基本情况

作者	发表年份	病例数		效应指标
		健康教育干预组	对照组	
崔丽萍[2]	2010	49	48	餐后 2h 血糖，糖化血红蛋白，遵医行为
黄庆娟[3]	2007	32	32	空腹血糖，餐后 2h 血糖，糖化血红蛋白
黄月娟[4]	2009	40	40	空腹血糖，餐后 2h 血糖
林春梅[5]	2010	50	50	空腹血糖，餐后 2h 血糖，糖化血红蛋白，遵医行为
刘爱萍[6]	2006	45	45	空腹血糖，遵医行为

（续表）

作者	发表年份	病例数		效应指标
		健康教育干预组	对照组	
唐凤兰[7]	2009	60	60	空腹血糖，餐后 2h 血糖
奚齐红[8]	2011	36	36	餐后 2h 血糖，糖化血红蛋白，生活质量
李素华[9]	2011	29	29	糖化血红蛋白
刘文斌[10]	2011	200	202	糖化血红蛋白
许昭敏[11]	2006	43	42	生活质量
杨亚宁[12]	2006	40	40	生活质量
王玉华[13]	2008	41	41	生活质量
黄从军[14]	2010	48	48	遵医行为

（一）空腹血糖

5 篇文献[3~7]报道健康教育干预组与对照组对空腹血糖水平的影响。共纳入 454 例，其中健康教育干预组 227 例，对照组 227 例。Meta 分析，异质性检验 P=0.18，无统计学意义，故采用固定效应模型，健康教育干预组对空腹血糖影响较对照组有统计学意义[WMD= –1.19，95% CI=（–1.47，–0.91），P<0.00001，如图 1 所示]。漏斗图分析发现，漏斗图不对称，可能存在发表偏倚。

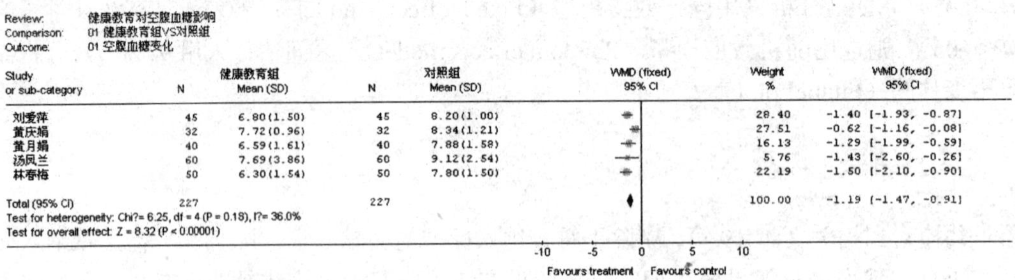

图 1　健康教育干预组与对照组空腹血糖值的比较

（二）餐后 2h 血糖

6 篇文献[2~5, 7~8]报道健康教育干预组与对照组对餐后 2h 血糖水平的影响。共纳入 504 例，健康教育干预组 258 例，对照组 246 例。Meta 分析，异质性齐性检验 P=0.00006，有统计意义，故采用随机效应模型，健康教育干预组对餐后 2h 小时血糖影响较对照组有统计学意义[WMD= –2.63，95% CI（–3.50，–1.76），P<0.00001，如图 2 所示]。漏斗图分析发现，漏斗图不对称，可能存在发表偏倚。

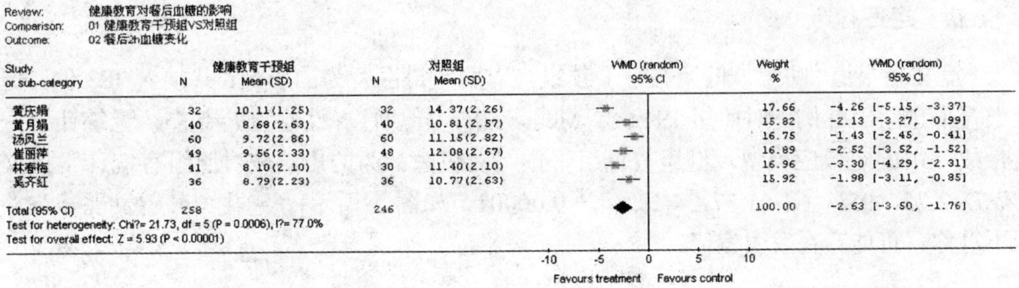

图 2　健康教育干预组与对照组餐后 2h 血糖的比较

（三）糖化血红蛋白

6 篇文献[2~3, 5, 8~10]报道健康教育干预组与对照组对糖化血红蛋白水平的影响。共纳入 756 例，健康教育干预组 383 例，对照组 373 例。Meta 分析，异质性齐性检验 P=0.15，无统计学意义，故采用固定效应模型，健康教育干预组对糖化血红蛋白的影响较对照组有统计学意义[WMD=–0.74，95% CI（–0.88，–0.60），P<0.00001，如图 3 所示]。漏斗图分析发现，漏斗图不对称，可能存在发表偏倚。

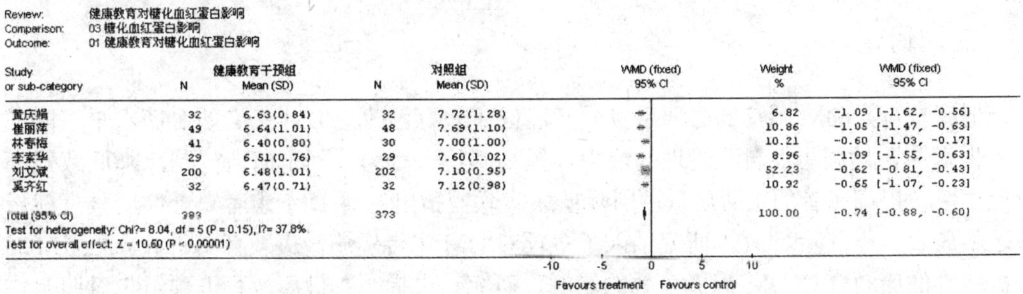

图 3　健康教育干预组与对照组糖化血红蛋白的比较

（四）生活质量

4 篇文献[8, 11~13]报道健康教育干预组与对照组对生活质量的影响。共纳入 319 例，健康教育干预组 160 例，对照组 159 例。Meta 分析，异质性齐性检验 P<0.00001，有统计学意义，故采用随机效应模型，健康教育组干预组对生活质量的影响较对照组有统计学意义[WMD=3.21，95% CI（2.73，3.69），P<0.00001，如图 4 所示]。漏斗图分析发现，漏斗图不对称，可能存在发表偏倚。

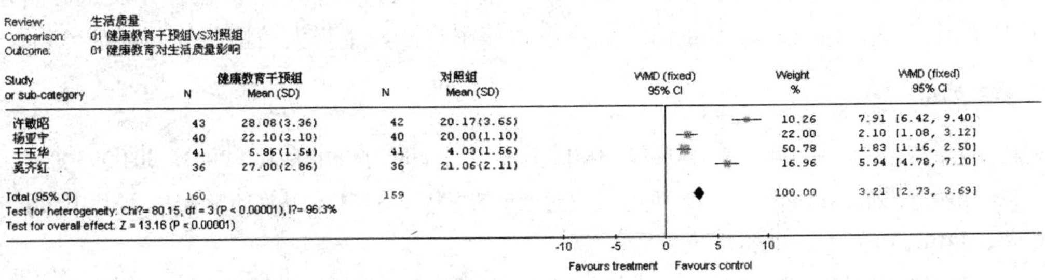

图 4　健康教育干预组与对照组生活质量的比较

（五）遵医行为

4 篇文献报道[2，5~6，14]健康教育干预组与对照组遵医行为的影响。共纳入 383 例，健康教育干预组 192 例，对照组 191 例。Meta 分析，异质性齐性检验 *P*=0.35，无统计学意义，故采用固定效应模型，健康教育组干预组对遵医行为的影响较对照组有统计学意义[*WMD*=2.75，95% *CI*（1.77，4.28），*P*<0.00001，如图 5 所示]。漏斗图分析发现，漏斗图不对称，可能存在发表偏倚。

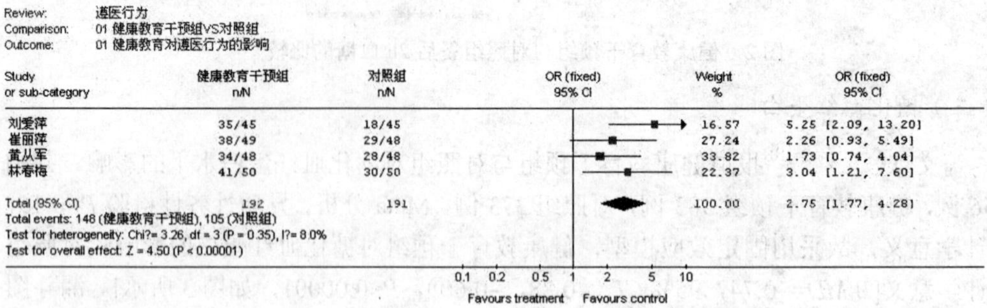

图 5　健康教育干预组与对照组遵医行为的比较

三、讨论

健康教育是 DM 治疗的必要手段，开展健康教育可改变 DM 患者的血糖水平，降低 DM 发病率，增强患者自我管理的能力，提高其遵医行为，利于病情控制，降低致残率及死亡率，提高患者的生活质量。国际糖尿病联盟指出，对 DM 患者缺乏健康教育就像缺乏胰岛素一样危险[15]。本研究纳入了多项对 DM 患者实施健康教育的研究，通过 Meta 分析评价健康教育对 DM 患者疗效的影响。研究结果提示：健康教育干预组与对照组在空腹血糖、餐后 2h 血糖、糖化血红蛋白、生活质量及遵医行为方面的差异均具有统计学意义。

本次研究纳入的文献质量普遍偏低，多数研究为描述研究设计，随机化方法与随机分配方案的隐藏，忽略盲法的使用，所用文献均未提及失访情况。本研究所纳入的均为已发表的中文文献，不排除有阴性结果的实验未能发表的可能，可导致发表偏倚，从而过高地估计疗效[16]。

综上所述：本研究的 Meta 分析结果显示：健康教育能提高 DM 患者的疗效，但由于纳入文献有限且质量不高，有必要进行设计严谨的随机双盲对照实验。在设计及试验时，明确随机化方法，进行随机方案的隐藏，正确使用盲法，重视失访情况的登记与分析。

参考文献

[1] 许曼英，卢广华，陈明道. 糖尿病学[M]. 上海：上海科学技术出版社，2003：304-305

[2] 崔丽萍，唐文睿，侯艳红，等. 健康教育对老年糖尿病患者治疗依从性的影响[J]. 现代中西医结合杂志，2010，19（13）：3073-74

[3] 黄庆娟，叶学和，劳丹华，等. 健康教育对农村糖尿病人行为该改变的影响[J]. 护理研究，2007，21（11）：2940-42

[4] 黄月娟，谢瑛. 健康教育对糖尿病患者血糖控制效果的影响[J]. 海峡药学，2009，21（2）：111-112

[5] 林春梅，钟伟荣. 社区健康教育对糖尿病病人治疗依从性的影响[J]. 全科护理，2010，8（5）：13，21-22

[6] 刘爱萍，曹桂林，徐永芬. 社区健康教育对糖尿病人遵医行为的影响[J]. 护理管理杂志，2006，6（8）：34-37

[7] 汤凤兰. 农村社区健康教育在糖尿病护理中的应用体会[J]. 中国社区医师（医学专业半月刊）[J]，2009，11（13）：246

[8] 奚齐红，武承荣，倪健萍，等. 2 型糖尿病社区健康教育效果评价[J]. 中国医药科学，2011，1（6）：354-356

[9] 李素华. 健康教育对糖尿病的影响[J]. 护理实践与研究，20118（9）：19，68-70

[10] 刘文斌，王海鹰，史红莉，等. 2 型糖尿病合并高血压患者社区干预研究[J]. 中华全科医学，2011，9（2）：135-136

[11] 许敏昭，聂洁萍. 健康教育干预对糖尿病患者生活治疗的影响[J]. 华夏医学，2006，19（3）：186-188

[12] 杨亚宁. 健康教育对糖尿病患者生活质量的影响[J]. 中国初级卫生保健，2006，20（2）：55-56

[13] 王玉华. 健康教育干预对糖尿病患者生活质量的影响[J]. 国际护理学杂志，2008，27（2）：152-153

[14] 黄从军. 社区 2 型糖尿病患者心理健康教育干预的效果评价[J]. 中国高等医学教育，2010，1（9）：10，33-34

[15] 王艳玲，王亮. 糖尿病健康教育的研究进展[J]. 中国民康医学，2010，22（7）：865-867

[16] 周旭毓，方积乾. Meta 的常见偏倚[J]. 循证医学，2002，2（3）：216-220

（原载于《循证医学》2012 年第 3 期）

基础医学实验课程体系改革研究

张 晓[①] 昝加禄 江 华 官 璇
（成都医学院 四川成都 610083）

【摘 要】根据中国本科医学教育标准要求，以组织学、胚胎学、病理学、生理学等基础医学实验课程作为研究对象，将实验课程内容从原有理论课体系中分离出来形成独立的实验课；将过去分属不同学科、但内容有较强内在联系的课程重新有机地整合，形成比较完整的基础医学实验课程体系；制定和实施与新的基础医学实验课程体系相适应的教学大纲和教学计划；开展实验教学项目菜单化、教学内容层次化和选课项目自主化的实验教学管理模式，对提高教学质量，培养具有实践能力、创新能力和终身学习能力的高素质医学人才，具有十分重要的意义。

【关键词】医学教育；实验课程；教学改革

医学教育不仅遵循高等教育人才培养的一般规律，而且具有自身的特殊规律，基础医学课程体系作为高等医学教育的中心环节，其改革与创新直接影响人才培养质量[1]。目前，我国医学本科教育标准强调的医学本科人才培养目标是：科学素养与人文素养培养并重；基础学科与临床学科的课程整合；医学知识素养与临床实际能力共进，建立与现代医学模式配套的模块化课程体系，建立一体化的医学终身教育体系，确保医学教育质量。但是调查分析表明，中国的医学教育课程体系及设置存在很多与医学本科教育标准不相适应的问题。

一、医学课程体系设置中存在的问题

（一）医学课程体系设置模式单一

通行的医学课程设置模式基本可分为 3 种类型，即“传统学科式”、“以问题为中心式”、“器官系统式”。据 1998～1999 年度美国医学院联合会编辑的《课程指南》统计，在 125 所美国医学院中，实施器官系统课程模式的有 8 所，占 7%；将 PBL、器官系统、传统学科等多种体系混合采用的有 44 所，占 36%；其余 73 所实行以学科为中心的课程

基金项目：四川省教育厅教学研究与教学改革重点课题 （JG200701）；成都医学院 2008 年教育教学改革研究项目（JG200801）。

① 作者简介：张晓（1959—），男，广州惠阳人，博士，教授，成都医学院基础医学实验教学中心主任，主要研究方向：基础医学实验教学改革。

设置模式。其他许多国家如加拿大、澳大利亚等也实行了各种类型的课程整合形式[2]。

我国医学高等教育课程体系一般是以学科为中心设置的，在 20 世纪 90 年代，我国的 115 所医学院校中，有 109 所学校实施传统的以学科为中心的课程设置模式，占 94.78%，有 5 所学校采取混合型模式，有 1 所学校实施器官系统模式。可以看出，我国的医学课程设置模式较为单一。

（二）医学人文课程设置存在差距

我国现行医学教育的课程结构基本由公共基础、医学基础、临床医学、人文社科和预防医学五大模块组成。人文社科课程比例较低，导致人文精神培养不足，医学生难以指导病人重视生理、心理、社会和文化的各种影响健康的因素，并对病人做出包括健康促进和疾病预防在内的处理。发达国家的医学课程基本由自然科学、人文社会科学和医学科学三大部分或人文社会科学、医学科学两大部分组成。医学人文教育在课程结构中地位突出。如美国人文社科课程构成比例占 20%，苏联占 22%，英国、日本占 10%～15%[3]，而我国的医学院校一般仅占 10%左右。

（三）医学课程对科学素质培养重视不够

发达国家非常重视医学生科研素质培养，将科学工作的方法、学习的基础等科研素质教学内容列入了课程计划。我国的医学教育在七年制临床医学专业课程中对科研引入医学教育国际标准，对其能力训练有明确要求。但在五年制临床医学专业课程设置中对科研训练要求较低，课程数量少，学时比例低。

（四）医学生选修课程不足

从各国医学教育改革的趋势来看，多数院校倾向于实行主辅修制，压缩必修课的授课时数，扩大选课范围是改革的方向。其中最为突出的是美国哈佛大学医学院提出的“新途径”课程结构，将基础和临床阶段的课程整合为 14 门，大大减轻了学生的负担，更好地调动了他们的学习积极性与主动性，有利于学生潜能的发挥[4]。从我国临床医学本科专业课程设置现状来看，选修课开设缺乏系统性，课程门类也显得数量不足。

（五）医学课程教学方法较为落后

1999 年，“自我教学”在美国医学院校的覆盖率达到了 94%，计算机辅助教学和以问题为基础的教学均达到 99%，使用标准化病人教学达到 97%[5]。近年来，我国医学教育在教学方法改革方面取得了很多成绩。但相对于发达国家而言，以教师为中心的教学方法仍是我国医学教育的基本教学形式[6]。有资料显示，比较中美基础医学课程设置，其中一个最大的差别是美国用于小组讨论的时间平均为 265 学时，辅导活动 220 学时，而中国基本没有[7]。

（六）医学课程管理需要改进

我国的医学院校教育管理模式基本属于学校教学行政管理部门在政府的行政导向下的职能范畴，许多有关教学的政策、规章制度、决定等基本属于行政行为，培养目标确定、教学计划制订与管理等也基本是在行政干预下，少数专家参与完成的。这种教学管理模式最大的弊端在于行政干预过强、专家学术成分过少、忽视广泛利益方的意见。

二、国内医学课程体系的改革特点

近年来，国内的一些医学本科院校对医学人才培养的课程体系进行了改革，具有以下的特点。

（一）由传统单一的课程体系向多样化模块课程体系转变

突出预防保健与科研训练、早期接触临床，重视实践能力培养等，设置预防医学与科研方法、早期临床与科研训练、寒假社会调查、初级卫生保健实习、高级选修实习、特色课程等模块。

（二）人文社科类课程比例略为增长

据资料统计显示，1998 年一般医学院校人文社科课程比例只占 8%左右[8]，而到 2004 年，国内重点医学院校一般占 10%左右，必修课通常在 10 门左右[9]。

（三）多形式的课程整合

一是基础医学课程的整合，并独立设置实验课程。如中国医科大学基础医学课程的整合[10, 11]，济宁医学院综合实验室的独立设置[12]，河北医科大学一体化实验课程体系等。二是基础与临床医学课程分类整合。如中国协和医科大学护理专业的基础课程人体生物学和临床课程护理学的设置等。三是基础与临床医学课程的全面整合。如四川大学以器官系统中心的课程体系；汕头大学医学院的系统整合模块课程体系。总体而言，以前两类为主，促进了学科课程的融合，但没有突破以学科为中心的课程与教学模式。另外，在课程模块分类与学时比例分配、学习进程等方面，部分存在课程设计与实施偏差的问题。

三、我校医学实验课程体系的改革思路

基于医学教育中存在的问题，我们要在先进的教育思想和教育理论指导下，对我们的医学专业设置、课程体系、教学方式、教育教学活动运行机制等进行改革[13~16]。

（一）改革的思路

1. 转变教育思想，引入国际标准，深化医学课程体系改革

通过更新教学观念，我们从教育思想上建立起“以人为本，以促进人的全面发展为宗旨”的现代教育观，建立以教师为主导，以学生为主体的教育思想，注重从课程的源头进行总体设计，深化课程体系改革。

2. 打破学科界限，探索和实践新的课程设置模式

通过专家论证，我们将功能性相近的课程进行有机整合，改变我国医学教育课程设

置较为单一的现状。在条件成熟的学科，按器官系统或以问题为基础设计课程体系。

3. 优化课程内容结构

适应医学模式转变、科学进步和社会发展的需求，优化课程结构，包括以下几方面：加强创新意识教育，注重医学教育和科研素养的有机融合；加强实践教学环节，注重理论与实践的有机结合；加大研究探索性、设计性、综合性实验比重，增强学生自主学习能力、发现和解决问题的能力。

（二）改革的方法

1. 医学主干学科有机整合，相关学科交叉融合，建立基础医学实验课程体系

我们将人体解剖学、组织学、生理学、病理生理学和药理学等12门基础医学课程的内容有机地整合，形成具有自主特色的基础医学实验课程体系。我们将实验动物学、实验技术学和统计学等的部分内容有机地结合到实验设计中，改善传统的实验教学内容和实验技术方法，形成具有以"基础—临床"紧密联系为特色的课程体系。

2. 以器官系统式课程设置模式为主线，建立基础与临床结合的实验教学体系

在目前医学教育总体模式不变的条件下，我们实行以器官系统为主线的课程设置模式，把组织学和病理学；生理学、病理生理学和药理学；细胞生物学、生物化学和医学遗传学；免疫学和微生物学等基础医学各个学科的课程合理安排与相互衔接，建立以器官系统为中心的，基础联系临床的实验教学体系。

3. 以培养卓越医师为核心，优化实验课程内容结构

开展创新人才培养的实践，完善实验设计相关理论，研究开展实验设计的基本方法，介绍实验设计的基本思路。在教师指导下，学生进行自主的实验设计，通过选题、实验设计、实验实施、统计实验数据的处理和实验论文的撰写等实践过程，完成科学实验设计，使学生对科学实验设计融会贯通，形成具有特色的教学方法。

（三）解决的关键问题

（1）将实验课程内容从原有理论课体系中分离出来形成独立的实验课；将过去分属不同学科、但内容有较强内在联系的课程重新整合形成新的实验课程。

（2）制订和实施新的教学大纲和教学计划。

（3）建设与新的实验课程体系相适应的教材和教师队伍。

（4）在课程管理上，进行实验教学项目菜单化、教学内容层次化和选课项目自主化的实验教学管理模式。

总之，我们在改革的过程中非常重视实践经验的积累，通过学习借鉴国内外的先进理论与研究方法，开展更多、更深入的研究与探索，以便为中国高等医学教育的科学发展和不断完善作出应有的努力。

（四）医学实验课程体系改革的主要成果

1. 建立基础医学实验课程体系

打破学科界限，探索和实践新的课程设置模式，将功能性相近的基础医学课程进行有机整合，使医学课程走出分科课程的狭窄视野，从分科课程观向综合课程观转变。按照器官系统或以问题为基础设计课程体系，逐步完成基础医学课程综合化，实现理论课程与实践课程的统一，通过实验课教学为学生提供获得知识的平台。

我们根据学科性质及条件成熟程度，将实验课程内容从原有理论课体系中分离出来形成独立的实验课；将过去分属不同学科、但内容有较强内在联系的课程重新整合形成新的实验课程。

具体内容和措施是：把组织学、胚胎学和病理学的课程进行重组融合，形成医学形态实验学；把生理学、病理生理学和药理学的课程融合，形成医学机能实验学；把生物化学和分子生物学课程融合，形成生化和分子生物实验学；把细胞生物学和医学遗传学课程融合，形成医学生物实验学；把免疫学和微生物学等课程融合，形成免疫和微生物实验学。

因此，新的基础医学实验课程体系的特点是将实践特征强和实验内容多的理论课携实验课的模式改变为实验课主导的模式，改变传统模式中实验课程对理论课程的依附性质，代之以实验课程自成体系兼容相关理论内容的教学组织模式。

2. 优化实验课程内容结构

在建立基础医学实验课程体系的基础上，进行优化实验课程内容的结构，突出理论联系实际，基础结合临床，打破原学科间的壁垒，优化教学内容，适当删减传统验证性实验，整合基础医学各个学科的实验课程内容，增加跨学科的综合性实验和设计性实验，积极开展探索性实验。

3. 修订培养方案，制订新的教学大纲和教学计划

根据新的基础医学实验课程体系的要求，新的教学大纲突出学生能力的培养，通过理论联系实践，以培养实际动手的能力；通过基础结合临床，以培养临床思维的能力；通过教学结合科研，以培养科学创新思维的能力。

通过创新实验课程体系，培养学生的批判性思维和科学创新的能力，能进行科学思维，敢于质疑，有旺盛的求知欲，能科学地评判获取的资料和信息，从而把握医学科学技术发展的正确方向，培养科学精神和科学理性思维。

4. 建设与新的实验课程体系相适应的教材体系

实验课程教材是培养和训练学生的实践能力，全面提高综合素质、培养创新意识的重要载体，是将知识建构和创新能力培养观念贯穿于教学各个环节的重要平台，教材的创新是实验教学改革的核心。因此，结合教学改革，我们为编写与实验课程新体系相适应的教材方面进行了积极的探索，在教材编写中继承并发展基础医学实验课程的核心内容，强调学科之间的交叉融合，重视新技术的应用，注重学生创新能力的培养，最终建

立基础医学多层次立体化的实验教材体系。

5. 研究基础医学课程的相互衔接

我们将以器官系统式课程设置模式为主线，合理安排组织学、胚胎学、病理学、生理学、病理生理学、药理学、细胞生物学、生物化学、医学遗传学、免疫学和微生物学等基础医学各个学科的课程，使之相互衔接，保证新的课程体系的实施。

近几年来，我们根据医学教育的发展趋势，不断转变教育思想，引入国际标准，树立“以人为本，以促进人的全面发展为宗旨”的现代教育观，坚持以教师为主导，以学生为主体的教育思想，注重从课程的源头进行总体设计。在教学实践过程中，不断深化课程改革，优化课程结构，建立全新的比较完善的基础医学实验课程体系；加强创新意识教育，注重医学教育和科研素养的有机融合；加强实践教学环节，注重理论与实践的有机结合；加大研究探索性、设计性、综合性实验比重等。这些做法对于促进学生自主学习能力的提升，对于学生发现和解决问题的能力的发展，对提高教学质量都起到了积极的促进作用。

参考文献

[1] 李淼焱. 创新人才培养模式，深化地方高校教学改革[J]. 辽宁教育研究，2004（5）：54-55

[2] ZEN C，WANG XY，et al.Comparison study nationally and internationallyon the development and innovation of high medicaleducation（Middle part）[J]. Development research on high education，2001，3（4）：12

[3] ZHANG W，XIANG D，WANG XY. Analysis on the innovationof the curriculum structure related to high medical education andits "intensive" current in China[J]. Development research on high education，2001，3（4）：28

[4] LI TL. Current status of the innovation on curriculum design ofmedical education and its expectation[J]. High medical educationin China，2000，2：11-12

[5] ZEN C，WANG XY，et al.Comparison study nationally and internationallyon the development and innovation of high medicaleducation（latter part）[M].Development research on high education，2001：22

[6] HUANG SX. Attach importance to capability of teacher and qualityof teaching[J]. China Journal of Modern Medicine，2003，13（12）：125

[7] SUN BZ. Detail comparison analysis of medical education curriculumbetween China and America and its important use forreference[J]. Medical education，2002，4：16-19

[8] 朱慧全，赵光，曹德品，等. 关于开设医学人文社会科学课程的思考[J]. 中国高等医学教育，2001，（2）：60-63

[9] 教育部高等教育司，中国高等教育学会医学教育专业委员会. 中国高等医药教育课程指南[M]. 北京：北京大学医学出版社，2007，48-59

[10] 乔敏，路振富，孙宝志，张云，赵阳. 学习哈佛经验　建立基础医学整合课程体系的实践[J]. 中国高等医学教育，2002，（4）：44-46

[11] 金魁和，孙宝志. 中国医科大学“临床医学专业（本科）课程体系和教学内容改革”[Z]. 北京：高等教育出版社，2000，11

[12] 史清芳，白波，王洪恩，等. 浅谈基础医学部综合实验室的建设与管理[J]. 广州微量元素科学 1999，6（11）：70-71

[13] 梁楠,张晓. 深化医学实验教学改革　建设实验示范中心[J]. 西南军医,2010,12(6),1210-1211

[14] 陈国辉，李元高，罗一鸣，等. 通过示范中心建设深化实验教学体系改革[J]. 实验室研究与探索，2008，27（4）：75-77

[15] 谢韶旺，何川，雷志辉. 实践教学中“团队合作学习”模型的研究和实践[J]. 实验技术与管理，2008，25（9）：131-137

[16] 吕守林. 更新教育观念，深化实验教学改革[J]. 实验技术与管理，2008，25（9）：28-30

加强物理实验教学条件建设 提高人才培养质量

王光昶[①] 张建炜 张 婷 周继芳 刘玉红 陈 涛
（成都医学院人文信息管理学院物理教研室 四川成都 610500）

【摘 要】医学物理学是把物理学的原理和方法应用于人类疾病的预防、诊断、治疗和保健的一门交叉学科，在高等医学院校又是一门重要的基础课。医学物理学作为一门完整的课程教学体系，实验教学是其不可分割的重要组成部分。而实验又作为医学物理学习和研究的一种基本方法，对提高教学质量和学生创新能力的培养起着至关重要的作用。它不仅使学习医学物理知识的感性材料能够有效地获得，加深理解医学物理概念和规律形成的过程，学会使用基本仪器并独立进行实验的方法和技能的过程，还是使学生的创新意识、创新思维、创新能力得到培养，更是进一步培养学生的科学研究方法和科学态度的重要手段。换句话说，医学物理实验课程教学不仅关系到本门课程的教学和学习，还关系到相关课程的学习，特别是对学生后续课程的学习及实践能力、创新能力的培养都会产生重要影响。因此，为适应新形势，我校应在开放医学物理实验室、改革实验课程、创新教学手段、加强实验人员培训、网络化管理等方面进行改革，把科学研究全面渗透到本科教学中去，充分发挥实验教学在创新型人才培养中的作用，也为教学方法研究、教师科研及学生科技创新创造良好的环境。

【关键词】医学物理；实验教学条件；创新型人才；培养

我国《高等教育法》中提出要把培养大学生“创新精神和实践能力”作为主要任务。在教育部本科教学水平评估指标体系中，实践教学也是重要的一项指标。现代教育理念能否在实践教学改革中得到体现，学生的学习自主性和创新能力能否得到激发，在本科教学水平评估中是重要的检查内容之一。现代的教育理念和教育思想特别强调，理论和实践教学都要把促进学生的主动发展和培养学生的创新能力作为首要任务[1]。

21 世纪是人才竞争的时代，人才的竞争离不开高等教育。新世纪的高等教育，把培养人才作为根本任务[2]。以理论教学为主、实验教学为辅的传统教学模式已经无法满足社会对应用型人才培养的需求。减少理论教学课时，相应增加实验教学课时，加强实验教学条件建设，提高创新型人才的培养质量已成必然趋势[3]。

注重实验教学是我校“质量工程”建设的一项指标任务，也是我校的特色，我校一

基金项目：成都医学院 2010 年度教育教学改革研究项目（批准号：JG2010002）。

① 作者简介：王光昶（1969—），男，黑龙江兰西县人，博士，教授，主要研究方向：医学物理的教学与科学研究。

直以来非常重视实验教学条件的建设，所培养的应用型人才多年来一直受到社会的好评。但随着高等教育大众化的到来，实践教学将面临更大考验：仍然在教育思想上轻视实践教学，实践教学在教学过程上被忽视，实践教学在教学条件上被限制等现象，使学校的教学质量和学生创新能力的培养受到严重影响。如何使实践教学改革得到深化，学生创新精神和实践能力的提高得到加强，已经成为我校教育教学改革面临的重要课题。

一、医学物理实验教学中存在的一些问题

对于理论教学的改革而言，实践教学的改革需要投入更多，实践教学改革往往落后于理论教学改革，还需要获得社会、见习、实习医院及相关单位和部门的支持，实施起来有很多困难，所以一般也是高等医药院校教学改革中比较突出的问题。

目前我校医学物理实验教学存在以下主要不足：

（1）自主创新与特色建设不够。

（2）实验教师人才短缺，人员较少。

（3）教学资源没有整合。

（4）实验室建设和发展滞后。

（5）实验教学平台的网络化应用不够。

二、加强医学物理实验教学条件建设的几点措施

（一）坚持“注重实验教学”办学理念

任何一所高校都有其自身的发展优势，都有其特有的办学理念和社会生存环境。“注重实验教学”是我校“质量工程”建设的一项任务，也是我校的特色之一，多年来一直受到各用人单位的赞赏。我校作为坐落于城乡之间的高等医学院校，必须坚持自己的特色办学。如我校制定的大力发展“全科医学”的措施，取得了很好的效果，因此，在相应的实验室建设及实验教学方面就要做出改革，以适应培养人才的需要。反过来，建设高水平的实验教学条件，利用实验教学资源优势又为实现学校所定的目标作出贡献。在科学地制定实验建设目标任务中，要结合我校的实际情况，以教育理念创新为先导，在育人模式、教学内容、教学目标、教学原理、教学手段、教学方式等方面继续进行积极的改革，注重培养学生的创新精神和创造能力。

（二）建好教学—科研共享实验平台，提高医学物理实践教学的实效性

医学物理实验教学应该以培养学生的创新能力为中心，对教学资源进行优化和整合，对实验教学内容进行组合和改革；开设一般性、设计性和创新性三个层次的实验教学课程，形成一体化、多层次、模块化的实验教学体系；进一步减少一般验证性实验，增加开设综合设计型和创新研究型实验为基本思路的实验教学改革；发挥理论课教师、优秀本科生的实验积极性；开放实验室，以真正发挥示范中心的作用，给学生以更多的实践动手能力，提高学生的创新能力，为综合素质培养和科学研究能力训练提供了支撑。

(三)资源整合,解决医学物理实验室发展滞后的问题

学院对医学物理实验室要有一个长远的、统一的规划,了解实验室已有的实验设备及所需要的实验仪器,购买设备的目的性要强,避免重复采购的现象,形成有特色、规模化、系统化的实验教学平台。实验室的规划对实验室的整体规模建设和长远发展有着直接的关系,规划是否合理,不仅决定其作用能否得到发挥,而且对投入和管理都会产生重要影响。因此,实验室的规划和建设要服从学校的办学宗旨,依据学校的办学整体思路和规模、学科门类划分、专业设置和结构来进行,同时要着眼于学校的总体布局。具体来讲,医学物理实验室的设置和建设要从学科定位和学生的培养目标出发,以提高教学质量和人才培养为目的。按照一般基础性实验、综合设计性实验、开放创新性实验来规划和设置、合理布局、加快建设。采用统一、集中管理的模式,把以往的陈旧的实验仪器统一集中起来整合,按照实验的性质和内容进行合理调配,同时购买新的实验仪器设备、增加实验种类和实验内容,拓宽实验室的场地,使医学物理实验室的发展和建设不断满足学校日益扩大的招生规模,让实验室真正发挥其效能,满足教学的需求。也只有这样,才有利于实验室的管理和仪器设备的使用,更有利于教学和科研,既解决了实验室设置和规划不足的问题,也解决了实验室发展滞后的问题,同时仪器使用效率也可以得到最大程度的发挥,有利于教学改革和教学质量的提高。

(四)加强医学物理实验室专业教师队伍建设

实验室专业教师队伍对于建设高水平的实验教学示范中心起着非常关键的作用[4]。因此,学校各级领导和有关部门必须高度重视,在保证基本的实验专业教师队伍的同时,积极做好再培训,重视原有实验专业教师队伍再深造,引进高水平的专业教师到实验室工作。积极开展岗位培训,更新原有实验技术人员的知识结构,从内外两方面为实验室专业教师队伍补充新鲜血液。学校应该重视实验专业教师队伍人才的建设,提高他们的地位,使他们安心工作,保持实验专业队伍的稳定性。这也是将实验室建设成医学物理实验教学示范中心中非常关键的一步。

(五)应用网络信息化技术,提高医学物理实验教学和管理

计算机和网络媒体的出现,促进和加快了医学物理的教学改革。它将文字、声音、图像、动画等有机结合起来,以一种图文并茂的方式展现在学生面前并应用到教学中,这样极大地激发了学生的学习兴趣和求知欲。现在,学生的自由时间比较多,加之校园网络的开放,为推行网络化、信息化教学提供了良好条件和保障。医学物理实验室和实验教学应充分考虑到校园网络传播知识的方便和快捷,把实验教学资源进行优化和组合,为学生提供各种网络服务和需求。实验室通过建立自己的网络平台,尽可能地把教学资源发布在网站上,供学生上机查阅并自主学习使用。学生通过上机存储和查看资料,及时获取实验课程信息并进行实验课程预约等。教师也可以把实验课内容、相关资料公布在网上,以论坛等方式与学生交流,解答学生的疑惑,大大提高了实验教学效果,让网络信息化技术为提高医学物理实验教学和管理发挥更重要的作用。

三、总结

总之，加强医学物理实验教学条件建设，必须充分考虑到实验室规划设置的长远发展、实验教学改革的长远目标、师资队伍建设的长效机制以及完善管理体制和创新机制等。只有如此，才能更好地推动医学物理学科的发展，推动医学物理课程的教学改革。随着我校招生规模的逐年提高，医学物理实验室的发展规划、条件建设和有效管理也必须作出相应的调整，使医学物理的实验教学为我校创新型人才的培养和教学质量的提高及教学改革的进一步深化真正发挥其应有的作用。

参考文献

[1] 王光昶. 医学物理学[M]. 北京：清华大学出版社，2011

[2] 教育部财政部关于实施高等学校本科教学质量与教学改革工程的意见[Z]. 教高[2007]1 号，2007

[3] 王光昶，张建炜，周继芳，等. 改革医学物理实验教学，充分发挥其培养创新型人才的作用[J]. 中国校外教育，2010，12：141-143

[4] 孙肖子，石光明. 建设新技术实验室，培养学生创新能力[J]. 实验室研究与探索，2007，26（5）：12-13

（原载《中国医学物理学杂志》2012 年第 12 期）

基于学科交叉的药学综合性与设计性实验改革和实践

蒋庆琳① 郑向辉 王地娟 臧志和*

（成都医学院药学院 四川成都 610083）

【摘 要】药学是综合性和学科交叉性的学科。本课题以药学技能实验教学中心为平台，在药学实验中增加“基于学科交叉性的药学综合性与设计性实验”，这一教学模式不仅提高了学生学习的积极性、主动性，也提高了学生分析问题、解决问题的能力。

【关键词】药学；教学改革；实验教学

现代药学学科发展的特点是趋向综合性和学科交叉性，它以其独特的实验方法和技术，并结合现代分子生物学方法、免疫学方法、遗传学方法等技术交叉应用，已成为生命科学研究中必不可少的技术和手段，所以药学综合实验技术在生命科学的发展中占据着突出的位置[1~3]。为了适应当代市场对人才的需求，药学实验的目的不仅是对理论知识的巩固，更重要的目的是通过经历实验过程去领悟科学的方法，最终形成正确的科学实践观。因此，药学实验教学既是理论联系实际的重要环节，又是训练学生基本技能，培养工作能力和良好作风，全面提升素质的重要途径，也是学生将来适应社会需求和进行技术创新的基础[4]。

但以往药学专业的实验教学模式中，药学综合性实验较少，造成了课程之间的重复实验[5]。为了加强对药学专业人才的培养，提高学生动手能力和实践能力，培养学生的创新能力。本课题组在纵观目前国内高校药学实验教学模式的前提下，大胆提出“构建在科研平台上的药学综合性与设计性实验”的本科药学实验教学模式，通过对学习完基础课程的本科生开设综合性与设计性实验，取得了较传统药学实验教学较好的效果。

一、具体改革细则

（一）以科研为主，服务于教学的平台建设

成都医学院药学技能实验教学中心（以下简称中心）成立于2007年。中心长期注重实验教学的改革和创新工作。以培养学生动手能力、实践能力和创新精神为核心，经过

基金项目：“四川省2009～2012年高等教育人才培养质量和教学改革项目”（项目编号：P09440）。

① 作者简介：蒋庆琳（1979—），男，汉族，四川遂宁市人，副教授，博士，主要研究方向：药物化学教学和科研工作。

长期探索和实践，围绕药物的研究和开发全过程所需要的知识结构，中心建立了“药学专业一体化实验教学”实验课程体系。中心提供核心仪器的使用，按学科建立专业实验室。中心实验室拥有成套去离子水装置、紫外可见分光光度计、HPLC、天然产物分离系统、质谱仪等各类大型设备。目前建立的专业实验室有：药物实验室、药物制剂实验室、细胞房、分析测试中心等。通过采取集中制管理，保证了每一台仪器的日常维护、使用登记等工作，使绝大多数仪器设备一直能高效率地正常运行，使绝大多数仪器设备都能高效率地正常运行。

（二）药学综合性与设计性实验教材的改革

所谓药学综合性实验主要是指实验内容涉及本学科的综合知识或与本学科相关学科知识的实验。实验过程比较复杂，需综合运用多个学科理论知识或多种实验操作技能。目的是为了让学生通过综合实验掌握对各种分析技术综合运用的技能，提高分析问题和解决问题的能力，着重能力和科学素质的培养。

传统的药学实验，按学科划分，教学内容为理论教学的验证或孤立的单元操作，造成基础与专业课实验项目低效重复，缺乏对学生独立思考能力和动手能力的培养，难以教会学生综合运用多学科知识解决实际问题，存在着模仿性太强、缺少思考和学习兴趣不足等诸多弊端。本教材的编写打破了过去学科独立、实验内容互不相干的传统，将药用植物学、生药学、天然药物化学、药理学、制剂学、药物化学、药物分析等课程中分散的、有关联的实验内容进行有机组合，汇合成综合性大实验，做到实验教学内容与科研、社会应用实践密切联系，实现基础与前沿、经典与现代的有机结合。

（三）本科生导师制度的建立

针对药学综合性与设计性实验教材的改革，我们为此设立了本科生导师制度。由于该教材具有互补性、交融性、渗透性、发展性、系统性、递进性等基本特性，在带教教师的安排上就不能沿用传统的教学模式，例如，“对乙酰氨基酚的合成、制剂及质量研究”就涉及药化、药剂、药分三门专业课的相关知识。因此，在对该课程进行教学时，我们实行了本科生导师制度。我院对本科生导师的选拔条件进行了明确规定：“必须具有副高级及以上职称且主持过省部级及以上科研课题的教师。”之所以这样规定，是为了让选拔出来的教师具有跨学科的理论基础和动手能力，保证实验教学的质量；另外导师在指导学生科研活动时，会更注重对学生规范科研方法的训练和严谨科学精神的培养，以及通过沟通协调促进学生之间的团队合作精神的形成。

（四）本科生导师对学生进行考核

提高学生对实验课重要性的认识，学生学习的积极性，对培养学生的综合素质起着积极的作用。实验综合能力的考核内容包括：实验操作过程中的技能是否规范和熟练，结果是否良好，对实验中出现的问题能否细致观察、综合分析、独立解决，以及发表论文。

二、实验教学改革效果

（一）激发学生的学习兴趣，有助于学生综合素质和能力的培养

传统实验教学都是教师详细讲解实验操作步骤及注意事项，学生仅是被动地按实验指导完成教学大纲所规定的实验内容。传统实验教学削弱了学生学习的主动性和积极性，禁锢了创造性思维的发展。而在设计性实验中，要求学生广泛查阅相关文献资料，自己动脑设计实验方案，再经反复商讨修订设计方案，让学生有更多的思维空间，更有利于培养学生的自主学习能力、实验创新能力、团结协作能力、独立科研工作能力和科研论文的撰写能力，使得学生的创新能力、创业能力和实践能力得到真正锻炼。由于实验全程都十分投入，学生们对所进行的实验内容印象深刻，对相关理论知识的理解也更透彻，更能格外珍视自己的劳动成果，认识到科学研究的艰辛与严格，从而受益终身。总之，综合性实验有利于学生参与和实践能力的培养，有利于创新思维、创新能力、创新教育的发展，为培养出适应时代发展的高素质药学人才奠定坚实的基础。

（二）对教师提出更高要求，提升了教师的知识结构

由于设计性实验没有规定操作步骤，也没有限定实验方案，再加上学生的专业知识储备有限、实践经验不足及实验操作基本功也不够扎实等原因，学生往往很难设计出较为完整的实验方案，对于实验过程中遇到的某些不可预料的情况也经常难以独立处理好。这种情况如果得不到教师的及时指导，就会影响到实验教学效果。教师如果对每一种实验方案的优缺点及可能会出现的问题了然于心，就必须采用不同方案进行预实验，而不能像以往一样按部就班地开展实验。这些都对教师提出了更高的要求，除了需要花更多的时间和精力进行预实验外，还要有更丰富的理论知识。实验结束小结时，学生不仅要透彻理解实验设计方案，还要有针对性地分析学生实验中存在的问题，这样才能上好一堂设计性实验课。

（三）科研论文发表数量及质量得到提高

该实验教学改革项目开展以来，我院由本科生参与的科研项目质量得到了一定的提高。以往，我院以学生为第一作者的科研文章数量极少且多发表于非统计源期刊上。该教改项目实施两年时间后，我院以学生为第一作者的科研论文数量得到大幅提升，且多发表于统计源及以上期刊。

三、总结

总体上看，与传统的实验教学相比，综合性与设计性实验要求的知识面更广，要求学生对所学知识有较全面的掌握；在实验技术方面涉及多种实验技能，可以从不同的角度提高学生的实际动手能力。在本科教学环节中增加综合性实验教学环节，不但能够开阔学生的视野，对实验技能和创新能力的培养有积极的作用，而且能够从一定程度上提升我院教师的科研能力。因此，在大力提倡素质教育和创新教育的今天，综合性与设计

性实验是值得推广应用的一种实验课教学模式。

参考文献

[1] 张家颖，陆艳娟，李晓梅. 建立医学创新人才培养模式优化实验教学内容设置[J]. 实验室研究与探索，2005，24（2）：55-56

[2] 叶发青，陈莉，李炎坤. 药物化学实验教学改革的思路与实践[J]. 药学教育，2002，18（2）：51-53

[3] 姚彤炜，胡永洲，袁弘，何俏军，刘滔，吴昊姝，陈柳蓉. 构建具有科研特色的药学实验教学新体系[J]. 实验室研究与探索，2010，5：63-65

[4] 阳太林. 以学生创新能力的培养为中心改革高校实验教学[J]. 实验技术与管理，2005，22（10）：34-38

[5] 郝立勇，曹晓群，李福荣，李菲. 引入科研性实验，促进实验教学改革[J]. 实验室研究与探索，2005，24（3）：75-76

（原载《药学实践杂志》2012 年第 5 期）

药学专业实验教材的改革与实践

廖昌军[①]　臧志和*
（成都医学院药学院　四川成都　610083）

【摘　要】本文分析了药学专业实验的特点和当前药学专业实验教学部分课程各自为政的情况，根据药物研制与开发的一般规律，即原料——制剂——品质评价，将实验内容组建为两大模块：药学基础实验和药学综合性与设计性实验，通过从原料药到成品药的全过程学习，使学生学会采用现代检测分析手段与方法，对原料药与制剂药的质量以及药物的有效性、安全性进行科学评价，从而学习如何获得安全有效的药物。

【关键词】药学专业；教材改革；实践

目前我校药学教学实验室已经过整合，为院管实验室，基本上克服了以往资源分散、各自为政和重复建设的弊端。但因教学仍以教研室作为基本教学单位，讲课与实验带教均由教研室安排和落实，药学教学实验中心只起准备实验的作用。教研室仍是教学活动的主体单元，教研室之间对实验教学方法交流甚少，各课程的实验教学方式差异明显。这导致学生操作的规范程度不一，通过实验取得的收获差别也非常明显。而且学生实验指导从实验目的、原理、仪器、操作步骤到注意事项等都写得面面俱到，学生只需循规蹈矩地去完成。学生实验课只是作为理论课内容的补充，其中验证性实验多，综合性、设计性实验少，且实验成绩只占理论课成绩的很少部分，这样难以激发学生进行实验课学习的积极性，不利于培养学生的综合素质及创新能力，不利于提高学生发现和解决问题的能力，不利于学生创新思维的形成。

随着医药事业的飞速发展，无论从指导思想上及实验内容设置与安排上来看，现有的实验教学模式均不能满足培养高素质人才的需要，须进一步深化改革。药学院应从整体药学教育培养目标出发，全面计划构思实验室的建设和发展，调整教学大纲和建立新的教学模式，包括编写实验教材和修改实验内容，从体制上保证实验教学改革向纵深发展。

一、分析我校药学实验教材主要存在的问题

专业实验课程贯穿药学和药物制剂本科学习的整个过程，以往的实验教学是依据理论教学进度开设的，彼此自成一体。我院药学专业实验教材存在的主要问题是：① 内容陈旧：目前药学专业 12 门实验课中，各科实验教学内容多是孤立的、经典的，学科之间

① 作者简介：廖昌军（1981—），男，四川自贡人，硕士，实验师，药学技能实验教学中心副主任，主要研究方向：药物有机合成、天然产物提取分离、实验教学改革和实验室管理。

缺少联系，且与新的医药技术的发展和研究严重脱节；②内容重复：由于药学专业实验都依附于理论教学，彼此独立，内容编排上讲究各自的系统性和必要性，出现了一定程度的重复，如无机化学实验和分析化学实验都安排了溶液的配制、酸度计的使用等；③内容起点低：以验证性、单科性实验为主，综合性实验少，无设计性实验。所谓验证型实验，是指学生通过实验来直接验证已学过的基本理论、基本知识。在这种实验模式中，每一个实验指导从实验目的、原理、操作步骤、实验现象等都由教师包办，写得清清楚楚，学生依照讲义，机械照搬就能得出结论，这样易造成学生只会动手、不会动脑，“提出问题，研究问题，解决问题”的能力明显不足。

二、构建我校药学实验教材体系

（一）教材编写

根据药学基础课、专业基础课、专业课之间的内在联系，我们将药学专业实验课划分为两大部分，从整体的角度考虑如何将相近学科的内容有机地结合，统一安排好学生实验；同时结合近 12 门实验课的具体特点，将实验教学内容分药学基础实验和药学综合性与设计性实验两大块，由浅入深、循序渐进，对学生进行全面的训练，必将大大提高学生的综合素质和实验操作能力。而这一切的实施依赖于一套好的综合性实验教材，因此，编写一套好的实验教材是实验教学改革的基础。总之，随着改革开放的不断深入和科学技术的快速发展，传统的教学观念已不符合知识经济和市场经济的要求，只有转变教育思想，更新教育观念，建立新型实验教学模式，才能提高学生的综合素质和创新意识，才能提高学生对未来社会的适应能力。

（二）药学基础实验教材建设

按照药学和药物制剂本科生的培养目标，我院将无机化学实验、有机化学实验、分析化学实验和物理化学实验组合成药学基础实验。整合后的药学基础实验不仅对无机化学实验、有机化学实验和分析化学实验中重复和相近的实验项目进行了删减，还增加了综合与设计性实验项目。药学基础实验药学专业的实验项目总计 22 个，实验 150 个学时，7.5 个学分；药物制剂专业的药学基础实验总计 160 个学时，8 个学分。该部分实验内容是本学科经典的基本实验方法和基本操作技能，通过一定数量的实验练习，让学生反复操作，达到熟练掌握。这部分内容保持相对稳定，占整个专业实验学时的 40%左右，其目的是通过药学基础实验基本技能的训练和相关的理论教学，使学生掌握药学基础实验的基本理论知识和有关实验的基本方法、基本技能和基本操作，具备正确处理实验数据和分析实验结果的能力，使学生具有运用药学基础实验的基本理论知识和解决实际问题的能力和创造性思维，为药学综合性与设计性实验课程的学习打下坚实基础。

（三）药学综合性与设计性实验教材建设

根据药学专业实验课程不同学科之间既相互联系、又相互独立的关系，以及药物研制开发的一般规律，即原料——制剂——品质评价，学院在对实验教学内容、方法进行改革时，大量削减验证性实验、增加了设计性实验。将原来的药物化学实验、天然药物化学实验、药剂学实验、制药机械设备实验、生药学实验、药用植物学实验、生药理化鉴定实验、药物分析实验、药理学实验和药物代谢动力学实验组合成药学综合性与设计性实验。整合后的药学综合性与设计性实验将药学专业中分散的、有关联的实验内容进行有机组合，本书由上、下两篇构成，共 5 章。上篇为基础知识与研究方法篇，分别介绍了药学综合实验与设计性实验的基本特性和在人才培养中的地位及作用，药学实验的基本知识、实验方案设计、实验记录、实验数据获取和分析及处理的基本知识、药物药效和毒理研究思路与方法、中药质量评价思路与方法、药物分析研究思路与方法、药物化学研究思路与方法和药物制剂和新剂型研究思路与方法。下篇为实验方法篇，共选取有鲜明药学特色的综合性实验 11 个，设计性实验 5 个。在实验项目的设置上，着力体现药学各二级学科交叉、融合的特点，使实验教学内容与科研、社会应用实践密切联系，实现基础与前沿、经典与现代的有机结合。如本书中的“阿昔洛韦的合成及其制剂的设计性实验研究”，该实验项目包含了阿昔洛韦合成路线设计思路和方法、阿昔洛韦制剂成型工艺研究的思路和方法、阿昔洛韦制剂质量标准研究的思路和方法和阿昔洛韦的质量标准研究和药效学评价方法。学生通过药学综合性与设计性实验的学习，能综合应用分析化学、生药学、药物分析、药理学、药物化学、天然药物化学、药剂学等学科的知识对药物进行质量评价，促进学生的科研思维和实际动手能力的提高。同时，使学生在实验设计能力、创新意识、分析解决问题的能力等方面都有较大的提高，实现学生知识、能力和素质全面协调发展的目标。还要适当介绍药物品质评价的一些重大的新成就，使药学本科生能站在本学科的前沿，适应新药的开发和研究。药学综合性实验与设计性实验药学专业共 220 个学时，11 个学分，药物制剂专业的实验共 280 个学时，14 个学分，整个综合性与设计性实验学时占总实验学时的 60%左右。

三、药学专业实验教材改革实践

我院均已完成药学基础实验和药学综合性与设计性实验教材编写工作，并且内部出版，药学专业实验课程开始独立设置，并实行学分制管理，建立了以药物研究和开发为基础的“药学专业一体化实验教学”实验课程体系[1]。药学专业和药物制剂专业的实验教学改革前后比较如表 1 所示。

表 1　药学与药物制剂专业实验教学改革情况一览表

专业	改革前后	实验类型	实验个数	学时数	总学时数	占总实验学时百分比
药学专业	改革前	基础性实验	71	256	348	73.50%
		综合性与设计性实验	13	92		26.50%
	改革后	基础性实验	22	150	370	40.5%
		综合性与设计性实验	12	220		59.5%
药物制剂专业	改革前	基础性实验	71	256	348	73.50%
		综合性与设计性实验	13	92		26.50%
	改革后	基础性实验	17	160	440	36.40%
		综合性与设计性实验	16	280		63.60%

药学专业和药物制剂专业的药学基础实验于 2009 年秋季学期在 2009 级药学和药物制剂本科班开始投入使用，药学综合性与设计性实验于 2011 年 9 月在 2009 级药学和药物制剂本科班开始投入使用。新的实验教材将在实验教学使用过程中不断完善，最后将联系出版社公开出版完善好的教材。

参考文献

[1] 廖昌军，臧志和. 药学实验教学示范中心建设的探索[J]. 药学实践杂志，2010（1）：65-67

（原载《药学实践杂志》2012 年第 30 卷第 4 期）

引入综合附加绩点学分制概念　提高学生综合素质

郑向辉[①]　王地娟　臧志和*

（成都医学院药学院　四川成都　610083）

【摘　要】大学生综合素质评定一直被认为是教育界的难题，特别是对学生的量化考评更是难点。如何将学分制条件下学生学习成绩和学生非专业素质纳入大学生综合素质量化考评，从而在实施教育管理过程中提高大学生核心竞争力是本文探讨的关键。

【关键词】学分制；大学生；绩点；综合素质

一、学分制

学分制，就是以学分计算学生学习量来判断学生是否达到毕业标准的一种教学管理制度。学分制体现的是目标管理思想，该思想是美国管理大师彼得·德鲁克于1954年首先提出来的。它强调的是目标对管理的作用，要求每个成员根据总目标要求制定好个人目标，并努力达到个人目标，从而使总目标的实现更有把握[1]。学分制强调充分发挥学生的主体性，将学习自主权交给了学生，学生可以自主安排学习进程、自主选择课程层次、自主选择课程、自主选择教师[2]。学分制是高等学校的一种教学制度，以学生取得的学分作为其学业完成情况的基本依据，并据此进行有关的管理工作。学分制的原则是：学生某一课程成绩合格，即取得该课程的学分。不同课程的学分累加，若达到学校规定的总学分数，就准予毕业。学分制大体可分为以下几种：

（一）学年学分制

学年学分制是高等学校既规定修业年限又实行学分制的教学管理制度。其修业年限，有的学校是刚性的，有的学校虽有一定弹性，但弹性不大，都规定学生在一定年限修满一定学分才能毕业。

（二）完全学分制

完全学分制是高等学校只规定毕业总学分，不限定修业年限的教学管理制度。同样的学历层次，可以提前修满学分，提前2～3年毕业；也可以边工作、边学习，还可以休学工作后再复学学习，直到修满学分，5～6年甚至7～8年毕业。

基金项目“四川省2009～2012年高等教育人才培养质量和教学改革项目”（对现有药学实验传统教学的思考与 改革　项目编号：P09440）。

① 作者简介：郑向辉（1979—），男，湖北公安人，本科，主要研究方向：学生管理与教育工作。

（三）绩点学分制

绩点学分制是在学分制基础上产生的一种能用于显示学生每门课程的学习成绩的质量，以及学年和毕业总成绩质量的教学管理制度，其计算公式为：学分绩点= 学分×绩点。

（四）加权学分制

加权学分制也是在学分制的基础上产生的一种能用于显示学生对某些重点课程的学习质量，以区分学生专业水平高低的教学管理制度。

（五）附加学分制

附加学分制是在要求学生修满教学计划规定的最低学分外，还应修满课外附加学分才能毕业的一种教学管理制度。一般说来，课外附加学分可根据学生参加学科竞赛与学术活动、思想品德与社会工作、文体活动与公益活动的情况来评定。对以上几种学分制，还可以根据需要进行组合，使之成为复合学分制，如：可将学年学分制和绩点学分制复合成学年绩点学分制，可将完全学分制和加权学分制复合成完全加权学分制，其余仿此。

当然，学分制还有其他一些类型，但常用的主要是以上几种。

二、绩点

学生从小学到高中所接受的教育形式与大学截然不同，在高中以前，学生主要以学习成绩为主，即：分数说明一切。学生在大学阶段除学习专业知识以外还要学习组织能力、沟通能力、协调能力、环境适应能力，以及提高人文素养等。专业知识学习固然重要，但其他能力的提升早已成为学生大学学习的部分。学分制就是在不影响学生完成专业知识学习的前提下允许学生自主控制时间和学习节奏的一种制度。学生不能利用学分制来提高自身综合素质，学分制在培养学生上的优势就不能完全得到体现。

经过对周边几所实施学分制的高校进行调查，他们在他实行学分制的过程中，都引入了一个很重要的数据作为参考，就是绩点。绩点有两种：课程绩点和学分绩点。课程绩点体现学生在单科成绩上的表现，可对个人在不同学年所修不同课程进行纵向比较；学分绩体现学生当学年的学习表现，可在学生间进行横向比较。其中，学分绩点是最重要的数据。其重要性表现在它的可更改性。在课题组调研的五所高校中有三所将学生日常行为考评和综合素质加以量化，将量化评定分数加入学分绩点中，从而对学生当学年的学习和综合素质进行全面考核。他们的基本做法是：以某一学分绩点计算公式为基础，计算出当学年学生学分绩点的基础分值，再将学生的日常行为考评分和综合素质量化分加入基础分值，从而计算出当学年该学生的最终综合附加学分绩点。这种计算方法有利于对学生进行全面的综合素质判定，鼓励学生从各方面提高自身能力。综合分析所调研的几所学校的情况，课题组认为在学年学分制条件下，以下学分绩点公式较为实用：

$$\text{综合附加学分成绩点(分)}=\frac{\sum(\text{课程绩点}\times\text{课程类型系数}\times\text{课程学分})+\text{日常表现分}}{\text{该学年规定修读课程的学分总数}}$$

在这一公式中，分母部分为学生拟定在该学年完成的学习和工作量，分子部分为学生当学年实际完成的学习量加额外参与活动竞赛加分量以及违纪扣分量。分子中的课程绩点就是学生单科成绩绩点，课程类型系数可按照如下比例设置：

基础和公共基础课课程系数为1.0，专业课课程系数为1.2，选修课课程系数为0.8（专业必选课和专业选修课应归属于专业课范畴）。课程类型系数的设置是为了显示不同课程的学习难度和该课程对学生专业能力的提升程度，并加以区别，以加强学生对专业课的重视程度。课程学分所体现的是该课程的实际教学内容多少和学生学习用时多少并加以区分。通过以上公式计算的比值就可对学生当年实际完成学业情况、学生实际学习量和学生的学习能力有一个相对平衡的比较，从而得出学生的实际学习水平。

目前，对大学生的优先教育是德育和创新思想，而如何评定学生的德育和创新思维已经成为难题。在制定的这一制度中，要评定学生的综合素质，可在分子部分加入学生日常表现分。学生的日常表现分体现了学生除专业学习以外其他能力的表现。按照学生的成绩或贡献加分，违纪扣分，以及学生骨干工作量多少实行加减分制的原则加以实施。

药学院于2008年围绕学分绩点制定了相关管理制度并针对2006和2007两个年级4个本科教学班近两年的实施，在提高学生综合素质方面已取得了显而易见的较好效果。

（一）提高了自主学习积极性

（1）2006级的英语四级过级率为93.54%，计算机二级过级率为100%；2007级的本科学生的英语四级过级率为92.16%，计算机二级过级率为99.34%。

（2）2006级本科生（按时）的毕业率为95.96%，学士学位授位率为95.16%；2007级本科生（按时）的毕业率为100%，学士学位授位率为99.34%。

（二）学生参与科研活动积极性明显提高

现有82名学生由17位老师指导下在药学院实验教学示范中心进行14项课题研究。已有16名学生发表了专业学术论文，2名学生获得一项国家专利。在2009年第十届“挑战杯”四川省大学生课外学术科技作品竞赛中有2名学生获得二等奖，2名学生获得三等奖，3名学生获得优秀奖。

（三）学生心理承受能力明显增强

在此管理模式下，非毕业班学生在学习中真正做到了敢想、敢问，在老师的指导下能积极参加开放性、综合性和设计性实验，明显提高了动手能力和创新思维意识。过去，即将毕业的学生在实习、就业等方面常会表现出茫然、盲从或卑微心理。在此管理模式下有这种心理的学生明显少于普通管理模式下培养的学生，多数学生在此时已经有了自己走出校门后的工作、学习、生活规划。

（四）学生团队意识明显增强

随着社会分工日益精细、知识经济步伐日益加快，各种学科、知识、文化互相交叉，任何一个项目单靠个人的力量是不可能完成的。它需要各种人才的汇集，需要发挥团队的智慧，需要竞争与合作。市场经济鼓励竞争，也需要合作，甚至竞争越激烈，就越需要合作，因此团队合作能力越显重要，而大学生的团队意识也已经成为用人单位在选拔人才时必然考虑的因素。但是，如今的大学生因各种原因，或多或少存在着独立性差、自私、团队意识差等人格缺陷。他们往往不能适应群体的生活，与宿舍、班级同学矛盾重重，这与社会对人才的要求格格不入[3]。所以，培养大学生的团队意识、提高大学生团队合作的能力显得格外重要，课题组采取对学生社团的组成加辅导学生的团队意识，学生社团由自主报名的学生组合而成。选定对象后，将学生分成不同社团，每个社团设立自己的名称、口号、目标，甚至可以有自己统一的服装，并设立负责人和成员，营造良好的团队氛围。通过这些活动，使团队标志化、统一化，促进团队成员行动的一致化。通过制定团队的徽标、歌曲等象征物，使抽象的团队意识具体化、形象化，从而激发和增强学生的团队感。各教学班之间、同学之间的矛盾和摩擦明显减少，对学校、学院和班级的公益事项等，学生通常都能积极主动完成，各项活动的综合参与率超过 80%。毕业班学生为配合完成教学班就业工作，增大学生就业概率，自发将就业信息分享，将面试经验互相交流，使学生在学校的大氛围中具有一定的服从意识，在校外打工、兼职，以及找工作被录用的学生明显增多。且通过对用人单位的调查发现，学生具备明显的团队服从意识是被录用的首要条件。

（五）学生独立生活能力明显增强

学生能养成良好的起居习惯和卫生习惯。离家较近的独生子女已不再将衣服、被褥等打包回家清洗。很多学生已经养成了自觉打扫和保持寝室卫生的习惯，即使有少部分人存有懒惰思想，但在大环境和寝室氛围的作用下，也会有意识的自觉起来。

（六）大幅削减了社会不良因素对学生的消极影响

对学生进行正面教育，抵制社会不良因素对学生成长的负面影响是每个学校的职责。此种管理积极阻断社会不良因素的干扰，并利用学生中已经形成的氛围对已受到不良影响的学生实施有效干预，净化学生成人、成才的环境，为学生打造了一个健康成长的空间。

（七）学生的安全防范意识明显增强

学生对外来人员防范意识明显加强；对违章用电、用火等人为事故的防范也做到了互相提醒、共同监督；对洪水、地震等自然灾害的自我保护知识明显增多，遇突发事件的互助意识明显增强。学生这种意识的提高从根本上降低了安全事故发生的概率。

参考文献

[1] 许一. 目标管理理论述评[J]. 外国经济与管理，2006，(9)：6-7

[2] 雷树祥，戴圣游. 学分制背景下大学生学习过程管理的思考[J]. 高教与经济，2011，24（9）：29-32

[3] 林婉玲. 团体辅导在大学生团队意识培养上的应用[J]. 金华职业技术学院学报，2011，11（1）：21-24

（原载《数理医药学杂志》2011 年第 6 期）

以教学模式与教学方法改革促进本科护理人才素质培养

赵婉莉①

（成都医学院护理学院　四川成都　610500）

【摘　要】分析我国高等教育教学改革现状及存在的问题，阐述教学模式与教学方法改革对人才素质培养的重要影响，指出并阐明高等护理教育的教学模式与教学方法改革是促进本科护理人才素质培养的关键环节。

【关键词】教育教学改革；教学模式；教学方法；护理人才；素质

2007年“高等学校本科教学质量与教学改革工程”正式启动，其目标是提高高等学校本科教学质量。2010年6月通过的《国家中长期教育改革和发展规划纲要（2010—2020）》对高等教育提出的总体目标是“全面提高高等教育质量”，具体要求是“全面实施高校本科教学质量与教学改革工程，进一步加强和改进教学工作，促进高等教育协调发展”。高等教育最本质的要求是培养人才，“质量工程”和“发展规划纲要”的最终目标都是通过提高本科教学质量来提高人才培养质量。因此，在坚持育人为本、德育为先、能力为重、全面发展的前提下，思考如何真正提高教育质量。全面提高大学生综合素质，是摆在高校教育者面前的一大挑战[1]。

一、我国高等教育教学改革现状及存在的问题

（一）人才培养模式、教学模式和教学方法改革相对滞后

自1999年6月13日《中共中央、国务院关于深化教育改革全面推进素质教育的决定》颁布实施，我国的教育事业进入了一个深化改革、积极发展的新阶段[2]。十几年的教育教学改革，取得了一定的成效。但是高校的人才培养模式、教学模式和教学方法改革等仍然比较滞后。首先，高校的人才培养模式和体系，与原来的计划经济时代实质差别不大[3]。所谓“人才培养模式”，是指为受教育者构建什么样的知识、能力及素质结构，以及实现这种结构的方式。人才培养模式改革是高校教学改革的方向和目标[2]。我国高校的培养模式在总体上是模糊的，导致了培养目标、课程选择、课程评价和教材教法等教育教学具体环节的模糊，使教育质量的提高也成了模糊的空话。人才培养模式是教育质量的首

① 作者简介：赵婉莉（1965—），女，四川南充人，学士，副教授，基础护理教研室主任，主要研究方向：护理教育、精神科护理。

要问题，人才培养模式改革是教学改革的核心内容。因为，如果离开了人才培养模式这个整体关照，课程、教材、教法、评价、管理等环节的改革就会迷失方向[4]。推动高校教育教学改革会面临许多实际困难，其中一大难题就是教学模式及教育教学方法的改革[3]。教学模式和教学方法的改革虽然一直是改革的焦点，但是我国的教育方法、教学方法不先进，甚至比较落后，这是国人的共识。以教师为中心的传统教学模式仍然处于主导地位，以单向的、死板的灌输式授课为主的知识传授仍然是主要的教学方法。这种教学方法把所有学生都培养成一个模样，压制甚至扼杀了学生的个性[5]，而被极力主张与推崇的启发式、讨论式等教学方法却始终难以真正推广起来。

我国许多高校正在朝着综合性大学发展，在不少新的专业领域方面尚未形成有经验的教学模式。对北京市、湖北省、浙江省等一些高校大学生学情调查情况显示，以下情况普遍存在：一是大学课堂依然盛行填鸭式教学方法，只有个别教师在教学过程中注意启发学生思维，发展学生的能力；二是学校存在严重的“重教轻学”倾向，对学生的学习指导开展得很不够，教学改革也主要是“教”的改革，很少有人关注“学”的改革；三是多媒体课件的运用并没有带来加强师生互动、调动学生课堂参与度的积极作用，反而带来不容忽视的负面影响；四是大学生对学校教学工作评价不大高，对教师的敬业精神和教学态度有不少意见[5]。近年来，在大规模教学评估和教学工作实际中，已经有学者感到我国落后的教学模式和教学方法直接影响了人才素质的培养，主要表现在以下方面：①灌输式授课为主的教学方式，过于注重知识的积累，抑制了学生的学习兴趣和学习动力，影响学生创新思维的形成和发展，压抑了学生的创新精神和创新性能力。②不少课程多媒体教学手段被扭曲，从“人灌”走入“机灌”的误区，满堂放幻灯片，没启发学生思考，也没有留时间给学生思考。③重理论轻实践，对第二课堂和实践教学重视不够，严重影响了学生的创新精神、实践能力和社会适应能力的培养[6]。

（二）教育教学改革主体力量未能充分调动，缺乏整体效应

长期以来，主管部门和高校对教学改革做了很大努力，特别是近年来启动的“本科教学质量与教学改革工程”，使教学改革有了明显进展。然而，由于种种已明或未明的原因，教学思想观念大转变、培养模式大转换、改革主体大觉醒、改革实践大范围的局面还没有真正出现。高校对教育教学改革的整体认识和把握尚需要进一步的明确，特别是对如何紧紧围绕以人为本、全面实施素质教育这个战略主题进行培养模式创新、构建新型教学或人才培养体系以及教学模式与教学方法改革等方面，亟须整体性的设计与运作。主管部门已经认识到了教学改革整体推进、发挥整体效应的重要性和必要性，有关政策文件也已经出现“整体推进改革”的管理层要求。改革初期，按照“整体推进，重点突破”的指导思路，通过单项或单位的改革突破，已经获得一定成效。改革进行到现在，整体和全方位改革的任务已经不可回避地摆在了各级领导者和管理者的面前，需要引起足够的重视。

政府与教育行政主管部门是教学改革的领导者和倡导者，起主导作用，但不是教学改革的主体。教育教学改革的主体力量是广大的教育教学实践者及受教育的学生。教学模式及教育教学方法的改革必须通过每一位教师去亲身实践与实施。教学改革明显滞后

的一个重要原因就是改革的各层级职责混沌不清，未能明确各层级的职责，尤其是具体实施改革的主体，即广大的教师还没有被真正地组织和发动起来[7]。教学改革的主体不觉醒，教改举措的落实终将成为一种形式，难有成效。教学改革主体的觉醒与否，既取决于主体自身的觉悟和责任心，更取决于管理者对教学改革重要性的认识、推行教学改革的决心以及对教学改革所给予的领导与支持力度。唤醒主体，充分调动广大教师参与教改的积极性、主动性和创造性，既需要领导层、管理层提要求、发号召、造舆论，更需要领导层、管理层的整体设计、规划、领导、协调，强有力的政策、环境支持以及改革氛围的营造。只有领导高度重视和给予有力度的支持，才能调动和维持主体教师实施教改的热情和积极性，从而产生良好的教学改革整体效应。

二、教学模式与教学方法改革对人才素质培养的重要影响

无论从教育理论还是从教育实践看，对教育教学质量的影响因素大体可以分为两个大的方面：一是条件，主要指设施设备条件和师资条件；二是进行教育的方式或培养模式[4]。素质教育一直以来是高等学校教育思想和教育观念讨论中的一个核心问题。在高等教育中加强素质教育，是对高等学校人才培养工作认识的深化，是我国高等教育思想和观念的一个重要发展。高等教育教学改革是高等教育改革的核心，而教学模式与教学方法的改革是高等教育改革发展的切入点。教学模式与教学方法的改革有很好的带动作用，能产生牵一发而动全身的效应，不仅能带动师资队伍的建设，而且能带动学校的管理和改革，是教学改革非常重要而有效的切入点。教学实践和研究调查表明，教学方法是影响教学质量的一个关键因素。中国高等教育学会组织研究的重大课题“遵循科学发展，建设高等教育强国”之八“质量与水平”子课题组围绕高等教育质量存在的问题和影响因素所进行的调查显示，63.3%的调查者认为教学方法是影响教学质量的关键因素，应排第一位[5]。由此可见，教学方法将直接对教学质量产生重大的影响，而教学质量将直接影响人才素质的培养。

20世纪末以来，随着我国高校教学改革的推进和深入，教师的教学观念和教学方法正在发生变化。但是，相比基础教育，这种转变要慢很多，这与高校对教师学术水平的关注超过了对其教学方法的关注有关。在人才培养模式改革的过程中，实现新的培养目标，需要有与新的培养目标相适应的新课程和新教学方法。教学方法改革，尤其是教师教学方法的改革，是人才培养模式改革的关键环节之一[8]。

高等学校培养的人才应是基础扎实、知识面宽、综合能力强、整体素质高、富有创新精神的高级专门人才[2]。如果人才培养模式改革的指导思想更强调学生的探索意识、创新能力和自主学习能力，那么，就应该寻找新的教学方法[8]。

三、以护理教学模式和教学方法改革促进本科护理人才素质的培养

20世纪90年代以来，护理学本科教育在国内发展迅速，护理院校的招生规模不断扩大，同时高校教育教学质量问题也引起了政府的高度重视和人们的普遍关注。2001年以来，教育部下发了一系列文件，提出要切实把本科教育的工作重点放在提高质量上，进

一步深化教育教学改革和创新，重视教学、重视质量的良好环境和管理机制日渐形成[9, 10]。“实践教学与人才培养模式的改革创新”是“质量工程”的建设内容之一。只有通过教学改革与创新，才能着力培养学生的社会主义人文精神和科学的创新精神，提高学生的创新能力和可持续发展能力，并通过开展自主学习、研究性学习和对实践教学改革，提高学生的学习和研究兴趣，培养学生的动手能力和创新精神，从而全面提高学生的综合素质。

高素质护理人才的培养，需要一种有利于护理人才素质培养的教学模式和教学方法。因此，高等护理院校的教师应结合护理专业的特点，去选择有利于护理人才素质培养的教学模式和教学方法。比如，护理是为人的健康服务的，需要良好的人际交流与沟通的能力和人文关怀精神；护理是与人的生命打交道的职业，需要良好的职业道德和慎独精神；护理是一门实践性很强的学科，强调动手能力以及独立分析问题与解决问题能力的培养等等。因此，如何将护理职业道德教育以及人文关怀精神和慎独精神有机地渗透、融合在护理教学中去；如何在教学中更新护理专业学生（以下简称护生）的学习观念、鼓励护生独立思考，使他们变被动学习为主动学习，激发出自主学习的动力，培养他们独立思考问题和解决问题的能力；如何在教学中加强实践教学，使护生把理论知识的学习和护理实践结合起来，着力培养护生的人际交流与沟通能力、动手能力、创新能力和可持续发展能力，从而全面提高护生的专业综合素质，成为高校护理教师教学改革中所面临的一个重要研究课题。

在全国高等教育教学改革的大背景下，我国高等护理教育战线上的管理者和广大教师在护理教学模式和教学方法方面进行了积极的改革探索与实践创新。各种新型的教学模式和教学方法，诸如自主学习教学模式、创新型教学模式、案例教学法、情景教学法、PBL教学法、参与式教学法等在各护理院校的各门课程中不断地得到探索与实践并取得了良好的成效，为促进本科护理人才素质的培养积累了宝贵的经验[9, 11~12]。护理教学改革的实践再一次有力地证明，唯有不断改革和创新，才能促进护理人才素质的培养。护理教学改革涉及多个环节，在整体推进护理教育教学改革的进程中，护理教学模式和教学方法的改革对人才素质的培养产生着直接的、重要的影响，是促进本科护理人才素质培养的关键环节，以护理教学模式和教学方法改革促进本科护理人才素质的培养应该成为高等护理院校管理者及广大护理教师的共识并为之不断努力与奋斗。

参考文献

[1] 《国家中长期教育改革和发展规划纲要》中的大学生素质教育[J]. 新课程研究，2011，（4）：11

[2] 魏泽，邓翠菊. 中国高等教育教学改革30年：历程、成就和经验. 理工高教研究，2010，29（1）：1-5

[3] 叶志明. 高校教育教学改革就是为学生终身发展创造优良环境[J]. 上海教育，2011（10A）：23

[4] 王伟廉. 人才培养模式：教育质量的首要问题[J]. 中国高等教育，2009（8）：24-26

[5] 周远清. 提高质量是教育改革发展的关键[J]. 中国大学教学，2011（11）：5-7，16

[6] 邹永星. 推进教学改革提高人才培养质量[J]. 价值工程，2010（34）：231

[7] 浩歌. 教学改革需要整体推进和主题觉醒[J]. 中国高等教育，2011，20（1）：1

[8] 凤岐，王伟廉. 教学方法改革在人才培养模式改革中的地位[J]. 中国大学教学，2009（3）：11-13

[9] 姜小鹰，肖惠敏，胡荣，等. 以“全面质量管理”为导向的护理学本科教学改革与实践[J]. 中华护理教育，2010，7（5）：199-202

[10] 孙冬梅，林志伟. 自主教学模式在专业课教学中的应用[J]. 中国教育技术装备，2009（30）：42-43

[11] 赵婉莉. 基础护理学自主学习教学模式改革研究[J]. 教书育人·高教论坛，2011，（6）：100-102

[12] 赵婉莉. 参与式教学法应用于基础护理学教学改革中的现象剖析与对策[J]. 中华护理教育，2011，8（10）：472-474

加强护理专业学生职业风险意识教育的探讨

何春渝①
（成都医学院护理学院　四川成都　610500）

【摘　要】随着医疗改革的发展，全民法律意识和自我保护意识的提高，医疗服务行业存在着高风险性已经是个不争的事实。加强和重视对护生的职业风险意识教育，使他们具备基本的医疗法律知识和医疗风险意识，初步具备驾驭医疗风险的能力，学会起码的职业保护常识，减少实习过程中的风险，为毕业后从事临床护理工作奠定坚实的基础，已成为广大护理教育工作者义不容辞的责任。

【关键词】护生；职业风险；教育

随着医疗改革的发展，全民法律意识和自我保护意识的提高，医疗服务行业存在着高风险性已经是个不争的事实。近年来，医疗纠纷每年以 10%的速度递增，要求经济赔偿和追究法律责任的案件增多。护理人员作为医疗服务行业的重要组成部分，所涉及的医疗风险和职业损伤风险应引起高度关注。据美国相关调查结果显示，在所发生的医疗差错及事故中，医师占 38%，药师占 11%，护士占 38%，但在其他人员造成的 30%～50%的医疗差错及事故中，有 2%源于护士[1]。提高护理职业风险意识，从意识层面上对护理职业风险进行主动防范，是一条减少风险发生，提高护理服务质量，促进护理队伍可持续发展的重要路径。因此，加强和重视对护生的职业风险意识教育，使他们具备基本的医疗法律知识和医疗风险意识，初步具备驾驭医疗风险的能力，学会起码的职业保护常识[2]，减少实习过程中的风险，为毕业后从事临床护理工作奠定坚实的基础，已成为广大护理教育工作者义不容辞的责任[3]。

一、概念

（一）风险

风险指人类无法把握与不能确定的事故发生，从而导致损失的不确定性，也可以理解为实际情况与预期结果的偏离。

（二）职业风险

职业风险指在执业过程中具有一定发生频率并由该职业者承受的风险，包括经济风

① 作者简介：何春渝（1970—），女，重庆人，硕士，副教授、副主任护师，主要研究方向：临床护理教育、护理管理。

险、政治风险、法律风险和人身风险。由于护理职业的特殊性，所涉及的职业风险相对较多，如医疗事故、护理差错及护理意外、医疗纠纷等医疗风险，同时还面临着职业损伤风险，包括每天接触各种药物、消毒液等引起的化学性损伤，针刺伤、电离辐射等引起的物理性损伤，各种各样的病原体引起的生物性损伤，精神紧张、疲劳、压力感等引起的心理损伤等[3]。其中针刺伤是护理工作中最常见的一种职业性损害[4]。

（三）护理职业风险意识

护理人员在进行各种护理行为过程中，对自己或他人有可能造成伤害的外在环境条件的一种认识程度。

二、护生职业风险意识教育的现状

（一）护生职业风险意识缺乏

据有关调查[2]显示，目前的在校护生多为独生子女，从学校到学校，社会阅历肤浅，对护理工作的认识基本停留在打针、送药的观念上，不能充分认识护理人员所承担的责任和风险。在关于填报高考志愿时选择护理专业是否想到医疗风险问题的调查中，有 50%的护生认为护理工作没有风险；11%的护生认为出现医疗事故医生承担主要责任，护理人员没什么责任[5]。在关于进入医学院校后护生对医疗风险认识问题的调查中，仍有 13%的护生认为风险靠运气，不必大惊小怪，对职业风险严重认识不足。

（二）护理职业风险意识教育观念滞后

现行的医疗风险意识教育还处于一种散发的、较随意的状态。教师和临床脱节，对风险意识教育缺乏自觉性和主动性；理论与实践脱节，侧重于自然知识的传授，缺乏对医疗风险的感性认识，学制不固定，学时偏少，学生很难对某种行业从风险上认识、考虑[6]；考核评估手段欠缺，医疗风险意识教育模式尚未形成[7]，这对今后学生的临床工作造成了极大的危险隐患[8]。

1. 教学主管部门不重视

我国的基础教育一直以应试教育见长，学生人文素质欠缺，使学生与现实社会生活隔离，学生很难对某种职业从风险上认识、考虑[5]。教学主管部门尚未将职业风险教育纳入教学计划。据有关文章报道，目前我国绝大多数学校（学院）均未开设职业防护课程[9]。

2. 教师职业风险意识不强

目前国内护理教育基本停留在基础—临床—实习“三段式”模式。护理专业课教师掌握的有关职业法律知识十分有限，而基础课教师由于长期脱离临床，有些教师甚至是从大学毕业就一直从事基础医学教育，缺乏对医疗风险的感性认识，医疗风险意识本身就不强。在临床课教学中，教师虽有较强的医疗风险意识，但由于学时所限，也只能完成专业知识和技能的传授，无暇顾及医疗风险意识教育。

3. 教科书的负面效应

我国的护理教育多年来一直强调的是奉献精神，对护理人员的职业暴露和自我防护问题一直没有得到应有的重视。教科书一味强调操作时戴手套是为了防止病人感染，而并未要求护生何时戴手套来保护自己。这无形中影响了护生自我防护观念的形成，甚至使多数护生误认为注重了自我防护，就会影响实习成绩和在带教老师心目中的形象。

4. 实习上岗前未接受系统培训

护生到达实习医院，往往只根据医院介绍而学习有关的规章制度，没有接受医德规范、差错事故防范等安全教育，更没有接受自我防护培训。据郭凤珍对 432 名实习护士调查显示[10]，上岗前没有接受过系统的防护培训的 426 名（98%），在实习期间针刺伤的发生率达 93.3%，其中被血液污染针头刺伤的有 152 名（35.2%）。实习前护生对相关法律知识比较缺乏，同样也存在对临床工作所涉及的法律问题认识不足的问题[11]。

三、护生职业风险意识教育的对策

（一）职业风险意识教育，从护生入学抓起

人在成年或踏入社会以前，受到的某些教育可能会影响人的一生。把护理职业风险教育贯穿于新生入学的教育中：学校应在护生入学后进行风险意识的调查，了解护生的风险意识现状，结合调查结果有的放矢地进行教育，先入为主，使护生在学习护理知识之前，就树立了职业风险意识，促使其在今后学习护理知识和临床实习的过程中，重视学习医疗、护理相关的法律知识，重视学习职业暴露相关的医疗防护知识，增强职业风险意识。

（二）开设护理职业风险意识教育课程，加强教师医疗风险意识培训

针对我国护生在校期间风险意识教育严重不足的现状，护理教育的主管部门应将护理风险意识教育课程纳入正规教学计划中，向护生开设风险意识课程或在相关课程中增加风险意识内容，确定相当的教学时数来进行风险意识教育。同时有计划、有目的地组织教师（特别是护理专业课教师）参加职业风险意识的培训（如医疗安全知识学习班），请专职医护人员和律师讲授法律知识与职业风险防范的方法和对策，并结合临床发生的不安全事件进行风险意识教育。把医疗风险意识教育纳入教师在职培训计划，并把教学中有否实施医疗风险意识教育作为教师课堂教学质量的评价标准之一。只有教师的医疗风险意识提高了，学生的意识才有可能提高。

（三）融风险意识教育于专业课教学中

在临床专业课的教学过程中，应在教学内容中强化与护理有关的风险意识和法律知识。《护理学基础》是护理专业开设的一门主干课程，也是护生入学后接触的第一门专业课，与护士的临床实践密切相关，结合教学对护生进行职业风险意识的教育常会收到事半功倍的效果。如在教学中，应给护生强调“三查七对”的重要性，并告知学生给药失

误可能带来的严重后果和应承担的法律责任。在相关护理操作的学习中重点强调操作原则，要求每一项操作都要尊重患者的知情同意权，严格遵守护理操作规程，做好病情观察与记录，并特别提出合法地执行医嘱和规范书写临床护理记录在法律上的重要性。同时还应强调动作准确、熟练，严格遵守操作规范，并教会学生如何自我防护。在《护理伦理学》的教学中，重点宣传护理行为与道德法律的关系，让每一位护生都能明确哪些护理行为合法，哪些不合法，明确护理行为中病人的权利和义务，并特别明确护生的法律身份问题，确立依法施护的思想，提高护生自我保护意识，避免侵权行为。在《内科护理学》、《外科护理学》、《妇产科护理学》、《儿科护理学》等临床护理学科的教学中，结合临床典型案例或近年来所发生的医疗纠纷案例，组织护生讨论，有意识地进行医疗风险意识教育。

（四）重视护生进入临床实习前的护理职业风险教育

对于即将到临床实习的护生来说，他们缺乏危机意识，更缺乏对突发事件的处理能力，在医疗、护理安全及医患纠纷发生等方面埋下很大的隐患。学校在对护生进行职业道德教育及对专业知识和技能进行过关考核的同时，还要注重加强法律、法规的教育，特别要加强医疗风险方面的教育，以增强护生的医疗风险意识。这不仅能维护他们今后自身的合法权益，更有助于提高医疗护理服务质量和水平。

（五）强化实习护生的护理安全教育，增强职业风险意识

实习是护理教育的重要环节，是护生接触临床走向护士职业生涯的初始阶段。行医处事的方式和医疗护理工作习惯大都从此时逐渐养成[5]。实习期间，教师言行的潜移默化，无论是正面的还是反面的，对学生都是深刻难忘的。因此，提高护生的职业风险意识是临床教学的重点之一，是每一个临床带教老师及管理者不可懈怠的任务。护理安全教育应贯穿生产实习的始终。

1. 实习初期

护生因对工作环境不熟悉，各项操作也较生疏，此时应着重进行医院管理制度和要求的宣传教育，组织他们重温医疗法规，学习医德规范要求，结合临床医疗事故和往届实习生的临床差错，吸取经验教训，深刻领悟“性命相托”的分量与内涵，明确实习生的权利和医务界定，督促他们恪守职业道德，努力提高自身的职业道德修养。同时对护生要特别加强防护措施和防护知识的教育，引导护生尽最大可能保护自己，免受职业损害。

2. 实习中期

护生已熟练了基本操作与工作流程，易误认为护理工作不过如此而过分自信，疏忽大意，因而发生差错。此时应加强监管力度，强化自我管理机制，使护生牢固树立“风险意识”、“服务意识”、“法律意识”。严格实施三级检控，即护生自我检控、带教老师检控、科室以及学校考核检控，使医疗风险意识真正成为护生头脑中必备的安全防线。

3. 实习后期

护生面临就业，加上已基本具备的独立工作能力，思想容易松懈，已签订就业协议的沾沾自喜，认为工作已有着落，实习无所谓；未找到工作的心神不宁，工作时注意力不集中，因此容易出现差错。此时安全教育的重点应放在调整护生的心态上，护士长和带教老师应正确引导护生，在工作中对自己的正负性情绪均能实施适当的控制调节，调动其积极性，唤起其注意力，提高责任心。

四、展望

提高护理职业风险意识是我们护理职业教育者、护理职业从业者和护理职业管理者共同努力的目标。我国的护理职业风险教育和护理风险管理各个环节尚有许多有待开发的课题需要进一步研究和不断改进完善。

参考文献

[1] 梁化岐，张朝元. 护士在预防医疗差错、事故中的作用与方法[J]. 国外医学护理学分册，2002，21：297

[2] 运怀英，孙亚琴. 医疗风险意识教育是高等职业护理教育的责任[J]. 解放军护理杂志，2006，23（2）：81-82

[3] 喻平. 护生职业风险意识教育的现状和对策 [J]. 护士进修杂志，2008，23（24）：2229-2230

[4] 徐辉，毛秀英，盖小荣. 毕业实习护生针头刺伤的受伤环节探讨[J]. 现代护理，2003，9（8）：637-638

[5] 吴泽全，段素玲，张云华，等. 加强医学生医疗风险意识教育[J]. 中国高等医学教育，2002，（5）：48-49

[6] 朱晓卓，沈励铭，马光南，等. 高职护生医疗风险意识教育现状调查分析[J]. 护理研究，2008，22（3）：598-599

[7] 运怀英，王兴家. 高职医学生医疗风险意识现状的调查及对策[J]. 中国高等医学教育，2005，5：338-342

[8] 朱晓卓，沈励铭，马光南，等. 试论高职护生医疗风险意识的培养[J]. 中国卫生事业管理. 2008，5：338-342

[9] 毛秀英，金得燕，于荔梅，等. 实习护生发生医疗锐器伤的调查[J]. 中华医院感染学杂志，2003，13（2）：110-112

[10] 郭凤珍. 实习护士职业风险意识教育的现状及对策[J]. 中国误诊学杂志，2010，10（17）：41-46

[11] 张景岚. 护理本科生实习前护理相关法律知识的现状调查分析[J]. 成都中医药大学学报（教育科学版），2007，9（1）：35

浅谈学分制条件下基础医学实验教学的质量监控与评价

胡晓松[①] 林友胜 李新枝 程 丽 张 晓*

（成都医学院基础医学实验教学中心 四川成都 610083）

【摘 要】基础医学实验教学监控与评价是医学高等院校提高人才培养质量的一个重要环节。本文主要阐述了基础医学实验教学质量监控与评价的意义、主要目的、任务，目前医学基础实验教学运行中存在的问题，提出医学基础实验教学质量监控与评价体系构建的具体措施。

【关键词】实验教学；基础医学；学分制；质量监控；评价

目前，我国绝大多数高校都已实施学分制教学管理模式。因此，建立健全有效的实验教学质量监控与评价体系，使教学管理工作能够顺利地转到学分制的轨道上来，是确保学分制教学顺利实施和提高教学质量的关键因素[1]。与理论教学相比，基础医学实验教学的教学方法、教学场地、管理机制、考核方式等均存在较大差异。因此，如何针对性的设计、建立一套学分制条件下与实验教学管理、发展相适应的并行之有效的医学基础实验教学质量监控体系，对许多高等医学院校来讲，仍是一个充满挑战的全新课题。

一、学分制改革已使传统的基础医学实验教学模式发生重大变革

随着医学发展模式的转变，传统的学年制下的医学实验教学模式已不能适应当今社会对人才的多样化要求，也很难满足学生个性发展的需要。2002 年前后，国内已有高校开始尝试实验教学的学分制改革工作[2]；2004 年，四川省教育厅也进一步推出了《关于进一步推进我省普通高等学校学分制改革试点的若干意见》（川教[2004]165 号）；此后省内普通高校已逐渐开展实验教学学分制的探索和尝试；我校于 2009 年全面开展和实施实验教学学分制改革工作。

学分制以学生获取的学分为计量评价指标来衡量学业完成情况，给学生提供了自主学习和个性发展的广阔空间。实验教学学分制作为学分制学籍管理的一个重要组成部分，

基金项目：2011 年四川省“高等教育质量工程”项目，四川省高等教育人才培养质量和教育教学改革研究项目（No. P09442），成都医学院教育教学改革研究项目（No. JG2010015）。

① 作者简介：胡晓松（1972—），男，四川广安人，硕士，副教授，成都医学院形态学实验室主任，主要从事医学形态学教学与教育研究。

是改变我国教育长期以来存在的重课堂教学轻实验教学的教育倾向，推动实验室开放，转变教育思想观念，实行教学改革的重大举措[3]。

随着实验教学改革的不断深入，国内许多高校[4,5]对原有的实验课程进行跨学科整合，对实验课程内容进行更新与优化融合，并形成了学分制管理下的独立的实验课程。以我校为例[6]，通过优化重组整合实验室，组建了基础医学实验教学中心，构建了学科交叉融合的基础医学实验课程群。此外，基础医学实验课程的内容也从传统的以验证为主的实验逐渐扩展为基础性（验证性）、综合性、设计性和创新性实验等。同时，由于学分制下实验课程必选和自选等形式，集成化的实验教学平台，以及开放实验室、虚拟实验室、数码互动实验室、数字切片库、PBL 教学模式等诸多实验教学新元素的出现，已使传统的基础医学实验教学模式发生深刻变革。

二、学分制条件下，基础医学实验教学质量监控体系亟待建立

基础医学实验教学是高等医学教育教学过程的重要组成部分，对医学生动手能力、实践技能、科学素质和创新意识的培养有着不可替代的作用，实验教学的质量决定着人才培养质量的高低，也关系着高校的生存与发展。

公正、合理、科学、规范的教学质量监控与评价体系是实现教学目标的前提。2004年12月2日的第二次全国普通高校本科教学工作会议中提出了健全教学质量监控和保障体系，实施全面教学质量管理的要求。随着高等教育改革的不断深入，对实验教学质量提出了越来越高的要求[7]。由于实验教学监控管理着手较晚，目前多数院校仍未形成专门的监控评价实验教学质量的指标体系，此外，实验教学信息反馈的有效途径少、实验考核方式单一、不科学等均是目前质量监控与评价面临的难题。众所周知，由于医学类专业主干课程之间已形成了相对稳定的先修后续关系[8]，必然使基础医学实验教学实行学分制管理的操作难度加大，加上学分制管理模式的引入，容易导致学生在选课时的“趋易性”，从而在一定程度上影响整体培养目标的实现；鼓励学生的“个性发展”，容易导致监管不力，增加了质量监控与评价的难度；过于注重结果评价，使教学质量评价的处境尴尬等问题，也给基础医学实验教学的质量监控带来前所未有的挑战。

三、建立基础医学实验教学质量监控体系的主要任务与原则

教学质量监控是教学达到预期效果的有力保证。加强质量监控是高等医学实验教学改革的重要内容之一。基础医学实验教学质量监控的主要任务是，通过对基础医学实验教学活动的动态管理，对教学效果和质量进行全面、客观、公正的检查和评价，及时发现和解决实验教学过程中存在的问题，并对实验指导教师的教学设计、教学手段和方法、实验课程建设等提出修改或改进建议，不断提高实验教学水平，以实现培养目标要求的各项教学任务。

基础医学实验涉及形态观察、功能检测、手术操作等诸多内容，因此监控体系的构建应遵循以下原则：①科学性原则，符合教育学原理和统计学的资料分类要求，各项指标内涵明确，条目简明，既相关又不重叠，比较容易获得综合性结论。②客观性原则，

实验教学效果涉及了实验教师的示教引导和学生的操作验证环节，因此宜采取教师、学生互评方式，力求评价信息真实全面，客观公正。③可操作性原则，评价指标应具有良好的可测量性，内容不宜过于繁多，既力求全面，又突出实验专业性特点，便于快速、准确评价，及时得出评价结果。

四、基础医学实验教学质量监控体系的建立

根据基础医学实验教学的特点，构建一个科学规范的监控体系，不仅有利于对实验教学状况进行有效的评价，而且能及时发现问题、解决问题，从而不断促进实验教学质量的提高。

（一）强化基础实验教学保障制度建设

实验教学质量保障体系是实验教学质量监控有效实施的前提条件，而实验教学管理制度更是实验教学质量的制度保证。修订和完善有关实验室管理和实验教学等方面的规章制度，如：实验课听课制度、实验教师职责、实验技术人员职责、实验室管理规定、实验教学考查办法等，通过加强对实验教学过程中涉及的各环节，如实验教学大纲、教学计划、实验教材及教学资源建设、学生成绩考核等有效管理，确保实验教学过程顺利开展并规范有序。

（二）建立实验教学质量监控机构及信息反馈系统

实验教学质量监控由主管副校长直接负责，监控机构由教务处、校、院系二级教学督导组以及实验中心、各教研室组成。

对实验教学质量实施有效监控的前提和基础是全面准确地收集实验教学信息。通过定期和不定期的实验教学常规检查、召开课程组师生座谈会、督导组专家汇报会等渠道向实验教学管理部门反映相关的情况与问题，及时发现和解决问题，保证实验教学的正常运行[9]。

（三）建立完善的实验教学课程考核方式

实验考核是检测学生实践能力的重要手段，也是评测实验效果的重要举措，对实验教学改革起着重要的导向作用。对学生综合能力的评价是否合理客观，将会直接影响学生参与实验的积极性[10]。

标准规范的实验考核制度是实验课程改革成功实施的重要保证，根据新的实验教学大纲要求，确定符合实验教学要求的考核大纲。基础医学实验教学考核内容主要包括：对实验内容的掌握程度、实验操作能力、实验数据分析处理能力、实验结果的准确度等，从而考评学生综合分析、实践动手能力。基础医学实验教学的考试形式多种多样，有笔试，还必须有操作测验。操作测验的评定方法通常采用等级评定的方法。考试的评定由平时测评及实验报告、小组讨论总结、实验操作、试题测验、病例讨论等多种方法进行，最后综合得出成绩。

我校在实验课实行学分制后，最终成绩包括实验理论笔试、实验操作考试、平时成

绩、实验操作、课堂讨论、考勤、课堂提问、实验报告等。设计性实验、创性实验和实验技能竞赛单独进行实验成绩考核与评定。

五、实验教学评价内容和措施

实验教学质量评价是根据实验教学目标，对实验教学活动及其有关因素做出系统描述，在此基础上对实验教学进程做出判断，是有效实施实验教学质量监控体系的基础。实验教学评价的内容应能客观反映实验教学与人才培养目标是否一致，并能通过对实验教学运行、教学效果的评价为教学管理提供决策依据。在学分制条件下，学生选课自由度增大，对教学质量的要求也相应提高，因此，实验教学的评价形式应是多层次、多方位的。①同行评价。同行评价是与实验教师同一专业或相近专业的教师参与实验教学效果评价，可真实、全面、客观地反映实验教学活动的实际效果。同时也促进了整个实验教学团队的信息交流，有利于好的思路、好的经验集中整合。②学生评价。学生对实验教学的评价应包含对实验室环境、实验用品、教师的教学态度、实验内容、教学方法实验现象或结果的启发性等方面。让学生参与到教学质量评价体系中去，可充分发挥教学主体作用。同时，每班的教务代表、课代表负责及时地把实验课堂教学信息反馈到院系和教务处，从而使教学管理部门针对具体问题及时予以协调和处理，可保证实验教学井然有序，教学质量稳步提升。③自我评价。自我评价由实验教师本人对自己的实验教学质量作出客观的评价。自我评价有助于教师提升专业敏感性及责任感。

基础医学实验教学直接关系着高等医学院校培养创新性高素质医学人才战略的成败，建立合理有效的实验教学质量监控与评价体系是一项复杂而艰巨的系统工作，需要学校领导的高度重视及各实验教学管理部门的积极参与和大力合作。通过构建全方位的教学监控和评价体系，及时掌握实验教学动态，不断探索有利于学生个性发展、实践能力和创新能力培养的实验教学体系和管理模式，将有助于推进基础医学实验教学改革，有助于提升高等医学教育的整体教学水平。

参考文献

[1] 赵有益. 学分制下教学质量监控体系构建的思考. 教育教学论坛[J]. 2012，（11）：236-237

[2] 张明高，齐建国，刘石丹，等. 实行实验学分制，深化实验教学改革. 实验技术与管理[J]. 2002，19（2）：94-95

[3] 何红媛，谢晓东，邓存良. 地方医学院校实验教学学分制改革的探索与实践[J]. 西北医学教育，2011，19（1）：27-28

[4] 龚文涛，唐秋莎，李新荣，等. 基础医学实验教学课程体系的改革与实践[J]. 实验室研究与探索，2011，30（8）：172-174

[5] 胡晓松，张晓，羊惠君，等. 医学形态学实验课程体系的构建[J]. 成都医学院学报，2008，3（3）：219-222

[6] 胡晓松，潘克俭，宋海星，等. 改革基础医学实验教学体系 培养学生创新实践能力. 西北医学教育，2011，19（4）：759-762

[7] 卫绍元，王彤，卢曼慧，等. 优化实验教学质量监控体系提高实验教学质量[J]. 实验技术与管理，2009，26（3）：225-226

[8] 吴他凡. 学分制模式下医学教育管理研究探索[J]. 西北医学教育，2009，17（2）：207-208

[9] 苗戎，崔广智，郝存江，等. 构建实验教学质量评价与监控体系的研究[J]. 中国高等医学教育，2011，（2）：54-55

[10] 曹红. 关于实施开放实验教学的思考[J]. 中国科技信息，2007，16：194-195

（原载于 2012 年《西北医学教育》第 6 期）

思维导图在新课程体系《医学机能实验学》教学中的应用

张奇兰① 张 晓 杨 拯
（成都医学院 实验技术教研室 四川成都 610083）

【摘 要】目的：为探索新课程体系《医学机能实验学》的教学方法，在教学中采用绘制思维导图的方法。方法：在 2010 级护理学本科两个小班中分别使用思维导图法和常规教学法授课。结果：思维导图教学组期末成绩和问卷调查结果显著优于常规教学组。结论：思维导图在新课程体系《医学机能实验学》教学中更能提高教学效果。

【关键词】思维导图；医学机能实验学；新课程体系

思维导图由英国学者 Tony Buzan 在 20 世纪 70 年代初期所创[1]，是一种组织性思维工具，是将放射性思考具体化的方法，目前已广泛应用于医学各学科的教学中。

我校目前进行的新课程体系改革遵循的是从结构到功能、从正常功能到疾病发生发展过程、从理论到实践的教学模式[2]，因此学生在《医学机能实验学》课堂上既要学习生理学或病理生理学的理论知识，又要进行实验。在教学中我们发现，传统教学法已不适应新课程体系下的《医学机能实验学》教学，学生无法充分消化吸收大量理论知识，也无法融会贯通地运用到实验中。为此，成都医学院实验技术教研室在 2010 级护理学专业本科班中进行了思维导图教学法的探索，并与传统教学法进行了对比性的研究。

一、对象与方法

（一）对象与分组

选择成都医学院 2010 级护理学本科班 60 人，随机分为思维导图教学组和传统教学组，各 30 人。检验两组学生在年龄、性别、民族、学制年限、教学课程及学时各个方面，差异无统计学意义，具有可比性。

（二）实验方法

在前四次课中，两组均采用常规教学法进行教学，第四次课结束后对前四次课的内

基金项目：四川省高等教育人才培养质量和教学改革研究项目（JG200701）。

① 作者简介：张奇兰（1980—），女，四川成都人，生理学硕士，助教，主要研究方向：神经生理学，现主要从事《医学机能实验学》和《实验动物学》的教学工作。

容进行考试，对总成绩和各题型成绩进行统计分析，观察两组之间是否有差异。从第五次课开始，对照组仍使用常规教学法进行教学；实验组在使用常规教学法的同时，教师还在黑板上绘制出思维导图。对期末成绩进行统计分析，比较两组总成绩和各题型成绩是否有差异。在期末考试后进行本课程的问卷调查，问卷的内容涉及本课程的各方面，如教学态度、教学内容、教学方法和教学效果等。两组均采用同样的试卷及问卷，授课教师为同一人，两组学生均不知在接受教学法的对比实验。

（三）统计分析

采用 SPSS 10.0 软件对所得资料进行分析，两组的考试成绩用均数±标准差（$\bar{x}\pm s$）表示，各组均数比较用 t 检验进行处理，结果以 $p<0.05$ 表示有差异。

二、结果

（1）两组的小测验总成绩和各题型成绩在使用不同教学法之前均无显著差异，说明在使用不同教学法之前，两组学生的智力水平、学习能力和对本课程知识的掌握程度是没有差别的（如表 1 所示）。

表 1　使用不同教学法前两组测验成绩比较

组别	填空题（50 分）	选择题（30 分）	判断题（20 分）	总分（100 分）
实验组（n=30）	32.27±6.49	17.53±3.14	14.33±3.11	64.13±9.77
对照组（n=30）	31.77±6.42	16.88±3.88	14.53±3.01	63.18±10.60

（2）在使用不同教学法后，实验组的选择题、简答题和试卷总分显著高于对照组，差异有统计学意义（$p<0.01$）；而填空题和判断题两组之间没有显著差异（$p>0.05$）（如表 2 所示）。

表 2　使用不同教学法后两组测验成绩比较

组别	填空题（30 分）	选择题（40 分）	判断题（10 分）	简答题（20 分）	总分（100 分）
实验组（n=30）	21.07±3.50	24.67±3.42**	7.60±1.43	11.10±5.40**	64.43±10.02**
对照组（n=30）	21.32±4.70	20.12±5.02	6.65±2.45	7.00±4.49	55.09±11.25

（**$p<0.01$）

（3）图 1 为问卷调查总分的分数区间百分比（即每一分数区间人数占该组受调查总人数的百分比）。问卷调查显示，实验组对本课程的评分（满分为 15 分）主要集中于 13～14 分这一区间（占该组总人数的 41.18%），而对照组主要集中于 12～13 分这一区间（占该组总人数的 36.67%）；在 13～15 分这一高分数段内，实验组人数明显多于对照组。说明实验组对本课程总体评价高于对照组。

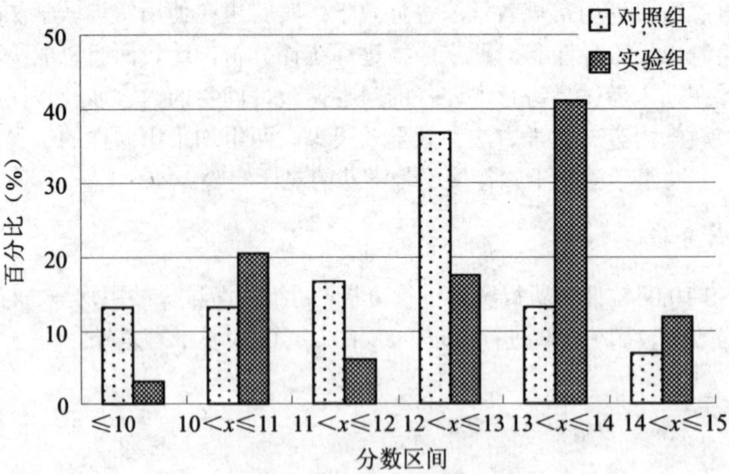

图 1　两组问卷调查总分分数区间百分比

三、讨论

思维导图是以树状图的形式归纳记忆要点的，适用于各个学科领域。而在我们的教学中，由于医学机能学科教学的特殊性，因此我们在讲解和演示课件的同时，在黑板上绘制出人体组织器官或者是细胞结构图动态的变化过程。一个生理或病理生理变化过程是随着教师的讲解在学生的大脑中逐步描绘出来的，这是我们的教学不同于传统思维导图的地方。新课程体系教学中使用思维导图将理论知识融为一体，以系统为中心，按照正常—异常—临床的主线展开，利于学生理解和掌握多学科的内容，有利于强化综合性实验教学内容，进一步密切与基础学科，尤其是临床学科的整合交流[3]。

从我们的研究结果来看，实验组与对照组在使用不同教学法之前，成绩是没有差异的；而在使用不同教学法后，实验组的成绩明显优于对照组，尤其是在问答题上差异明显，问答题主要考察的是学生对于生理或病理生理过程的理解，说明思维导图对新课程体系《医学机能实验学》的理论知识的掌握以及灵活运用有很大的促进作用。在问卷调查中显示，在总分的高分区间（13～15 分），实验组人数百分比是高于对照组的，在≤10 分和 11～13 分区间，对照组的人数百分比高于实验组，说明实验组的学生对本课程的整体评价更高；但是，在 10～11 分区间，实验组人数百分比又高于对照组，可能是由于少部分学生不适应这种教学方法，其确切原因尚需进一步探讨。

目前，思维导图在基础医学各学科的教学中都有所应用[4, 5]，其应用前景非常理想。而我们将结合了医学教学以及新课程体系的特点的思维导图进行了优化，在《医学机能实验学》教学中的优势已初步展现。但这毕竟是对生理和病理过程的高度归纳和动态化，其优点是便于学生理解与联系记忆这些理论知识。它并不能完全替代传统教学法，而只能是传统教学法的一种辅助教学工具。另外，教师在备课过程中，由于要将文字精练并绘制成一幅动态图，在课堂上要一边讲解一边在黑板上绘制，因此在这一过程中，对教师的学习能力、讲授能力和绘图能力也有极高的要求。学生通过归纳总结以及绘制思维导图，也能够提高自主学习的能力，对他们后来的临床课程学习也有极大裨益。

参考文献

[1] Buzan B. The Mind Map Book[M]. BBC Books，1995：320

[2] 梁楠，昝加禄，李鑫，等. 构建基础医学实验教学新体系[J]. 实验室研究与探索，2008，26（1）：84-86，111

[3] 梁楠，张晓，何彦芳，等. 基础医学创新实验体系的构建[J]. 实验室研究与探索，2009，28（7）：105-107

[4] 陈波. 思维导图在病理生理学教学中的应用[J]. 医学教育探索，2008，7（12）：1235-1237

[5] 潘雪丰. 思维导图在药理学教学中的应用探讨[J]. 卫生职业教育，2007，25（6）：82-83

医学生沟通能力培养的课堂教学法探索

唐　瑜①
（成都医学院基础医学院生理学教研室　四川成都　610500）

【摘　要】沟通能力是医疗实践活动的基础，而目前我国有关医学生沟通能力培养的教育模式还处于探索之中。近年来，我校积极致力于医学生沟通能力的培养，在这方面做了一些有益的尝试和探索。本文就我们的一些体会作一综述。

【关键词】沟通能力；教学法

沟通能力是医疗实践活动的基础。世界高等医学教育联合会《福冈宣言》中指出："所有医生必须学会交流和处理人际关系的技能，缺少共鸣与技术不够一样，是无能力的表现。"美国医学院协会要求"在培养未来医生时，应使每一位医生不仅具备精湛的医术，更具有良好的沟通能力"[1]。而长期以来，我国的医学教育注重医学生专业知识和操作技能的传授，忽视了人文实践能力的培养，导致医学生的沟通能力不足，以至于将来走上工作岗位后，因医患沟通不佳引起的医患冲突不断发生。因此，培养医学生良好的沟通能力成为当前医学教育的迫切需要[2]。

目前，我国有关医学生沟通能力培养的教育模式还处于探索之中，我们认为医学生沟通能力的培养应该一直贯穿于整个医学教育的始终，而不是医学教育的某一个阶段。近年来，我校积极致力于医学生沟通能力的培养，在这方面做了一些课堂教学方法的尝试和探索，取得了一些成效，现总结如下。

一、医患沟通的重要性及当前医学生沟通能力存在的问题

随着医学模式的逐步转变，以"病患为中心"的医疗服务理念也逐渐成为人们的共识。但要实现这一理念，构建和谐的医患关系，就必须大力提高医务人员的医患沟通能力。因为医患沟通是建立和谐医患关系的重要途径[3]。构建和谐的医患关系，避免和减少医患之间的矛盾，为患者提供人性化的医疗保健服务，将成为21世纪医院创新经营的关键[4]。和谐医患关系的建立，不仅有利于医患双方个体的信任合作及关系融洽，更重要的是它能推动医学发展和社会进步，是一个意义重大而深远的理论与实践问题[5]。因此，对医学生沟通能力的培养就显得尤为重要。

基金项目：四川省高等教育人才培养质量和教学改革研究项目（P09439）。

① 作者简介：唐瑜（1980—），男，四川简阳人，硕士，讲师，研究方向：体温调节与退热的中枢神经机制、《生理学》的教学工作。

但当前医学生的沟通能力存在着不少问题[2, 6]。医学生在校学习期间缺乏针对沟通能力的专门培养，并对医患关系认识不足，故而在医疗实践中缺乏医患沟通技巧上的应对策略。当与病人沟通时普遍存在着自信心不足、紧张、焦虑等心理状态。由于医学教育涉及的课程多，教学任务重，所以专业课教师往往偏重于专业知识的传授，而忽视了医学生沟通能力的培养。同时学校在医学生实习前提供的与患者接触的机会并不多，上述因素最终导致了医学生进入医院实习后常常难以适应医疗工作，甚至出现医患沟通障碍与交流恐惧。

二、医学专业课教学中的沟通训练

医患沟通能力培养在西方国家的医学院校中由来已久。通过开设医患沟通系列课程，传授给医学生沟通的知识和技能。有文献报道[2]，我国大多数医学院校只是在“临床技能”中讲授“问诊技巧”时，才涉及与病人沟通的一些技能，尚未在医学院校开设医患沟通教育系列课程。但我校早在 2005 年就已经开设了专门的《交流与沟通学》，最早在护理专业学生中进行，现已经逐步推广到全校所有专业的学生。通过几年的实践，我们认为沟通能力的培养应贯穿于整个医学教育中，而不仅仅是依靠《交流与沟通学》这样的专门课程。毕竟在医学教育中，绝大部分是与医学相关的专业课程，如果在医学专业课中融入沟通训练，那么在潜移默化中将影响医学生的沟通能力的形成。

（一）沟通在医学专业课程教学安排中的体现

师生之间的沟通是否及时、顺畅，不仅决定了该门专业课程教学的效果，而且为医学生的沟通能力培养起到了示范作用。试想如果师生之间存在沟通障碍，谈何沟通能力的培养。例如我们生理课在开课 1～2 周后，就会由授课教师召集部分学生代表召开教学讨论会。重点了解对目前的教学方式方法是否适应，是否有需要改进的地方。通过这次信息反馈以便授课教师及时调整自己的教学思路。学期末进行课终考试，学生知道成绩后，由教研室主任召集部分学生代表再次召开教学讨论会，除授课教师以外的所有教研室成员均参加。重点了解学生对授课教师教学方式方法的意见和建议。学生反馈的信息总结后，由教学秘书告知授课教师，以利于该教师将来教学的改进与提高。对于参会的其他教师而言，不仅是一次有益的师生沟通体验，而且通过学生的反馈意见对自身教学的提高也大有裨益。

（二）课堂沟通训练的实施方法

我们在对医学生进行课堂沟通能力训练时，均从以下五个方面着手：第一，沟通倾向包括犹豫、胆怯、不自然（焦虑）和拒绝发言；第二，语言沟通能力包括表达能力（普通话、音量适中、发音清晰、吐字准确、语调语速恰当、无不良习惯用语）和组织能力（连贯性、逻辑性、简洁性、流畅性、整体性）；第三，非语言沟通能力包括仪表（容貌、服饰、装饰的整洁或适宜）、体态（姿势、手势、动作的端庄、得体）、表情（开放式、自然大方、目光不回避）以及综合（面向老师或同学自信、尊重）；第四，倾听技能包括倾听态势（积极倾听、全神贯注）和倾听回应（姿态表情反应、言语应答）；第五，内容掌握程度（与沟通能力训练无关，但与课堂教学内容有关，也是同学发言的内容）。

在课堂教学活动中，我们多采用学生参与的互动式（双向）教学模式，尽量多提供给学生课堂发言的机会和时间。在学生发言的过程中，观察学生的沟通倾向、语言和非语言沟通能力、倾听技能，简短指导或点评表现突出的学生（特好或特差）。教师按上述五个方面对学生进行指导。采用《学生沟通能力训练成绩登记表》记录学生发言次数和成绩，五个方面的评价指标可用五分制方式给分。比如，某学生五个方面都不错，给五分；某学生问题回答错了，而其他四方面无错，则给四分。

三、课堂沟通训练在《生理学》教学中的运用

《生理学》是医学教育课程体系中的专业基础课程，能为医学生将来从事医疗工作提供必需的基础知识、基本理论。为此，我们尽量把沟通能力的培养贯穿于《生理学》的教学过程中，现以“心脏射血与充盈过程”为例示之。

心脏的射血与充盈过程是循环生理部分的重点内容，也是难点内容。在一个心动周期中的每一个时相（比如心缩始期、等容收缩期等），均发生了心室的收缩、舒张，心内压力的升高、降低，瓣膜的开、关以及血流方向（离心和回心）和容积（减少和增加）的变化。对于学生来说，掌握心动周期每一个时相中的上述因素的变化，既是重要的，也是困难的。学生常常混淆不同心动周期时相中，这些因素的变化。为了让学生顺利地掌握这个生理学的重点教学内容，并且同时得到课堂沟通能力的培养。我们做了以下的一些教学方法的探索。

（一）提出问题并提供方法

在黑板上写出“1. 心肌的舒缩，2. 瓣膜的开关，3. 血流方向，4. 容积变化，5. 心内压的变化” 等心动周期中变化的五个方面，并编号。向学生提出一个问题“在心动周期中，这五个变化哪一个在前，哪一个在后？给它们排序”。给出 10～15 分钟时间，让学生带着这个问题，快速地阅读教材中的相关内容，从中找到答案，并且允许学生之间的相互讨论结果。

（二）获得学生的答案

按学号随机地请同学来回答这个问题，让学生讲出自己认为正确的心动周期中各个因素变化的先后顺序，比如“5→4→2→1→3”。教师将其顺序写在黑板上。当一个学生讲完后，教师不要急于公布答案，也不要在表情、神态、动作和语言上流露出关于这个学生的回答是对还是错的破绽；继续请第二位同学回答，先问他“是否同意第一位同学的排序？”如果同意则请第三位同学，如果不同意，则将第二位同学的排序写在黑板上。以此类推，直到没有同学提出新的排序为止。假设最终黑板上出现了五种不同的排序，则让全体同学进行选择（每人只能选一种排序，不能弃权），并通过举手的方式统计支持每一种排序的人数（比如同意 5→4→2→1→3 的同学请举手，然后统计人数）。课程进行到此时，仍对正确答案保密，引导学生进入下一个环节。

（三）引导学生讨论

比较各种排序的不同与相同之处，比如 5→4→2→1→3 与 5→4→2→3→1，前面三项顺序相同而最后两项不同。让支持每一种排序的学生，阐述自己选择的理由，并分析为什么其他排序是“错误”（可能并不是真正的错误）的。教师要做的事情就是引导和观察。引导学生把讨论的重点放在不同的顺序，以及运用教材的知识点上，不能让讨论发展成为人身攻击或吵架。观察有两方面的内容：第一方面，通过观察并结合上述课堂沟通训练的五个评价指标，给学生打分并对学生进行指导。比如提醒学生回答问题时要使用普通话，或者手上有多余的动作，或回答时应该看着教师而不是低着头看书等等。第二方面，根据学生的选择和讨论情况，发现学生在看教材时哪些内容已经基本掌握，哪些内容通过看书不能解决，或者对知识点理解有误。为进入下一个教学环节做准备。

（四）根据学生的反馈及时调整教学

教师通过了解学生对排序的选择以及学生之间就排序问题的讨论，可以发现学生在心动周期学习中的薄弱点，从而相应地调整教学内容或者教学方法。比如，如果学生选择“容积的变化”先于“心内压的变化”，那么这些学生就很难理解等容收缩期或者等容舒张期。因此，在教学时针对上述两个等容期就要讲得特别地详细和深入。

四、课堂沟通训练对教师的要求

从上述示例中我们不难发现，将课堂沟通训练融入专业课的教学活动中是可行的。在专业课中进行课堂沟通训练，不会影响专业课的教学效果，甚至还可以激发学生的学习热情，促进专业课的学习，取得事半功倍的效果。成功完成课堂沟通训练的关键是教师如何扮演好自己的角色。

首先，教师应转变思想，树立一种以学生为中心，为学生服务的理念。主动放下架子，平等地与学生相处，创造一种和谐的师生关系，以利于沟通训练的进行。其次，教师的主导作用不能变。尽管学生参与沟通的机会可能增多，但这个沟通是在教师的主导下进行的。由于学生的参与，课堂秩序可能发生变化，教师应注意维护，提高驾驭课堂秩序的能力。再次，充分调动学生参与沟通训练的能力。在沟通训练中对学生以鼓励、激励为主，不给学生负性的评价，比如“你怎么这么笨。这题好简单，你还答错”等等；同时注意提问时把随机点名和主动举手回答相结合。如果只采用主动举手回答的方式，对于一些沟通能力较好，乐于在公众面前表现的同学来说，他们会争取每一次的发言机会，他们的沟通能力将得到进一步的训练。而对于最需要训练的一些沟通能力较差的学生来说，他们就会懒于主动回答。最后，通过课堂沟通训练实践，提高教师自身的沟通能力，发挥言传身教的作用。课堂上的沟通互动，学生人数多，想法多，可能会出现预想不到的情景。这对教师是一大考验。所以教师应有预案，并通过不断的课堂沟通训练调高自身的应变能力。

参考文献

[1] 张慧. 对提高医学生医患沟通能力的探讨[J]. 西北医学教育，2006，14（4）：362

[2] 阚延静. 关于提高医学生医患沟通能力的探讨. 医学与哲学（人文社会医学版），2008，29（12）：26，80

[3] 闫广庆，任家顺，陈洪，等. 医务人员人文素养在医患沟通中的应用探讨. 重庆医学，2010，39（14）：1927-1928

[4] 葛焕琦，潘焕峰，蔡寒青，等. 谈医学生的医患沟通能力培养. 医学与哲学（人文社会医学版），2008，29（12）：25-29

[5] 杨立新. 人身权法论[M]. 北京：中国检察出版社，1996：399

[6] 钟道平. 对医学生进行医患沟通教育必要性的探讨[J]. 国际医药卫生导报，2006，12(12)：155-157

（原载《医学研究杂志》2011 年第 7 期）

OMIM 数据库在《医学遗传学》教学中的应用与思考

李 亚[①] 潘克俭 王 兰 杨雨晗 何 浪 李 红 戴小珍
（成都医学院生物医学系 四川成都 610500）

【摘 要】随着医学遗传学的飞速发展，在线人类孟德尔遗传数据库（Online Medelian Inheritance in Man，OMIM）越来越彰显其在医学遗传学教学中的必要性。采用“课堂教学+撰写综述+课堂讨论”模式开展“OMIM 的查询与应用”教学，不仅确保了学生获取知识的先进性和及时性，也极大地激发了学生自主学习能力和独立思考能力。

【关键词】在线人类孟德尔遗传数据库；医学遗传学；教学

医学遗传学是医学与遗传学相结合的一门边缘学科，也是医学教育重要的基础课。当前，医学遗传学已进入了迅猛发展的阶段，各种遗传病的相关信息更是以前所未有的速度更新。如何在有限的教学时间内使学生在牢固掌握基础知识的同时能够获得全面、及时的遗传病相关信息，已成为医学遗传学教育工作者面临的一个棘手难题。近年来，笔者将在线人类孟德尔遗传数据库（Online Medelian Inheritance in Man，OMIM）引入教学过程中，并从中得到一些启发和经验。在此，笔者希望与国内同行交流，共同促进医学遗传学教学水平的提高。

一、实施 OMIM 教学的必要性

为应对知识的快速更新，缩短教材编写周期或扩充教材内容是以往人们通常采用的手段[1]，然而，该举措在实际教学中却带有很大的缺陷性。首先，教材更新周期难以追赶知识更新的速度。其次，医学遗传学学时有限，若增加教材相应内容，教师难以在规定时间内完成教学任务。再者，现有教材仅列举一些常见遗传病，其种类仅为全部遗传病的“冰山一角”；而且只对疾病做基本描述，缺乏全面性和及时性，因而不利于学生对疾病知识的全面、准确的把握。最后，受篇幅的制约，教材中列举的各种遗传病的信息缺乏系统性，且学生不了解其来龙去脉，若仅从课本中被动、教条地汲取知识，极不利于培养和激发学生的创造性思维以及深层学习的动机和兴趣。“授人以鱼，弗如授人以渔”，在医学遗传学发展日新月异的今天，迫切需要培养学生运用各种现代化手段获取和处理医学遗传学相关信息、探索研究和解决问题的本领。作为当今医学遗传学最权威的数据库，OMIM（http：// www.ncbi.nlm.nih.gov/omim）不仅收录了所有已知遗传性疾病的相

① 作者简介：李亚（1966—），男，四川成都人，硕士，教授，教研室主任，主要研究方向：医学遗传学教学与科研。

关信息；而且，对于每一种疾病，都提供了从基础到临床的全方位信息，利用 OMIM，查询者可快速获取遗传病诊断、咨询、治疗资料以及最新、最详细的研究资料[2, 3]。OMIM 犹如一本及时更新的"电子字典"，教会学生熟练使用 OMIM，不仅可使他们轻松驾驭各种遗传病，更能培养其查阅资料和自主探索的能力，从而全面提高其综合素质。

二、实施方法

将"OMIM 的查询与应用"作为一个独立的授课章节，并采用"课堂教学+撰写综述+课堂讨论"方式进行教学。

（一）课堂教学

在确保"三基"教学内容和总学时不变的前提下，将原授课章节"分子病与先天性代谢缺陷病"（1 学时）改为自学，并将节余的学时用于"OMIM 的查询与应用"的课堂教学。课堂教学在课程结束前一节课进行，由教师通过互联网作现场演示，为学生传授 OMIM 的检索方法与使用技巧。进行以上调整和安排的优点是：①"分子病与先天性代谢缺陷病"的内容源于 OMIM，主要涉及临床、生化和遗传学等学科知识。在学生已初步具备相关知识背景的前提下改为自学，将极大增加学生对本章节的学习时间；②课程结束前，学生对课程的知识结构和内容已有了总体把握，选择在该时间点开展"OMIM 的查询与利用"教学，效果最佳。

（二）综述撰写及要求

课后，学生根据自己的兴趣或专业方向任意选择一种遗传病，经 OMIM 查询后，撰写综述（字数控制在 4000 字左右）。综述写作须以疾病为中心，围绕疾病的临床特征、发病分子机制、遗传方式与再发风险估计、诊断治疗（含基因诊断与治疗）和预防的方法以及疾病的最新研究进展等展开阐述，不同疾病论述的侧重点可以有所不同；为杜绝学生从其他途径获取相关信息，要求综述中所引用的最近两年的文献数量必须达到总参考文献数的 1/3 以上；为激发学生对问题进行深层次的思考和便于下阶段的课堂讨论，要求学生在综述后必须命制 5～6 道思考题；为督促学生课后认真查阅文献，巩固所学知识，确保综述质量，将综述撰写作为平时成绩的一部分，其分数占本课程总成绩的 20%。

（三）课堂讨论

以班级为单位，由教师另行安排时间（3 学时）进行。每次讨论课由 4 个讨论主题构成。讨论前，首先由教师从众多的综述中筛选出 4 位完成质量较好者，并根据其综述内容分别与他们商讨讨论主题和方向。主题设计总体要求是：必须具备一定的广度和深度，具有层次性和综合性，能够引发多角度思考和论辩的作用，可以让学生从不同角度、不同层次进行讨论；必须有一定的吸引力，提出的问题应当是大多数学生感兴趣的，或是理论上的关键点、敏感点，或是学生在理解上和运用上的难点，既有研讨价值，又能引发学生关注[4]。比如，某学生在其撰写的综述"家族性高胆固醇血症"基础上拟定讨论题目"血脂代谢异常与动脉粥样硬化"，并确定 2 个讨论方向：

（1）家族性高胆固醇血症分子病因（LDL 受体基因突变）→低密度脂蛋白代谢异常与动脉粥样硬化的关系→以降脂为手段的他汀类药物治疗措施。

（2）低密度脂蛋白和高密度脂蛋白在体内的代谢变化及其疾病的关系→家族性高胆固醇血症与散发冠心病的异同点（包括发病机制、遗传特征、遗传异质性等）。课堂讨论时，先由上述 4 名同学分别对所给题目进行深入分析，接着，学生踊跃发表各自的主张及观点。在整个讨论过程中，老师要充分扮演好主持者的角色，不仅要对讨论中发现的片面、模糊或不当的观点进行纠正，更要把控好讨论方向，启发和引导学生把关注点集中到讨论的主题及争论焦点上，并鼓励引导学生解答、补充，从而将讨论引向纵深。

三、实施效果

采用“课堂教学+撰写综述+课堂讨论”模式开展 OMIM 教学，并将病例式和 PBL 教学法等[5, 6]先进教学方法贯穿于课堂讨论之中，不仅确保了知识的先进性与及时性，而且有效地缩短了理论内容与临床实践的差距，也使课堂教学变得更加生动有趣，极大地提高了教学质量。

（一）学生评价

我们在学生中专门开展了对 OMIM 教学的评价。从反馈信息来看，评价可归纳为，“课堂教学+撰写综述+课堂讨论的教学模式教会了我们如何紧跟医学遗传学快速发展的步伐，并且紧密结合临床，对我们将来从事临床及相关工作很有益处”；“老师灵活多变的教学方法培养了我们自主学习能力，查阅文献和独立思考的能力也在学习中逐步提高”。

（二）教师和专家评价

学校教学督导专家多次现场观摩，并对“课堂教学+撰写综述+课堂讨论”模式给予充分肯定。他们一致认为：“该教学方式师生互动好，课堂气氛尤其活跃；且紧密联系临床，并能体现本课程的最新进展，达到良好的教学效果，可以考虑在其他课程教学中推广。”

（三）学生综合素质的培养

在“选题→数据库查询→文献检索→综述撰写→拟定思考题”过程中，既使学生体会到工作的艰辛，也使其感受到成功后的喜悦。更重要的是，通过这种系统地训练，让学生接触到过去从未触及到的东西，包括数据库检索、文献查阅、论文写作以及科学的思维方式等，这对他们学习其他课程以及将来继续深造或工作均受益匪浅。最近 2 年，我校临床专业学生研究生考取人数以及学生论文发表的数量较之过去有了大幅度的提高。事后，学生们无一不谈及在医学遗传学课程学习中所接受的科学系统的训练方法。

四、思考

（一）对当前教学的建议

笔者认为，目前国内医学遗传学教改侧重于理论与临床的结合，对知识的快速更新相对缺乏关注。尽管有部分院校也在尝试开展 OMIM 教学，但通常只是将其作为某一章节的了解内容加以简要介绍，但根据我们以往的经验来看，上述教学方式并不能引起学生的足够重视。因此，希望在今后的教学中能有更多的学校将其作为独立授课章节，并纳入考核内容进行教学。

（二）对教材建设的建议

当前，国内医学遗传学教材侧重学生基础理论知识的学习和基本实践能力的训练，对相关知识内容补充和更新周期一般较长。在此，建议今后在教材编写时将医学遗传学相关的生物信息学数据库（包括 OMIM 以及一些重要的核酸和蛋白质数据库）的介绍作为独立章节添至教材中；并尽可能减少教材中各种遗传病的介绍篇幅。通过对新增章节系统地学习，培养学生利用数据库主动地获取遗传病相关知识，而非“填鸭式”学习，从而使教材真正成为一本可以及时更新的“活字典”。另外，随着信息化数字教材的应运而生，如何在传统教材基础上利用信息技术编写高水平的医学遗传学数字化教材，也是值得重视和不断探索的一个课题。

（三）学生的困惑与应对措施

OMIM 知识内容异常丰富，不仅要求学生具备良好的临床、生化、生理、分子生物学、细胞学、遗传学以及生物信息学知识背景，也需要扎实的外语功底和快速检索文献的能力。对学生而言，从“选题→数据库查询→文献检索→综述撰写→课堂讨论”是一项复杂的系统工程。从已有的经验来看，不少学生对此倍感吃力，外语水平及相关知识背景的匮乏是其重要原因。因此，未来除学生自身要加强专业英语学习外，还应当加强相关学科教研室间的交流和联系，通过不同教研室老师共同参与制定授课内容、互相听课等途径，使不同教研室之间讲授内容彼此协调，共同促进相关课程教学质量的提高。

（四）教学队伍建设

OMIM 教学对教师而言同样是一项新的挑战，尤其是当前有关遗传病的各种诊断、治疗手段不断涌现，从而对教师的水平提出更高的要求。对此，除教师要加强自身学习外，还应采取措施来提高教师的教学水平：

（1）鼓励教师进修、深造，学习和讲授新知识、新技术、新成果，以提高专业知识水平，拓宽知识面；

（2）鼓励教师参加本专业和边缘学科（如生物信息学）的各种学习班，以提高自身业务素质；

（3）邀请同行、专家听课，收集学生、教师和专家的反馈意见，改进教学方法。

参考文献

[1] 皮妍，林娟，侯嵘，等．国内高校遗传学教材发展研究[J]．遗传，2009，31（1）：109-112

[2] McKusick VA．Mendelian Inheritance in Man and its online version，OMIM[J]．Am J Hum Genet．2007，80（4）：588-604

[3] 张萍，冯蕾，韩骅．在线人类孟德尔遗传数据库在医学遗传学教学科研中的应用[J]．医学教育探索，2010，9（1）：72-74

[4] 李子盈．如何让课堂讨论取得良好效果[J]．中国教育技术装备，2010，16：147

[5] 霍春月，鄢雯，吴常伟．案例教学法在医学遗传学教学中的实施与体会[J]．检验医学教育，2010，17（1）：23-24

[6] 张宏伟．在医学遗传学教学中实施 PBL 的必要性[J]．中国科技创新导刊，2010，13：33

深化细胞生物学教学改革的实践与思考

王 兰[①]
（成都医学院生物医学系细胞生物学和遗传学教研室 四川成都 610500）

【摘 要】细胞生物学是高等医学院校生物和医学类专业最重要的基础课程之一。根据目前细胞生物学课程的特点及现状，分析了该课程在高等医学院校教学中的局限性及其在生物大学科中的重要性，并针对新时期细胞生物学教学过程中存在的问题进行了教学改革的研究和探索。

【关键词】细胞生物学；教学改革；课程体系优化

细胞生物学是生命科学中一门重要的分支学科，为医学科学理论与实践的研究开拓出前所未有的广阔前景。细胞生物学主要是从细胞的不同结构层次来探讨其生长、发育、增殖、分化、遗传变异和运动等基本活动和规律，介于分子生物学与个体生物学之间，同它们相互衔接，相互渗透。很多医学科学（包括临床医学）没有解决的问题，需要从细胞生物学中寻求解决的途径和方法。近年来，我们为顺应学科发展，提高教学质量，在课程体系及理论课和实验课教学方面做了一些尝试和改进。

一、多层次、多教学目标的课程体系的构建

我院在各个发展阶段都开设了《医学生物学》课程，作为医学及医学相关专业的专业基础课程，主要讲授细胞生物学和遗传学的基础理论和实践性教学内容，其中细胞生物学部分占 60%。细胞生物学发展迅速，在医学教育体系中的作用越来越重要。我校于 2001 年起，为临床医学本科生开设《医学细胞生物学》课程，教学内容无论深度和广度上都大大提高，以整体的观点揭示细胞生命活动的规律及细胞与疾病的关系，旨在使医学生真正理解生命在细胞和分子水平的运动规律，为学生以后学习医学分子生物学、病理学、病理生理学等基础医学课程，以及医学专业课程打下坚实的基础。

2006 年，我校招收生物技术本科专业学生，作为专业主干课程，我们将理论课和实验课程分列，为生物技术本科专业学生开设《细胞生物学》和《细胞生物学实验技术》，整体教学水平又上了一个台阶。2008 年，为推进实验教学学分制改革，提高实验教学水平，我们将医学细胞生物学和医学遗传学中的实验教学内容独立开设为《医学生物实验学》课程。针对医学和生物技术专业学生不同的教学特点要求，我们把教学分为两个层

① 作者简介：王兰（1970—），女，汉，四川达州人，博士，教授，教研室主任，主要研究方向：骨髓间充质干细胞的应用研究。

次，采取不同的教材和教学大纲。医学专业的细胞生物学理论教学注重介绍细胞结构、功能体系，以及细胞生命活动的规律与疾病的关系，实验教学坚持实验内容的先进性和综合性，组合实验项目；而生物技术专业在医学细胞生物学内容基础上，随时增加细胞生物学前沿知识和最新研究进展，尽量扩大学生的知识面，并且加大实验技能培训力度，强调学生动手能力。

二、理论课及实验课教学的改革

(一) 理论课教学的改革

1. 根据学生特点，选用合适教材

针对不同教学对象、不同教学目标，我们选用了不同的教材，对于生物技术专业，由于该专业培养的是普通生物类技术人才，我们一直选用高等教育出版社的统编教材——翟中和主编的《细胞生物学》。对于其他临床及相关专业，我们则一直选用医学院校的规划教材——科学出版社出版，杨抚华主编的《医学细胞生物学》。

2. 注重学科进展，随时更新知识点

近年来，细胞生物学发展迅速，很多新概念、新发现、新理论层出不穷。在教学中注重学科新进展的介绍，对于刚刚迈入医学殿堂的学生来说，在拓宽视野，增强他们的学习兴趣方面是非常有益的。如我们在讲到细胞膜的物质运输功能时，联系 2003 年获得诺贝尔化学奖的水通道理论，向学生提出，水是不是直接穿过细胞膜的脂双层的问题，使学生深刻认识到通过细胞膜的物质运输方式的多样性；讲授到核糖体时，结合新近提出的核酶的概念，我们又向学生提出核糖体是不是核酶的问题，让学生课后自己查阅大量文献，找到正确答案。实践证明，学生对于在基础课教学中加入相关的最新进展知识非常感兴趣，教学效果良好。

3. 在教学中，加强学生的素质教育

作为未来医学人才的医学生不仅要具备扎实的专业知识、严谨的科学态度、独特的创新意识，还应具备充分发展的个性和完善的人格。因此在传授专业知识和医学人才的培养过程中，要同时加强素质教育。如在讲述人类基因组计划时，我们联系到我国对于基因组计划的贡献以及在基因资源的保护等方面所做的努力，适时地对学生进行爱国主义教育；在讲述 DNA 双螺旋结构的发现历史时，我们通过女科学家富兰科林由于个性的问题与诺贝尔奖失之交臂的故事，教育学生要有协作精神，力争塑造健全的人格；在介绍年轻的科学家 Watson 和 Crick 在一定的科学基础上想象出对生命科学发展起着划时代意义的 DNA 双螺旋结构时，我们重点引导学生树立创新意识。实践证明，在专业知识的讲授过程中，这些小插曲不仅能够活跃课堂气氛，提高教学质量，还能加强学生的素质教育，可谓一举两得。

4. 在教学中，采取有效的教学方法

在整个课程体系中，重点是引导学生以整体的观点将细胞精细结构、细胞功能、细胞生命活动联系起来，使学生掌握细胞各部分的结构、功能以及细胞整体行为的规律，培养学生从细胞及分子细胞生物学水平上研究问题和解决问题的能力。具体章节主要包括细胞质膜及其功能、内膜系统与蛋白质分选、细胞骨架、细胞周期、细胞分化、细胞凋亡的调控。三个难点章节是细胞信号、蛋白质分选和细胞生命活动的调控机制。课程安排将三个难点分别放在课程的上下两半部。信号转导、蛋白质分选放在前半段，细胞生命活动的调控机制放在后半段。这样既分散了难点，又有利于知识的穿插。在教学过程中灵活应用多种教学手段，如多媒体课件与flash动画、电影结合。另外，主要是进行研究性教学和研究性学习，通过专题报告活动加深对重点和难点的理解和消化。

5. 采取多种形式，提高教师的教学水平

优秀的教师队伍是教学质量的保障。经过多年努力，我们建成了一支学历、知识、学缘、年龄结构合理的教学团队。本课程的负责人和主讲教师都具有博士或硕士学历，细胞生物学课程教学经历丰富，理论课程教学质量上乘；通过培养，青年老师进步迅速，已经成长为教学骨干，实验教学质量优良。

（二）实验课教学

1. 适应学科要求，改革实验设置

学院一直注重实践性教学条件的建设，特别在2004年移交四川省后，加大投入建立了生物技术实验室。目前，仪器设备总值300余万元，其中细胞生物学实验平台完全满足实验课教学、开放性实验、创新性实验项目进行。我们在减少验证性和重复性实验的同时增加了技术含量高的综合性实验，培养学生的动手能力和创新意识。

2. 实验课教学中加强素质教育

我们的实验课是小班授课，授课教师有更多机会与学生交流，实验课中有部分内容是需要学生间协作完成的，因此在实验教学中，我们注重个体教育的个性化教学方法，培养学生的自主学习能力、创新意识、团队精神等。实践表明这种做法是切实有效的，不单使学生在本学科的学习中形成良好的习惯，还可将这种学习态度延伸到以后其他学科的学习中，形成良性循环。

3. 实践教学的基本教学思想

本课程的实践性教学的基本设计思想是坚持实验内容的先进性和综合性，并创造条件在课外开设创新性和设计性实验项目，加强学生的实验技能、创新思维和创新能力培养。①注重教学内容的先进性：在实验内容的设计上以活细胞作为主要的实验材料，并将细胞培养、细胞融合等当今细胞生物学研究领域所采用的实验手段及技术引入本科教学。②注重教学内容的综合性：在实验内容的选择上，有意识地通过一个实验内容使学生了解多种实验技术，通过一个实验现象引导学生理解多个理论课的相关内容。③注重培养学生的实验技能：进行模块化实验教学，根据各专业不同的需求组合；除了在实验设计上注重高效利用有限的授课时间外，通过调整教学计划，进行开放实验教学，保证实验开出率。④注重培养学生的创新思维和能力：坚持在课外时间吸收学生参加创新性、探索性实验项目，培养学生自己设计实验方案，自己实施实验方案，自己分析实验结果和总结的能力。

三、教学改革的思考

（一）大力建设网络教学环境

学校设有宽带局域网，图书馆、实验室、教室、学生宿舍等均可方便地上网，可充分满足运用现代化教学手段授课的需要。本课程建立了课程网站，理论课与实验课教学的内容全部制作了多媒体课件；并将多媒体课件、教学大纲、习题、试卷等上传到网站，方便学生自主学习；同时，该网站收集了各类辅助学习资料、文献，供学生学习。

（二）积极进行自编教材建设，弥补无针对性强的对应性教材的不足

生物技术专业的《细胞生物学实验技术》课程，使用适合我们实验教学情况的自编实验教材。今后，该课程将被整理出版。为了配合实验教学体系的教学改革，我们编写了实验内容与理论内容紧密结合的《医学生物实验学》。该课程讲习相结合，细胞生物学实验与遗传学实验相结合。以上实验教材满足了细胞生物学实践性教学的需要，效果较好。

（三）教学方法改革

1. 研究性教学和研究性学习

我们采取的是“研究性教学和研究性学习”的教学方法。从研究问题入手，该教学法将细胞生物学的一些重要理论构建过程展现出来，同时提出新的问题，以便让学生进行思考和研究；变单向传输式教学为双向互动式教学，变以强调理论内容为主的灌输式讲授为探究理论研究过程为主的引导式讲授。授课过程中，老师巧妙设计教学环节，包括“故事会”、“实话实说”、“有奖抢答”等，用于调动学生的学习积极性，引导学生的创新思维。

2. 大力推动学生专题讨论会

细胞生物学教学在学生中开展了独具特色的细胞生物学读书报告会活动，培养学生自主获取知识的能力。主要由 5 个环节组成：咨询与选题、查阅文选、阅读文献、研究报告写作及制订设计方案、大会报告。

3. 改革考试方法

理论考试合理应用笔试、论文或读书报告、口试、小组答辩等多种形式，使考试更能反映学生灵活应用所学知识进行综合分析以解决实际问题的能力，注重创新意识、创新思维的培养。实践教学分两部分，理论占 40%，实际操作占 30%，平时成绩占 30%。考试前制定详细的考核标准，考核中除动手能力，也注重细胞生物学的基本技能，如细胞培养的规范化、准确性，设计问题考核学生的综合分析和处理问题的能力，通过整个考核过程使学生建立一套系统、规范的细胞生物学技术和思维模式。

我院的医学细胞生物学是省级精品课程，通过 3～5 年的建设，使之成为师资力量雄厚、教学模式先进、课程教材水平高、教学内容丰富的细胞生物学精品课程，为培养基础知识和基本理论扎实、应用知识的能力和探究创新意识强的医学和生物技术专业人才作贡献。

参考文献

[1] 黄红英，邓斌，黄玉兰. 医学细胞生物学的教学改革探索[J]. 湘南学院学报：医学版，2009，1（1）：68-70

[2] 刘睿智，段晓刚. 细胞生物学"游离教材"课堂教学[J]. 中国高等医学教育，2007（11）：65-66

[3] 李芬. 问题教学法在细胞生物学实验教学改革中的尝试[J]. 教师，2012（14）：5-51

[4] 王丽娜，牟东珍，邸大琳，等. 关于本科生医学免疫学启发式教学的探讨[J]. 2007，21（3）：196-198

[5] 李春茂，巫跃凤. 中国高校双语教学的进展研究[J]. 高校教育管理，2007，1（5）：70-76

通过课堂教学培养学生自主学习能力和创新意识

王玉明①

（成都医学院生物医学系生物化学与分子生物学教研室　四川成都　610500）

【摘　要】本文总结了近几年我们在课堂教学中培养学生自主学习能力和创新意识的工作情况，包括在学习理论的指导下确定研究目标和重点，在“转变观念、因材施教、营造氛围、改革考试、改进教学”五个方面所进行的尝试。

【关键词】课堂教学；自主学习；创新意识

在知识爆炸的时代，学校教学所传授的知识极其有限。有研究认为，一个人在成长过程中，在学校学到的知识能在将来工作中直接应用的只占很小比例。事实上，学生将来在工作中真正可以应用到的是教师传授知识的思想方法和学习方法，而不是知识本身。因此，学校教学应该教会学生终身受益的学习方法，培养学生自主学习能力和创新意识。

自主性学习是指学习者对学习过程的自我控制，学生在学习过程中处于积极主动状态，包括学习的习惯、兴趣、思维、方法以及能力等诸多要素都具有自主性的特色。美国教育学家穆尔（M.G.Moore）认为自主性是一个人在成熟过程中逐渐形成的特殊能力，每个人都有自主性，但有高低之分。自主性高的学生会表现出很强的自我激励能力，他们会根据学习目标来选择正确的学习方法，并且能合理地测量自己的学习效果；而自主性低的学生则过多地依赖别人的帮助，他们自己很难明确清晰的学习目标和有效的学习方法，也不能对自己的学习进行自觉而有效地评价。虽然穆尔的理论主要是针对远程教育提出的，但对于传统的课堂教学依然具有指导意义。

关于自主性学习，国内外有不少学者在进行研究，先后提出了一系列的学习理论，如建构主义学习理论、人本主义学习理论、诱思探究教学理论等等[1]。

建构主义学习理论（Constructivism Learning Theory）为瑞士的皮亚杰（J.Piaget）于1966年最早提出，之后在科尔伯格（L.Kohlberg）、斯腾伯格（R.J.Sternberg）等人的发展下而完善。建构主义学习理论认为，学习是学生自己建构知识的过程，而不是简单被动地接受知识。这种主动地建构知识无法由其他人替代。建构主义强调学习的主动性、社会性和情境性，提出教学不能无视学生已有的知识，不能简单地向学生灌输知识，而应该把学生原有的知识作为新知识的生长点。教学不是知识的传递，而是知识的处理和转换。教师是“意义建构”的帮助者，而不是知识的灌输者。学生是学习信

① 作者简介：王玉明（1958—），男，河南新郑人，硕士，教授，教研室主任，主要研究方向：生物化学与分子生物学。

息加工的主体，是意义建构的主动者，而不是知识的被动接收者[2]。

人本主义学习理论（Learning Theories of Humanistic Psychology）是马斯洛（A.Maslow）、罗杰斯（C.R.Rogers）等首先提出，并在20世纪50年代末开始流行于美国。该理论主张以学生为中心开展教学，使学生成为学习的主体。在教学过程中，老师应该重视对学生内心世界的研究，尊重学生的独立人格，保护学生的自尊心，帮助学生发展个性，挖掘自身潜能，实现自身价值。该理论认为，教育的主要功能是创造最佳条件，提供一种良好的促进学习和成长的氛围，使每个学生达到自己的最佳状态，帮助学生发现与自己更相协调的学习目标和方法[3]。因此，教师在教学过程中要十分重视学生的情感体验，要从学生的角度去理解学习内容和学习过程，帮助学生充分理解学习的意义，建立学习内容与学生之间的密切联系，指导学生在一定范围内自己选择学习资料，激发学生产生强烈的学习愿望，培养学生形成良好的学习习惯，实现真正意义上的自主性学习。

诱思探究教学理论为国内学者提出，该理论也强调以学生为主体，认为“教”的目的就是使学生能真正自主地学，使学生在“学”中学会求知、学会发展、学会创造；从而实现“教”与“学”的和谐统一。

由此可以看出，关于自主学习的理论研究是比较深入的，但在教学实践中则很少加以应用，因为传统的教学观念依然根深蒂固，教学往往注重于知识讲解，忽略了对学生创新意识的培养，以至于学生在学习上缺乏自我探索精神，对教师依赖性强，尤其我国教育教学的现状更是如此。虽然我们在培养学生掌握知识方面优于国外学生，但在应用知识和创新知识方面却有明显差距。我们到现在也没有培养出一个诺贝尔奖的获得者，这就很能说明问题。因此，我们必须认真反思，转变观念，重新构建教育教学模式。

一、研究目标

通过搜集整理国内外相关资料，我们对如何构建“医学生自主学习模式”进行充分论证，确定了如下研究目标：以现代学习理论和教学理论为指导，运用互联网及校园网上的信息资源，建构符合医学生年龄特点、心理特点、认知特点的自主学习模式，达到提高学生自主学习能力、培养学生创新意识的目的。该模式要突出自主性、创新性、个体性和协调性等特点。

（一）突出自主性

自主性既是与生俱来的，也是可以发生改变的。儿童对外界事物充满好奇，具有强烈的探知欲望，这就是自主性的本能流露。然而随着传统教育的步步深入，这种自主性不断受到压制，被囚禁在知识的牢笼中。现在我们要打开牢笼，“放虎归山”，让自主性不再受到束缚，而且还要刻意培养这种自主性。在教学过程中，教师应该善于捕捉学生的自主性潜能，因势利导，使之激活，逐渐成熟；学生也应该发挥自己的主观能动性，不要迷信教师，不要迷信书本知识，要根据自己的特点去主动探索，形成具有个性化的自主学习模式。判断这种模式是否建立主要有三个指标：①自主性的学习目标是否确立；②自主性的学习方法是否有效；③自主性的学习评价是否合理。

（二）突出创新性

创新性包含创新性意识和创新性能力，课堂教学应着重培养创新性意识而不刻意追求创新性能力，因为后者需要在较长的实践活动中日积月累，而非一朝一夕之功。创新问题的提出，在我国教育界掀起了新一轮改革热潮。社会呼唤创新人才，市场需要创新人才，这是改革人才培养模式的动力所在。构建创新人才培养模式，全面实施素质教育，是当今中国教育面临的紧迫任务。把创新问题摆在教育改革的重要位置，是时代发展的要求，是多年来教育教学发展的必然选择。学校在培养创新人才中的作用日益受到重视。课堂教学作为学校教育教学的主要舞台，更应承担起培养创新人才的责任。教师应高度重视对学生创新意识的培养，不断转变自己的教育观念，确立以人为本的思想，探索和研究新的教学方法，将对学生创新意识的培养渗透到每一堂课的教学过程中。

（三）突出个体性

个体性即个性，这里主要指不同学生在知识和能力方面的差异。苏联教育家苏霍姆林斯基（B.A.Cyxomjnhcknn）指出："人的个性是一种由体力、智力、思想情感、意志、情绪等熔化的最复杂的合金，不了解这一切就谈不上教育。"[4]这说明个性在教育教学中是不可忽视的东西，任何忽视个性、压抑个性的做法都会导致创新思维火花的熄灭。因此，营造一个宽松的氛围，使个性得以自由发展，是开发学生创造力的必需条件。教师在教学过程中，不仅要熟悉教学内容，还要熟悉教学对象，熟悉每一个学生的个性差异。只有这样，教师才能做到有的放矢，才能有针对性地开展教学，才能引导每个学生建立起适合自身特点的自主性学习模式。

（四）突出协调性

协调性指教师与学生之间协调一致，学生的知识与能力协调发展。课堂教学不是教师单向地传输知识，而是师生间的互动交流，是知识和能力的互相促进。教师应采取多种形式营造自由民主的课堂气氛，引导学生积极参与课堂教学，畅所欲言，无所顾虑地表达自己的看法。这时，师生角色已然发生变化，教师由课堂教学的组织者和实施者，变为自主学习的引导者和促进者，由居高临下的师长，变为平起平坐的朋友。教师在传授知识的同时要注重能力培养，注重思维训练。学生在课堂上不应是被动的参与者，而应通过主动参与，相互交流，真正成为学习的主人。

二、研究进展

为了探究在课堂教学中培养学生自主学习能力和创新意识的有效途径，我们着重从以下五个方面展开工作，并取得初步成效。

（一）转变观念，树立创新思想

转变观念，就是要改变把教学仅仅当做传授书本知识的狭隘眼界，真正把教学当做学习交流和自主探索的过程。要破除唯书本、唯教师的注入式教育，破除以教师为中心的传统观念，充分发挥学生学习的主动性，把主要经历放在培养学生的主体性上。

在实际教学过程中，我们先后布置 4 个班 200 余学生参与搜集课堂教学资料，包括“诺奖史话”和“科学故事”两个专题。这些资料在整理后上传到已经建成的精品课程网站，其中不乏良好的教学案例，对于培养学生创新意识大有裨益。这种方式既调动了学生自主学习的积极性，使课余时间更加丰富，也使学生在查阅有关资料中体验创新的价值，与科学大师分享创新的快乐。

（二）因材施教，注重个性培养

因材施教，就是要让学生学会用自己的头脑分析判断事物，形成辩证思维方法。一方面要提高教学的整体质量，要向学生讲授统一要求的基础知识，保证全体学生形成最基本的学力；另一方面要注重培养有发展特长的学生，开发差异资源，做到普及与提高相结合、共性与个性相结合、规范与选择相结合。

在课堂教学中，我们特别强调发现知识的过程，强调解决问题的方法。为此，我们主持编写并出版了 2 部有助于学生自主学习的示范教材，以弥补传统教材的不足。传统教材只重视知识的传授而忽略了创新意识的培养，只重视科学发现的结果而忽略了科学发现的过程，而后者正是通过自主学习培养学生创新意识的良好材料。示范教材采取灵活的编排方式增加了过去被忽略的内容，各章均以问题讨论开始，先提出问题而不急于解决问题，将各种解决问题的思路摆出来，由学生进行讨论，以此培养学生的创新意识和科研素质，而不是被动地接受知识。

（三）营造氛围，促进师生和谐

营造氛围，就是要尊重学生的思想、情感和行为方式，放下架子，主动了解学生的心理需求，以朋友的身份与学生相处，与学生平等地研讨各种问题，进行自由地双向交流，使学生形成探索创新的心理趋向和性格特征，激发学生创新思维的火花。

在教学过程中，我们强调艺术地运用有声语言和身体语言营造民主的课堂气氛，鼓励学生提出自己的见解。灵活运用课堂点评机制，激励学生以独立的角色、建议性的态度对教师提出科学质疑、批评乃至争辩，形成相互交流、其乐融融的课堂气氛，使学生在和谐的课堂气氛中品尝到主动学习的快乐。在教学安排中，我们将讨论课列入授课计划，并占有一定比例。讨论课事先经过精心设计，包括拟定讨论题目、小组讨论、全班讲演等形式，要求每个学生都要准备书面发言提纲，并在小组讨论中积极发言。各小组还要推举代表在全班演讲，并由各小组推举的评委进行评分。我们先后在 3 门课、8 个班级、500 余学生中开展讨论课，涉及临床医学、药学、检验、护理等 10 余个专业的学生。结果表明，这种教学形式可以有效调动学生的积极性，变被动学习为自主学习，有利于培养学生的学习能力和创新意识。

（四）改革考试，创新评价机制

改革考试，就是要改变传统的成绩评定方式，变单一评价为多元评价，把知识、能力、素质作为衡量标准，构建合理的评价机制。从以考试为主的评价方式变为综合测评的评价方式，从以考试分数为唯一标准变为以教育目的和培养目标为依据的多元评价标准。评价学生不只是评价他们的做法正确与否，而是评价他们的学习态度、参与程度、交往状态，评价他们自身的发展水平以及探索创新的过程。

我们的具体做法是三个“四六开”：①平时成绩和考试成绩四六开；②自我评价和客观评价四六开；③个人成绩和小组成绩四六开。在小组成绩中包含组员的个人成绩，个人成绩中又包含小组成绩。这样的评价机制将组员和小组有机结合起来，倡导一种集体主义观念和积极的学习态度。同时，还设置了加分项目，如课堂提问抢答加分、发现教材或 PPT 中的错误加分等等。这种做法一改过去课堂教学的沉闷局面，学生也不再是消极应付，等待老师“勾重点”，而是积极主动学习，认真阅读教材，从他们手中画满各种笔记和记号的教材即可窥见一般。

（五）改进教学，培养创新品质

改进教学，就是要根据学科的发展不断调整更新教学内容，对教学内容进行有机整合，使之既有利于基础知识的学习，又有利于拓宽学生知识面，培养学习兴趣。在教学过程中，采用灵活多样的教学方法，如启发式、讨论式、研究式等方法，活跃课堂气氛，调动学习积极性，使学生在主动参与课堂教学中激发自己的创新意识。

我们在备课与讲课过程中，有意识地留下空白，为学生留下充分思考的空间。同时，开设科学性、趣味性相结合的综合设计性实验，扩大自主学习的空间，调动学生的主动性和积极性，激发学生独立思考的兴趣，培养学生综合运用已学知识独立从事科学实验的能力，为学有余力、对研究感兴趣的学生提供创新探索的条件。我们课题组的老师先后申报学校的创新性实验项目 10 余项，通过吸收学生参加实验项目，营造出浓郁的自主学习氛围，既培养了一批学生骨干，又起到很好的辐射作用，调动了学生自主学习的积极性。同时，通过开展项目研究，使青年教师得到了锻炼。

总之，我们所要构建的“自主学习模式”是以激发学生学习内驱力，调动学习主动性为前提的；以激活学生思维，发展认知能力为重点；以培养学生爱学、乐学、会学、善学，发挥学生主体潜能为目标的课堂教学模式。教学的最终目的是让学生学会求知、学会学习。教师引导学生自主学习，学生精于自主学习这是教学的精髓。在自主学习过程中，学生才是主角，教师只是导演。

参考文献

[1] 李朝辉. 教学论[M]. 北京：清华大学出版社，2010：40-65

[2] 杨继东，贾楠. 建构主义学习理论述评[J]. 理论导刊，2011，5：77-80

[3] 刘宣文. 人本主义学习理论述评[J]. 浙江师范大学学报（社科版），2002，1：90-93

[4] 窦桂梅. 苏霍姆林斯基的精神家园[J]. 今日教育，2011，10：38

一种以人为本、循序渐进的学生分级培训模式构建与实践

王　丹[①]　宋海星　张　涛　何　浪*
（成都医学院医学生物学系　四川成都　610500）

【摘　要】以教学改革为契机，以生物技术实验室为平台，构建一种以人为本、循序渐进的学生分级培训模式。本文总结此次教学改革的经验和体会，为此培训模式在我校其他实验室的推广及应用提供理论依据。

【关键词】生物技术实验室；以人为本；循序渐进；分级培训

近几年，越来越多的本科生走进专业实验室，希望通过参与开放性、创新性、综合性实验等项目，提高自己的科研及创新能力。在这种情况下，如何让走进专业实验室的本科学生尽快熟悉实验室环境，端正其学习态度，实现提高其科研、创新能力的目的。这是实验室教师必须深入探讨、急待解决的重要课题。本研究以生物技术实验室为平台，构建一种以人为本、循序渐进的学生分级培训模式。实践证明，应用此模式培训学生，更系统、更全面地促进了大学生科研创新等综合素质的培养。

一、本科生进入专业实验室的必要性

当代本科教育的目标是将学生培养成高素质、综合性的人才。实验教学作为本科教育的重要环节，在提高学生实践能力、创新能力和科学素养等方面具有理论教学不可替代的作用。但是，目前各个高校的实验课内容仍是以基础性、验证性的实验为主，大多脱离生产及科研的需要。另外，受到实验学时、场地及经费的限制，很多情况下一个实验通常由4～6个学生为一组完成。这样不仅无法保证每个学生锻炼其动手、动脑能力，而且更无法实现培养学生课题设计、文献检索等多方面综合能力的目标。可见，就目前实验教学具体情况而言，学生的创新能力在课时上是得不到有效保证的。

随着各大高校实验教学改革的力度不断加大，实验室建设的不断加强，实验室作为培养学生科研能力及创新能力的有利平台，取得了令人满意的成绩。例如，本科学生以第一作者的身份在核心及统计源期刊上发表科研论文，拥有多项发明专利等；有的还在影响因子较高的SCI杂志上发表科研论文。

---

① 作者简介：王丹（1977—），女，辽宁省辽阳市人，讲师，硕士，主要研究方向：分子生物学与微生物学。

走进实验室，对于培养学生的科研及创新能力无疑是一条有效途径，但是如果实施得不好的话，就会出现很严重的问题。

二、我校本科生进入专业实验室后的问题与分析

为了适应新世纪高等教育对人才培养的要求，生物技术实验室在2007年开始接受少量本科生提前进入实验室，参加教师课题的研究，少数学生还以第一作者的身份公开论文。经过一段时间的发展，2009年我们生物技术实验室的本科学生已达到40多人，加上每年参与各个开放性、创新性及综合性实验项目的学生，总人数已达到100多人。

随着越来越多的学生进入实验室，我们也发现了很多问题：

（1）很多学生半途而废。一些本科学生刚开始时对科研实验有着非常强烈的好奇心，想急于参与其中。但是真正做起实验来，他们的热情就消失了，真正坚持下来的只是其中的少数。这说明一些学生的学习态度不够端正，缺乏坚定的信念和吃苦耐劳的精神或者对自己了解得不够充分。因为科研实验都是利用学生的业余时间进行的，更适合那些学有余力的学生。

（2）学生对实验室环境不够熟悉，很多低年级的学生不会使用一些基础实验设施，造成很难进入状态的局面。这也说明一些指导教师的工作没有做到位。低年级学生招进来后，不知从何下手，又没有高年级的学生带，这样会严重打击学生的学习积极性。

（3）学生的组织纪律性不够，不遵守实验室的规章制度，主人翁责任感不强，有时会影响正常实验教学和其他人的科研实验。因此，有必要加强学生对实验室规章制度的学习，使他们在思想上重视，行动上遵守，增强其集体观念和主人翁责任感。

（4）学生对基础的东西掌握不牢，深的科研又无法上手，知识结构方面的缺失和后续学习能力的缺乏，都将在根本上影响他们的发展。

三、以人为本、循序渐进的学生分级培训模式的构建与实践

以上这些问题严重影响了实验室对本科学生科研及创新能力的培养。目前，高校专业实验室的培训都是针对研究生设定的，对于本科学生还是一片空白。因此，为了帮助实验室里的本科学生尽快熟悉实验室环境、融入科研工作，根据我校本科学生的知识背景及研究经历，我们构建一种以人为本、循序渐进的学生分级培训模式，以期培养学生的科研、创新等综合素质。

（一）分级培训的具体内容

一级培训：培训对象是拟批准进入实验的本科学生。培训内容是实验室的规章制度及实验室生物安全等内容。二级培训：培训对象是通过一级培训考核的本科学生。培训内容是生物技术实验室内所有仪器的工作原理、使用、维护与保养。考核方式是理论及实际操作相结合的方式。三级培训：培训对象是通过二级培训考核的已进入实验室的本科学生。培训内容是学习科研方法、文献检索及科研论文写作等知识。考核方式是要求学生通过自己查阅文献，递交一篇与实验内容相关的综述文章。四级培训：培训对象是

实验室中高年级的本科学生。要求高年级的学生在实验室内部定期做读书报告(Seminar)，低年级学生旁听。另外，实验室将定期举行教师专题讲座，介绍最新进展并列举应用实例，并将所有培训内容公布在网上，便于学生随时学习。

（二）分级培训的具体实践

实验室在每学期开学之初，根据各项目负责人所报的进入实验室本科学生的名单，统计学生的行课时间。并利用教师的业余时间组织学生进行一级培训。一级培训的考核方式是闭卷、笔试。目的是让学生了解并遵守实验室的规章制度，养成良好的实验习惯。并且，在实验过程中能够更好地保护自我，保证实验室各项工作的正常运行。只有一级培训通过的学生才能进行二级培训。

二级培训采用课堂讲解与现场演示讲解相结合的方式进行。即老师在课堂上结合PPT 等多媒体讲解各种实验仪器的工作原理，并现场亲自示范，讲解各种实验仪器的使用方法及维护。目的是让学生尽快掌握实验仪器的使用方法，学会各仪器设备的日常维护，不但确保自己科研实验的顺利进行，而且自觉维护实验室的各项设施，加强学生主人翁责任感的教育。考核内容也是两部分：理论考试是闭卷、笔试，主要考查学生对各仪器设备的工作原理的掌握情况。现场操作考察学生的实际操作水平及各种实验仪器设备日常维护能力。这两部都必须考核通过才能进入实验室进行科研实验。

三级培训的对象是通过二级培训考核的、已进入实验室的本科学生。培训内容以课堂讲解与自学相结合。目的是让学生掌握科学的实验方法及操作技能。并鼓励学生自己动手撰写科研论文，锻炼学生的总结归纳、文字处理等多方面的能力。

四级培训是双周举行 Seminar 报告。要求进入生物技术实验室的所有学生必须参加。其中，主讲学生为实验室内的高年级学生。学生可以自选发言内容（可以是自己目前科研的进展情况，也可以讲解与课题相关的文献内容），结合 PPT 进行讲解，每次每位学生的讲解时间是 20 分钟，讨论时间为 10 分钟。目的是锻炼主讲学生的总结归纳、语言表达及分析问题与解决问题等多方面的能力，同时，低年级学生也要参与讨论，开阔视野、拓展兴趣。通过师生共同讨论，活跃思想、开发学生科研创新潜能，促进实验室的学术交流，使师生在自由、热烈的气氛中相互学习，共同进步。

四、培训成果及分析

分级培训模式是以学生为中心，以服务学生、培养学生为目的，因此，在培训内容上以人为本，针对性强，由浅入深、循序渐进。分级式培训要求实验室的每个本科学生必须通过一级培训，并在考核后才能进入二级培训，直到通过二级培训内容考核，学生才能进入实验室。这种层层深入的培训模式，注重的是培训的效果而不是形式。实施分级培训制度以来，进入实验室的本科学生的学习目的更加明确，学习态度更加端正，半途而废的现象明显减少。

学生通过一级、二级培训，不仅让学生在思想上重视实验室管理条例，而且有利于学生养成良好的实验素养，掌握实验室仪器的使用方法及日常维护，以保证实验工作的顺利进行。另外，通过培训的集中学习，可让来自不同专业、不同年级的学生尽快熟悉，相互交流与学习，有助于他们快速熟悉实验室环境，融入实验室大家庭。

三级、四级培训使学生掌握了文献检索、实验设计、科研论文写作等相关知识及技能，提高他们的动手动脑能力，分析问题及解决问题的能力。目前，生物技术实验室内的本科学生公开发表科技论文的有十余人，论文近10篇，学生拥有科技专利 1项。定期举行的Seminar及学术讲座，促进了实验室的学术交流；同时，也锻炼了学生的总结归纳、语言表达、逻辑分析等多方面的能力。

另外，实验室学生培训网页的建设，不仅利于学生平时的自学，而且实验室学生可以通过网络与同学或教师进行交流，讨论实验方案、介绍学科前沿知识等。实验室学生也可以向网络、教师反馈学习体会及提出建议等，使之真正成为师生交流的平台。

五、小结与展望

分级培训模式在提高本科学生科研创新能力方面已初见成效。但是，培训必须得到各位指导教师的理解和支持。因为，目前实验室的学生都是在各项目负责教师的指导下进行科研实验。同时，分级培训对于培训的老师提出了更高的要求，要求老师热爱教育事业，具备崇高的奉献精神。

实践证明，以人为本、循序渐进的分级培训内容系统、完整。通过培训，学生们学习态度端正、养成了良好的实验习惯；通过培训，学生们对知识的掌握更加牢固，眼见更加开阔，思路更加灵活；通过培训，让学生充分地展现自我，增强了学生的自信心，为学生今后的工作或研究生阶段的学习打下坚实基础。因此，下一步，我们要将这种以人为本、循序渐进的学生分级培训模式在全校各个实验室进行推广，让更多的学生受益。

参考文献

[1] 赵艳景. 生物技术专业本科生提前进入实验室参加课题研究的思考与实践[J]. 科技文汇，2008，10（2）：194-195

[2] 王益玲. 改革实验室管理体制　培养学生创新能力[J]. 辽宁教育研究，2003，7：61-62

[3] 周鲜娇. 加强实验室管理与建设培养高校学生的实验素养[J]. 高教论坛，2008，4（2）：147-148

[4] 王丹，宋海星，何浪. 分子生物学开放性实验的探索[J]. 实验室研究与探索，2009，28(6)：119-121

[5] 马启民. “seminar”教学范式的结构、功能、特征及其对中国大学文科教学的启示[J]. 比较教育研究，2003，24（2）：20-23

[6] 李蓓. 本科Seminar课程教学的综合分析[J]. 教育与现代化，2003，4（69）：35-39

关于进一步推进医学生人文素质教育的思考

孟 玲[①]
（成都医学院公共卫生系 四川成都 610083）

【摘 要】人文素质教育是高等医学教育的有机组成部分。培养一名优秀的医学生，除了传授医学理论知识、培养实践操作能力外，还应加强对其进行人文素质教育培养。医学院校应克服现有人文素质教育的不足，进一步更新观念，丰富内容和形式，系统地培养既具有专业水平又具有人文精神的高素质的医学人才。

【关键词】医学生；人文素质教育；思考

努力把医学生培养成为社会主义建设者和接班人、人民群众的健康守护者、卫生事业的推进者，是高等医学教育的根本任务。对医学生进行人文素质教育，旨在促使医学生掌握专业知识技能的同时，树立起正确的医学价值观，增强对医学社会价值、道德价值的判断能力，以及对医学行为的抉择能力，确保医学科学技术更好地造福于人类。目前，高校医学生的人文素质教育仍然落后于医学专业知识技能教育，理念上重视不够，依然把人文素质教育放在从属位置，实践上也落实不到位，在课程设置、教师配备、教学方式和评价途径等方面达不到要求。因此，有必要对医学生人文素质教育进行更为深入地探索。

一、对医学生进行人文素质教育的必要性

（一）人文素质教育是高等教育的有机组成部分

现代大学诞生于西方中世纪，初始以教学为中心，课程以“七艺”为主体，注重绅士教育，强调人文素质培养。19 世纪初，随着科学技术知识进入高校课程，柏林大学、剑桥大学、哈佛大学等在对学生进行科学训练的同时，尤其重视人文素质的教育，期望学生能够理性驾驭科学技术，造福于人类。20 世纪以来，针对人才日益“技术化”、“工具化”的倾向，美国的大学更是开展了轰轰烈烈的大学“通识教育”，如哈佛大学的“核心课程”，芝加哥大学的“名著阅读运动”等，进一步加强了对大学生的人文素质教育。我国现代高等教育是“舶来品”，初始也十分强调学生人文素质的培养，在 20 世纪 50 年代院校调整后，随着过细的专业教育发展，人文教育便逐渐弱化，在一段时期，甚至被

基金项目：四川省教育厅面上项目（11SB151），成都医学院校基金项目（CYS11-011）。

① 作者简介：孟玲（1977—），女，四川内江人，学士，讲师，主要研究方向：高等教育研究。

思想政治理论课程教育代替。20 世纪 90 年代第二次院校调整后，人文素质教育又逐渐进入了大学教育视野。可以说，一部现代高等教育发展的历史，就是一部人文素质教育的历史。

（二）医学教育的特殊性，要求加强医学生的人文素质教育

医学的发展建立在自然、社会、人文学科发展的基础之上，是众多学科交叉发展的结果。医学研究对象和直接服务的对象是人。医学是人学，更是“仁学”，无论是从健康、疾病的概念，临床决策的过程，还是从对患者的关怀角度，都蕴涵着对人类价值的关怀。因此，健康所系、性命相托的医学职业，要求高校在对学生进行医学专业知识技能培养的同时，还必须加强人文素质教育。就医学教育而言，人文素质教育不仅是高等医学教育的有机组成部分，而且与专业知识技能培养有着同等重要的地位。西方很多医学院，在课程体系建构上，都包含了自然科学、社会人文学、医学三大部分，把社会学理论、医学法律学、心理学、社会医学、行为医学、伦理学等列为必修课。有的高校还建立了医学人文社会科学教育研究机构。本世纪，随着医学模式由传统的生物学模式转为生物一心理一社会医学模式，人文素质教育与医学专业知识技能教育并重已经成为教育界的共识，并愈来愈受到各国政府的高度重视。2011 年末，中国教育部、卫生部联合召开了高等医学教育工作会议，2012 年上半年，又联合发文，部署医学教育改革工作，提出要采取措施，进一步提高医学生的包括人文素质在内的综合素质。

（三）当前医学实践中不断出现的医疗事故，客观上要求对医学生加强人文素质教育

天价医药费现象，无病诊有病、小病大看现象，患者腹腔内遗留手术器械现象，孕妇李丽云死亡事件，强制孕妇引产事件……诸如此类的医疗事故，出现的原因主要不是医学技术水平不高，更多的是医生的医学价值观不正确，对病人缺乏关爱，没有坚守住医学职业道德的底线。这些方面，都属于医学人文素质的范畴。这从另外一面表明了医学高等教育对加强医学生人文素质教育的重要性。

二、当前医学生的人文素质教育存在问题

医学生的人文素质教育存在的问题比较多，以下三个方面的表现比较突出：

（一）观念上不重视，人文素质教育让位于专业知识教育

新的医学模式，要求高等医学院不仅要教会学生诊断和治疗，而且要对学生进行社会医学、行为医学、环境医学和医学心理学等人文学科的教育。但受生物医学模式的影响，我国现行的医学教育仍然强调注重人的生物特性，忽视人的社会属性；强调学生的智力训练，忽视德育培养；重专业教育而轻人格修养；重知识传承而轻创新能力的培养，并没有将医学与人文统一对待。另外，由于人文素质类课程的效果难以像临床课程那样在人才培养上即可体现出来，也使得人文素质教育成了“软指标”。总体上看，医学人文素质教育仍然处在医学知识技能教育的从属地位。

（二）课程体系设置缺乏系统性，不利于人文素质教育开展

一是人文素质类课程所占的比例小。以人民卫生出版社第六版教材为例，只有《医学伦理学》、《卫生法》较多地体现了人文素质教育的某些要求。绝大多数是课程体系建构方面，而人文素质教育课程大多起“陪衬”、“应景”的作用，大都是以选修课的身份存在。有的高校，以思想政治类课程代替人文素质类课程，把二者混为一谈。二是医学专业知识课程没有充分发挥人文素质教育的功能。美国著名教育家布鲁贝克说：“当真正反映事物本质的知识按人类的需要组合起来并满足人们的希望时，智慧就会从知识的背后呈现出来。当这一过程完成时，科学家的发现就转化成为人文科学。”也就是说，医学专业知识课程，比如《系统解剖学》、《生理学》等，也在一定程度上蕴涵了人文素质教育的内容，但学校在课程教学要求中，却忽略了这一点，只是对任课老师在单纯的知识和技能传授方面提出了要求，使得医学人文教育失去了很宝贵的一类载体。

（三）教师能力水平和教育教学方式难以胜任医学人文素质课程教学要求

医学专业教师往往只注重专业知识的传授，教师知识面狭窄，知识结构单一，难以把课程讲授提高到人文素质教育的高度。比如解剖学老师，只是单纯讲授人体解剖学知识，对本学科的发展进程很少涉及，对学科中伟大而又鲜活的事例不涉及，不能把知识上升到智慧层面。更多的任课老师来自于思想政治类课程的老师。这些老师，更多的是以思想政治理论课的方式讲授人文素质类课程，致使效果大打折扣。且人文素质类课程也主要是要求理论讲授，缺乏实践的锻炼和升华。因此，从总体上看，作为综合性很强的人文素质类课程，最后的教育效果要么缺乏理论的系统性，要么缺乏实践的生动性，内化成为学生素养的效果不显著。

三、改进和加强医学人文素质教育的途径

（一）树立适应新医学模式要求的教育观念

人文精神的培养取决于教育思想观念的转变，这是加强人文素质教育的先导。确切来说，努力把人文与科学结合起来，摈弃传统医学模式，将医学仅仅视为生物医学、自然科学的观念，更好地理解全面发展的教育方针，逐步建立融传授知识、培养能力、提高素质为一体的教育理念，用系统观念指导确立人文素质教育目标，领导、行政管理人员、教师统一思想认识，齐抓共管，在医学知识传授和技能培养的同时，传授人文医学知识、培养医学生的人文精神，把提高医学生的全面素质作为教育工作的核心内容。

（二）构建新的科学的人文课程体系

课程是学校教育的核心。医学院校应根据社会与医学发展的要求，遵循教育的内在规律，优化和重组医学课程结构，建立一套合理的人文课程体系，既要有必修课，又要有选修课。不仅要开设医学史、医学文化学、医学伦理学、医学心理学、医学社会学等传统的医学人文课程，而且要开设美学、文学、艺术、礼仪等课程。同时，要开发解剖学、生理学、外科学等医学专业课程中的人文知识内涵，把专业知识技能培养与人文素

质教育紧密融汇、相互渗透。大一、大二阶段，以学习人文素质类课程的理论知识为重点，大三至毕业阶段，以实践类课程为主。

（三）建设一支专兼结合的师资队伍

人文素质教育的直接实施者是教师。高素质的教师才能培养出高素质的人才。教师是实施人文素质教育的关键。高等医学院校应将人文素质教育师资队伍建设纳入学校师资队伍建设的总规划，定期组织培训，开发多重渠道，提高教师人文修养水平，培养出一支专兼职结合，专业、年龄、学历和职称结构合理的人文素质教育师资队伍。一方面，引进专门的人文素质课程教师；另一方面，对担任医学专业知识课程、思想政治理论课的老师，加强医学人文素质教育能力的培训。同时，建立比较科学的考评机制，对老师实施医学人文素质教育的情况进行考核评价，以增强教师的工作责任感。

（四）构建有效的人文教育方法

作为一种体验性和反思性知识，人文知识是内心情感的流露，展现出的是一种主观感受和智慧。单纯讲授式的人文素质教育虽不能完全排斥，但这种方式往往让受教育者生厌。可采用对话、讨论等方式，借鉴各种传媒技术，使我们的教学活动生动活泼，这比单纯的知识传授，更接近学生的生活实际，也更有利于人文知识的内化。要真正做到以学生为主体，促进医学生人文素质的发展，必须改变单纯以教师课堂讲授为主的方式，协同校园环境和社会环境的隐性教育作用，多渠道、多层面地让学生在实践中获取和体验人文精神的价值，发现和反思内心的矛盾与冲突，最终让医学生形成丰富的精神世界。

（五）加大社会实践教育的力度

建立“学校—社会—家庭”三位一体的人文素质教育模式，多领域、形成合力开展医学生的人文素质教育。充分发挥团委、学生会、学生社团的作用，以丰富多彩的文体活动、社会主题实践活动等，促进医学生尊重他人、团结互助、平等友爱等人文素质的养成。要有计划地举办专题学术活动，如各种人文专题报告、辩论会和人文艺术节等，营造良好的教育氛围。另外，充分利用学生到医院进行临床见习教育、实习教育的机会，促使学生与患者面对面的交流，亲身体会“健康所系、性命相托”的医学生誓言，体会医学职业的庄严和神圣，从而增强献身医学事业、呵护人类健康的信念。

四、小结

目前，我国高等医学院校的医学生人文素质教育还处于比较低的层次，高等医学院校需准确把握时代对医学赋予的新要求和内涵，整体设计，合理安排，使有限的教育资源在医学生人文素质的培养中发挥出最大的效率，努力培养高素质的、优秀的医疗卫生人才。

参考文献

[1] 徐辉. 高等学校“文化素质教育”革新之研究[J]. 上海高等教育，1997（2）：38-41

[2] 刘献君. 知识经济呼唤人文素质与科学教育的融合[J]. 高等教育研究，1999（2）：12-16

[3] 张锡昌. 当代大学生素质教育探析[J]. 学海，1997（6）：18-21

[4] 杨叔子. 人文文化与科学文化的交融是时代发展的必然趋势. 华中科技大学，2005，2

[5] 孙英梅. 医学生人文素质教育的路径选择[J]. 杭州师范学院学报（医学版）2008（2）：119-121

[6] 黄晓梅. 建立创新导向的校园文化强化医学生的创业观念[J]. 中国医学伦理学，2008（3）：62-63

3R原则与虚拟实验室在预防医学实验教学中的应用

韩　琴[①]　冷言冰　贾　皓　刘　新*

（成都医学院公共卫生系　四川成都　610083）

【摘　要】预防医学实验是预防医学各学科基本技能和方法的综合。为了提高预防医学实验教学效果，构建新的实验教学模式，我们将3R原则和虚拟实验室引入预防医学实验课程体系中，进行从思维到技术的改革，开辟新的教学途径。这些措施更有利于培养学生的创新思维和综合能力。

【关键词】3R原则；虚拟实验室；预防医学实验；课程体系

随着医学教育的不断发展和科技水平的不断提高，现代预防医学实验技术的发展也日新月异，很多新兴概念也逐渐应用于专业教学实践中，如3R原则（Reduction、Replacement、Refinement）和虚拟实验室（Virtual Laboratory）。预防医学作为一级学科，在实验教学过程中所涉及的学科门类多、动物数量多、仪器种类多，而这些问题往往是局限实验教学质量与效果的重要因素。预防医学实验课程又是各学科基本技能与方法的综合，是实验教学体系的重要组成部分，是增强学生实践技能的重要途径。如何在有限的实验室资源条件下提高教学质量一直是诸多专业人士关注的重点。预防医学实验内容主要包括流行病学现场调查、实验室检测和数据整理与分析等，其中以实验室检测为主体，这其中又可分为理化分析、微生物检验、消杀灭技术等。鉴于预防医学实验中的多样性和复杂性，很多实验项目虽然具有较好的理论意义，但因条件所限不能开设实施。这非常不利于培养学生的专业技能知识和创新思维能力。为此，我们在本专业学生的实践教学过程中尝试对实验课程体系进行改革，对实验教学思维和实验方法的不断创新和尝试，将3R原则这一传统实验理念和现代成熟的虚拟实验室这一技术手段引入预防医学实验教学中来，以提高实验教学质量。本文就3R原则和虚拟实验室在预防医学实验教学中的应用进行探讨。

基金项目：成都医学院教改基金（JG201219）。

① 作者简介：韩琴（1982—），女，四川安县人，医学硕士，实验师，主要研究方向：预防医学实验教学与实验管理。

一、预防医学实验教学现状分析

现代预防医学实验教学的目的在于培养学生实践操作技能和创新思维能力，是学生从课堂理论转换为工作能力的有效途径，是理论联系实际的重要手段[1]。而预防医学实验教学方式基本上还是以传统实验教学方式进行的。传统的实验教学模式多采用老师理论讲授、学生操作验证的形式，这样的方式必须靠学生课前预习和课后总结分析才能取得较好的效果，特别是课前预习，而如今很多学生没有真正做到这一点，这就很难保证实验效果。还有，预防医学实验教学中的现场调查部分也常常因为不能深入现场而受限，数据处理及统计部分也需要专业软件和技术来分析，这使学生在知识面的拓展和加深方面不能受益，可见传统的实验教学模式方法已不能适应当前医学发展和社会对应用型预防医学人才的要求，需要教育工作者不断寻求更有效的方法手段来改善实验教学方法。本着对实验资源的“减少　替代　优化”（3R 原则）这样的思想，我们同时引入了虚拟实验室这一技术手段来构建新的预防医学实验教学课程体系。

二、3R 原则和虚拟实验室在预防医学实验中的分析及应用

（一）3R 原则内容

1959 年，Russell 和 Burch 在人道主义实验动物原理中第一次提出了 3R 原则[2]。经过近 50 年的发展，3R 原则已逐渐被接受并运用于生命科学特别是医学研究中，并在实践中进一步发展。所谓 3R 即减少（Reduction）、替代（Replacement）和优化（Refinement）的原则。具体来讲，“减少”指在实验中使用少量的实验材料如动物和实验药品试剂，获得同样多的实验数据或一定量的动物获得更多的实验数据的方法；“替代”就是不再利用活体动物进行实验，而是以组织细胞培养等各种体外实验或计算机模型以及统计分析等方法来加以替代，或者用无知觉的实验材料代替神志清醒的脊椎动物；“优化”指通过改进和完善实验程序，减轻动物的痛苦和不安，以及减少实验材料的使用量，提高动物福利的方法[2，3]。

（二）3R 原则在预防医学实验中的应用

预防医学实验具有种类多、范围广的特点，包括卫生毒理学、环境卫生与劳动卫生学、营养与食品卫生学等等。按照传统的实验教学模式与理念，能够开设的实验课程数量相当有限且有重复。这些经典的实验项目有的依旧具有很高的教学价值，然而从整体上看已不能适应现代预防医学专业的实践需求。为保证学生的实验能力的锻炼和培养，预防医学实验课程改革正需要 3R 这一理论性思想作为指导。减少，可以将开设的实验项目数量控制在一定范围内，并尽量减少使用高值易耗试剂和其他实验材料。例如，在卫生毒理学实验中常用动物作实验，同时也使用各类有毒化合物。我们在进行毒物半数致死剂量测定时可以用基于生物统计学的急性毒性分级法或 USEPA（US Environmental Protection Agency 美国环境保护局）验证的固定剂量法代替传统的 LD50 实验。在环境监测类的实验教学中，一种化合物的检测方法可以用成本低或方法简单的技术来替代，如

空气中甲醛的测定。如果现有的实验教学仪器不能满足实验教学质量，可以用酚试剂比色法代替甲醛的仪器分析法。预防医学实验中所涉及的实验项目从国家卫生标准角度考虑，也有一种化合物通过几种方法进行测定的情况，可供选择的方法较多，可改善实验程序和实验方法，也可选择易操作、效果好的实验方法。根据3R原则的思想，将预防医学实验课程体系进行"减少，替代，优化"，我们发现网络虚拟实验室的应用能够起到很好的"3R"作用。

（三）虚拟实验室的特点和意义

虚拟（网络）实验室是现有各种教学实验室的数字化和虚拟化，是指由网络技术、计算机技术、虚拟现实技术等生成的一类适于进行虚拟实验的软件，包括实验环境、仪器设备、实验对象以及实验资源等内容。基于校园网来构建虚拟实验系统，营造出模拟的仪器性能、实验条件和环境[4]。虚拟实验室由虚拟实验台、虚拟器材库和开放式实验室管理系统组成。虚拟实验室为开设各种虚拟实验课程提供了全新的教学环境。虚拟实验台与真实实验台类似，可供学生自己动手配置、连接、调节和使用。教师利用虚拟器材库中的器材自由搭建任意合理的典型实验，或实验案例。这一点是虚拟实验室有别于一般实验教学课件的重要特征。

与传统实验室相比较，虚拟实验室具有自由度大、安全性高、灵活性强和节省资源等特点[5]。在虚拟实验室中，学生不受试验场地和试验时间的限制，既可以在虚拟实验台上动手操作，又可以在宿舍或家里根据自己的时间自主设计实验，进行实验操作，并且不会有仪器损坏和药物安全等问题的发生。针对虚拟实验开设的必要性，我们在我校预防医学本科专业的学生进行传统实验和虚拟实验优势比较的问卷调查（如表1所示），并将我系自行设计的虚拟实验项目应用于实验教学中。本次调查包括3个年级的学生，共计182人，收回问卷率百分之百。从调查结果分析，虚拟实验比传统实验更有利于培养操作能力、设计能力和创新意识，学生更易获得相关的知识、科学的指导和敏捷的反馈。虚拟实验室是未来实验室建设的发展方向。

表1　虚拟实验与传统实验优势比较问卷调查统计表（%）

调查题目	虚拟实验	传统实验
对实验的兴趣	49%	51%
实验课前预习	88%	12%
实验课后复习	82%	18%
对精密仪器的使用机会	65%	35%
实验数据处理分析	95%	5%
实验报告书写	91%	9%
对实验理论掌握程度	74%	26%
培养实验创新思维和设计能力	71%	29%

（四）虚拟实验室在预防医学实验中的应用

目前，虚拟实验室在预防医学实验中应用得较少。随着现代科学技术的发展，将虚拟实验室应用到预防医学实验中，有很大的意义，具体表现在：首先，能促进预防医学实验多元化开展。传统实验数量不能满足日新月异的科技更新的需要，在预防医学实验中使用的高端仪器越来越多，如：原子吸收仪、液相色谱、气相色谱等。这些仪器昂贵，对于学生教学实验，成本太高，而应用虚拟实验室可以解决这样的问题。第二，虚拟实验室可以强化学生预习实验和对实验结果的分析力度。预防医学实验方法多，有的化合物在国家卫生标准与卫生规范中会提到多种测定方法，需要课前充分预习甚至预先实验才能达到较好的实验效果。如测定食品中的某种营养元素，可以通过色谱的方法，也可以通过分光光度法来检测。采用虚拟实验就可以方便学生分别用不同的方法来完成实验预习和模拟训练，便于区分、比较方法之间的优缺点，并对实验结果进行比对和分析，不会造成任何实验的资源浪费，甚至安全隐患。第三，虚拟实验项目的开设，可以减轻实验带教老师的工作力度，并节省人力资源。学生经过网络虚拟实验室的培训并过关后，已对需实际操作的实验项目有了理论基础和感性认识。老师有更多的时间和精力帮助学生解决更深层次的实践问题，避免了传统实验操作中，由仪器使用及试剂制备等现场带来的低级错误和紧急问题。第四，虚拟实验室可以提高学生的实验创新技能和实验设计能力。虚拟实验打破了传统实验的束缚。学生可以自主设计实验程序和实验步骤，对实验进行优化，并提高学生对计算机和虚拟软件的使用，为远程课程提供新的教学方法，充分培养学生的综合能力。

三、3R 原则与虚拟实验室的关系

虚拟实验室是近年来较受关注的新兴概念。将3R原则应用于预防医学实验教学，其目标与虚拟实验室有相通之处，也存在着差异。其共同之处在于，二者都是本着提高实验效率、强化学生综合能力并节约实验资源和减少实验成本为目的的。3R原则中的“优化”在于通过对实验程序的改进以提高实验结果，并能够避免实验资源的浪费。虚拟实验室也是利用计算机和网络技术完成实验操作，并更好的做实验分析和报告，这样也很好地节约了实验资源。两者的差异之处在于二者的性质不同。3R原则的“减少、替代、优化”是理论上的思维性概念，是理论上的分析总结。而虚拟实验室是一种实验技术手段和方法的改革创新，是技术的改变。在预防医学实验改革中，虚拟实验室可以说是以3R原则为指导思想的，是实验技术改革的一种形式，是3R原则与现代科学技术相结合的具体展现，是3R原则在预防医学实验教学工作中的完美体现，两者相互依托、相辅相成。在预防医学实验中充分应用3R原则和虚拟实验室，更能体现实验教学的宗旨，提高教学质量，达到培养学生的实验思维和动手操作能力。

四、小结

基于3R原则中“优化、替代、减少”这样的基本思想，建设预防医学专业化虚拟实验室，将预防医学实验教学中某些因实验难度大或成本高且浪费大的实验项目替代并优化成虚拟实验项目，为构建新的预防医学实验课程体系体开辟了新的途径，并为培养学生的计算机应用和实验设计创新思维提供了有效的锻炼空间，也响应了现代社会“低耗能、高产出”的号召，为现代社会培养新的医疗卫生一专多能人才奠定了基础。

参考文献

[1] 张文昌. 预防医学基本技能训练实验教程[M]. 北京：人民卫生出版社，2007，6

[2] Russell WMS，Burch RL. The Principles of Humane Experimental Technique [M] London：Methuen，1959

[3] 韩琴，刘新，冷言冰. 3R原则在大学生开放性实验项目中的应用分析[J]. 中国医学伦理学，2012，25（3）：182-184

[4] 谢炜，居颂光，葛彦，潘建忠. 虚拟实验室在免疫学实验教学中的应用[J]. 实验教学，2011（36）：113-115

[5] 刘泽良. 发挥虚拟实验室建设对实验教学的促进作用[J]. 实验技术与管理，2011，28（7）：193-194

（原载《实验技术与管理》2013 年 8 月第 4 期）

大学生学习态度和考试作弊的现状调查

陈 孜[1①] 卢 溪[2] 石 健[3*]
（1. 成都医学院心理学系临床心理学教研室 四川成都 610500）
（2. 日本国立熊本大学医学部 日本熊本 861-1103）
（3. 西南石油大学机电学院 四川成都 610500）

【摘 要】端正学生的学习态度和杜绝考试作弊是各大高校普遍面临的问题。本研究以四川省内的一所医学院校和工科院校的学生为对象，调查了在校大学生的学习态度和考试作弊的实际情况，并针对反映出的问题进行原因分析与对策探索。

【关键词】大学生；学习态度；考试作弊

随着我国高等教育体制改革的逐步推进，高校招生人数逐年增加，端正学生的学习态度和杜绝考试作弊成了各大高校普遍面临的问题。学习态度是指学习者对学习的基本看法以及在学习活动中的言行表现。学习态度会影响学习效果和成绩，同时也与考试作弊行为也有一定的关联[1,2]。考试作弊是中外大学中比较普遍的一种现象。在各国，考试作弊都是所占比例最大的学生违纪行为[3]。考试作弊严重扰乱了考场秩序、妨碍了学校教学质量的正常监控，同时也影响了学生自身道德品质和科学文化素质的培养。本研究以四川省内的医学院校和工科院校的学生为对象，调查了在校大学生的学习态度和考试作弊的情况。

一、研究对象和方法

本调查于 2010 年 1 月在四川省内的一所医学院校和一所工科院校同时进行。选择这一时期的原因是考虑到一月份为各大高校的期末考试阶段，在此期间学生对平时的学习态度以及考试作弊行为可能会有较深刻的体会或是感受。调查问卷采用自编问卷的方式，问卷项目主要包括学习态度和考试中的作弊行为等内容。调查采取分层随机抽样的方法向两所高校的大学生发放调查问卷 400 份，最终回收到 375 份有效问卷。对于数据的分析处理，使用 SPSS17.0 统计软件包，均数使用 X^2 和 t 检验作比较。

---

① 作者简介：陈孜（1972—），女，辽宁沈阳人，博士，副教授，教研室主任，主要研究方向：抑郁症，青少年问题行为等。

二、结果

参与调查的学生涵盖8个专业、4个学年（临床医学专业为5年制，但5年级的学生在临床实习中，不在校园内。因此本研究的数据不包括这部分学生）。两所大学的各项调查内容没有出现明显的校际间差异。

（一）关于学习态度的调查结果

1. 进入大学后的学习情况

该部分主要包括“进入大学后学习情况”、“如何应对考试”、“学习的主动性积极性如何”三部分内容。针对“进入大学后学习情况如何”这一问题，回答“很刻苦”的只有15.2%；另有将近两成的学生回答“不太刻苦”；有六成以上的学生选择“一般”。对于“如何应对考试”的问题，20.63%的学生选择“平常勤于复习，考前重点复习”；12.8%的学生选择“平常不复习，只凭考前突击”；七成以上的学生是“平常有时复习或是偶尔复习”。当问及“学习的主动性和积极性如何”时，只有15.5%的学生选择“很强”；63.9%的学生选择“一般”；另外，选择主动性“不强”和“没有主动性和积极性”的分别为16.8%和3.8%（详细数据如表1所示）。

表1 平时的学习情况

调查内容	选项	所占比例
进入大学后的学习情况	很刻苦	15.2%
	般	65.2%
	不太刻苦	19.5%
平时如何应对考试	平常勤于温习，考前重点复习	15.5%
	平常有时温习，考前重点复习	44.8%
	平常偶尔温习，考前突击	26.9%
	平常几乎不温习，只凭考前突击	12.8%
学习的主动性和积极性	很强	15.5%
	一般	63.9%
	不强	16.8%
	没什么主动性积极性	3.8%

2. 对学校的整体看法

对“学校的整体看法”的调查包括“对自己学校”、“对自己专业”和“对学校课程安排”三部分。表2显示的是这部分的调查结果。由表可见：

(1)七成以上的学生们对自己目前就读的大学还是满意的；只有25.7%的学生表示“较不满意”或是“很不满意”。

（2）学生们对自己所学专业的满意程度更高：有将近九成的学生表示满意现在的专业；只有10.4%学生表示“较不满意”或是“很不满意”。

（3）对于学校的课程安排表示不满意的学生较多：有32.4%的学生表示“较不满意”或是“很不满意”学校目前的课程安排，明显高于对学校或专业的不满意程度（$P<0.001$）。

表2　对学校的整体看法

调查内容	选项	所占比例	调查内容	选项	所占比例	调查内容	选项	所占比例
对自己的大学	很满意	4.8%	对目前自己的专业	很满意	15.5%	对学校的课程安排	很满意	1.9%
	比较满意	25.4%		比较满意	41.4%		比较满意	27.8%
	一般满意	44.1%		一般满意	32.6%		一般满意	38.0%
	较不满意	20.3%		较不满意	6.7%		较不满意	24.1%
	很不满意	5.4%		很不满意	3.7%		很不满意	8.3%

3. 对教学情况的看法

表3显示的是两校学生对学校教学情况的看法。由表3可以看出：在针对“教学内容”的调查，有28.0%的学生认为“大部分课程内容难度过大”，有11.7%的学生认为“大部分课程内容难度过小”，有55.2%的学生认为“大部分课程内容枯燥空洞”，有38.0%的学生认为“大部分课程内容实用性不强”，还有22.4%的学生认为“大部分课程内容更新不够快、反应不了学科研究的最新进展”（本题允许选择多项）。

对“老师们的整体教学情况”的评价中，有47.3%的学生认为“大部分老师教学水平较高，教学方法得当”，有48.6%的学生认为“大部分老师教学水平一般，教学方法很普通”，有4%的学生认为“大部分老师教学水平较低或很低，教学方法不太得当或是不得当”。

表3　对教学情况的看法

调查内容	选项	所占比例
对教学内容的看法（可多选）	大部分课程内容难度过大	28.0%
	大部分课程内容难度过小	11.7%
	大部分课程内容枯燥空洞	55.2%
	大部分课程内容实用性不强	38.0%
	大部分课程内容更新不够快，反映不了学科研究的最新进展	22.4%
对老师整体教学情况的评价	大部分老师教学水平较高，教学方法得当	47.3%
	大部分老师教学水平一般，教学方法普通	48.6%
	大部分老师教学水平较低，教学方法不太得当	3.2%
	大部分老师教学水平很低，教学方法很不得当	0.8%

（二）关于作弊行为的调查结果与分析

对于“你在以前的考试中作过弊吗？”这个问题，回答“经常有”的学生占4.1%，回答“不经常有，只作过几次”的占14.8%，回答“只有一两次”的占41.2%；“从不作弊”的占39.9%。针对此问题的回答在两个学校中未出现明显差异，但在不同年级的学生中出现了显著差异：年级越高作弊的倾向越严重（$F = 7.1$，$p < .001$），三、四年级的作弊情况明显比一二年级严重。

表4显示的是学生对作弊行为的一些看法：

（1）对于考试作弊的原因，本调查的结果显示所占比例最高的是“为了考试过关”（31.6%）；其次是“为了得高分”（23.4%）和“为了得到奖学金或其他评比资格”（19.5%）；因为“帮助他人”或“有人在作弊，自己不作弊的话觉得亏”而作弊的学生也各占15%左右。

（2）对于“本校考试作弊的现状”，有41.8%的学生认为“很普遍，有相当部分的学生在考试中作弊”；41.0%的学生认为“不太普遍，但确实有部分学生在考试作弊”；14.8%的学生认为“比较少见，作弊是少数人的行为”；另有2.4%的学生认为“没有人会在考试中作弊”。

（3）“对于考试作弊，学校应该如何处理”的问题，57.4%的学生认为“作弊不是好现象，学校应严抓狠打”，40.2%的学生认为“虽说作弊不应该，但学校不应该太严处罚”，另有2.4%的学生认为“有考试就会有作弊，学校就不应该管”。

（4）关于“考试作弊应给予的惩罚”的问题，表示“应从严从重，性质恶劣的话可以开除学籍或不给学位证”的学生占33.8%；另有51.2%的学生认为“给予警告记过等一般处罚足矣”；还有4.3%的学生认为“作弊也是无奈，不应给予处罚”；认为这个事情“不好说”的占10.8%。

表4　对作弊行为的看法

调查内容	选项	所占比例	调查内容	选项	所占比例
考试作弊原因（可多选）	为了得到奖学金或其他评比资格	19.5%	本校的考试作弊现象	很普遍，有相当部分的学生在考试中作弊	41.8%
	仅仅是为了考试过关	31.6%		不太普遍，但确实是有部分学生在作弊	41.0%
	为了得高分	23.4%		比较少见，作弊是少数人的行为	14.8%
	为了帮助他人	15.6%		没有人会在考试中作弊	2.4%
	有人在作弊，自己要不作弊的话心里觉得亏	14.9%	对考试作弊应给予的惩罚	应从严从重，性质恶劣的话可以开除学籍或不给学位证	33.8%
对于考试作弊学校应该如何处理	作弊不是好现象，学校应严抓狠打	57.4%		给予警告记过等一般处罚足矣	51.2%
	虽说作弊不应该，但不应该太严处罚	40.2%		作弊也是无奈，不应给予处罚	4.3%
	有考试就会有作弊，学校就不应该管	2.4%		不好说	10.8%

三、分析和讨论

（一）学习态度有待提高

本调查显示：在校大学生中自认为学习的主动性和积极性较高或是学习较刻苦的只

占 15%左右；高达八成以上的学生认为自己学习不够刻苦、学习的积极性和主动性也不高。对于如何应对考试的问题也有八成以上的学生表示是“平时偶尔复习，主要是凭考前突击”来应付。这些数据都说明，进入大学之后，大学生的学习激情消退，学习不够主动积极，学习热情也不高。在现阶段的中国，各大学为了增加学生的竞争力，为学生提供了很多专业性和实用性较强的课程，但由于学生自身认识水平的限制，对所学专业教学体系缺乏足够了解，同时因没有实际工作经验，导致学生不了解各门课程在实际工作中的应用范围和实际作用，因此导致学习目的不明、学习热情不高。这一点还需靠任课教师在授课中多结合实际的例证来宣讲应用范围和实际作用，以激发学生的学习热情，明确学习目的。此外，大学生的课余时间也比较多，很多同学选择在校外打工或是参加社团活动，虽然丰富了学生的课余生活，但不可否认会牵扯学生的精力，有时会在一定程度上干扰学生的学习。当然还有部分学生沉迷于网络游戏，更严重地影响到正常的学习生活。这些都需要辅导员老师对学生进行及时有效地管理和正确引导。

在对课程内容的看法中，学生反映问题最大的是“课程内容空洞枯燥”、接下来依次是“内容实用性不强”、“反应不了学科研究的最新进展”以及“课程难度过大”的问题。这些问题反映出目前应用的教材急需改进，需要增加趣味性和实用性，同时也应该考虑适当增加可以动手操作的部分，以增加学生学习的兴趣。另外在我国高校中，选取的教材一般为国家规划教材。这样，虽然保证了教材的科学和规范，但很多老师没有结合本学校本专业的特点，只是机械地照本宣科，没有结合例证作介绍，使学生无法领会理论上的知识如何在实践中应用，因而出现学生反映“课程内容空洞枯燥”、“实用性不强”等问题。此外很多情况下，由于课时和教学大纲的限制，授课教师也难以及时将国内外的最新研究成果融进教学中传授给学生，严重影响学生的学习热情和学习态度。同时这种使用固定教材的教学方式以及课时和教学大纲的限制也会在一定程度上影响教学水平的发挥。从学生对教学情况的评价中也可以看出这一点：在对学校整体教学情况的评价中，有半数以上的学生认为大部分老师的教学水平一般或很低。这也充分说明高校教师的教学水平有待提高，教学方法有待改善。为此，应该允许授课教师有灵活自主的教材选择权，并且允许教师在超出大纲的范围对教学内容进行合理调整。

在本调查开始之前，调查组曾担心在大学校园里是否普遍存在着学生对学校或是专业不满的情况。实际的结果与这个预想有了较大差异：让调查组感到欣慰的是，近 75%的学生对自己的大学还是较为满意的；对自己专业的满意度更高——有高达九成的学生表示对自己的专业较为满意；同时对学校课程的设置也有近七成的学生表示满意。这是一组非常让人满意的数据，说明学生对自己的学校和专业的热爱。只要老师善加引导，激发学生的学习热情不成问题。

（二）考试作弊情况严重

本调查显示的考试作弊率为 60.1%（经常作弊的占 4.1%，作过几次弊的占 14.8%，做过一两次弊的占 41.2%），并且三四年级的学生作弊情况比一二年级的严重。这些都说明在高校中考试作弊的情况比较严重，学校需加强管理和监督，特别是加强对高年级学生的教育和监管。

在考试作弊的原因中，最大原因是为了考试过关。在学习方面，有些学生的学习热情不高，文化基础薄弱，希望靠投机取巧的方法通过考试。

按照一般的想法，考试作弊的学生多半都是一些学习不努力、成绩比较差的学生。但在我们的调查中有高达42.9%的学生表示考试作弊是为了获得高分（23.4%）或是得奖学金（19.5%）。这是相当令人忧虑的情况。这说明，在我们的大学中，有四成以上的所谓高分好学生是通过作弊的方法获得好成绩，那么在所谓的优秀生和奖学金生中就存在相当比例的水分。与单纯的只是希望考试及格的作弊生相比，这部分学生的实用主义和功利心更强，对学校监管及评优等方面的工作影响更大。这恐怕应是在今后高校学风、考风建设中需高度关注的一点。

对于考试作弊问题，学校的态度很重要，应严查考纪。我们的调查也显示，有合计八成以上的学生认为学校中存在着考试作弊的情况，近六成的学生认为"作弊不是好现象、学校应该严抓狠打"，同时有八成以上的学生支持给予警告以上的处罚。因此学校要严格制定条律，严格执行日常纪律的管理工作，对作弊学生应做出相对严厉的惩罚，可起到杀鸡儆猴的警示作用，使那些有作弊倾向的学生不敢铤而走险。

通过对学生作弊行为和原因的分析，我们深切感受到学生作弊的最主要原因在于对作弊行为缺乏正确的认识。因此，在日常的教学和师生交流中，要时时对学生进行正确的引导和教育，以期达到端正学习态度、杜绝作弊的目的。

四、总结

高校是培养现代化建设需要的高素质人才的摇篮，端正学生的学习态度和杜绝考试作弊是高校工作的一个重要内容。为了激发学生的学习热情、端正学习态度，高校任课教师应加强教学基本功的练习，改变机械的照本宣科式的教学方法，增加课堂上学生提问发言和参与讨论的机会，促进学生自主思考。并注意及时把专业的最新研究成果融入授课内容当中，激发学生的求知欲。为杜绝考试作弊，学校应在健全并严格执行考试制度的基础上大力加强考试纪律的教育。在争先评优等活动中，也应适当采用灵活多样的考核方式，摈弃的传统的以试卷成绩作为评估材料的单一标准，增加平时的课堂表现或实验操作所占分值比例，综合全面地考察学生的各方面能力，以期完善学生的评估和激励机制，有效减少学生作弊。

参考文献

[1] 秦向前，李兴桥．大学生学习态度的回顾和展望．重庆高教，2009，22：36-39

[2] 朱子昂，李晶晶．浅谈大学生的学习态度．素质教育论坛，2009，116：28

[3] Robert AL，Kenneth JC. Russian and American college students' attitudes，perceptions and tendencies towards cheating. Educational Research，2002，44：17-27

（原载《黑龙江教育学院学报》2012年第3期）

基于计划行为理论及学习倦怠感的考试作弊行为研究

徐 云①
（成都医学院心理学系临床心理学教研室 四川成都 610500）

【摘 要】目的：探讨计划行为理论模型及学习倦怠感对作弊意向与行为的预测。方法：采用基于计划行为理论的考试作弊意向量表和学习倦怠感量表对四川省 6 所高校的 260 名大二～大四学生做调查，并自我报告大学期间的考试作弊行为频数。结果：①有 60.1%的被试报告自己有过作弊行为。②学习倦怠感与计划行为理论模型呈显著的正相关。③作弊行为的意向及实际发生情况与计划理论模型（t=4.603，8.061，P<0.001）及学习倦怠感（t=4.142，4.753，P<0.001）的得分上均存在显著差异。结论：学习作弊是大学校园较为普遍的问题；计划行为理论模型及学习倦怠感能有效评估考试作弊意向及预测作弊行为。

【关键词】考试作弊；计划行为理论；学习倦怠；大学生

考试作弊行为在高校中近年来有越发普遍的趋势，已成为高等学校教学管理工作中的一个突出问题。众多企业在激烈竞争的情境下对人才的要求越来越表现为渴求专业技能的掌握，能认真投入具有挑战性的工作。而作弊恰恰是对教育目标的破坏，丧失考试作为考查学生技能掌握程度和教学目标差距的评估功能，长期而言导致培养的人才无法满足社会的需求，公众对高等教育的信任度降低，教育事业的声誉受损。同时，研究认为诚信作为相对稳定的特质，个体在校期间的作弊行为与工作中的欺骗等不法行为有密切关联[1]。作弊者往往带有不负责任的冒险性，没有正确建立社会诚信道德观念，在专业领域中很有可能出现舞弊等不道德的行为，尤其对于医学和商业等领域，注重的不仅仅是技能知识的传授，更强调所承担的社会道德责任。

计划行为理作为研究态度和行为关系的理论框架，国内外采用其对作弊行为进行了大量的研究。陈珩[2]定性分析的结果认为道德观念等影响考生的作弊行为；Bolin[3]认为缺乏自控能力知觉到机会二者的交互作用会导致更加频繁的作弊行为，缺乏自控能力的人往往缺乏抑制当前作弊的良机诱惑的能力，自控能力对作弊意向起着中介作用；Passow等[4]研究更强调学生并没有将作弊视为单纯的行为，而是受到不同的环境对作弊价值评估的结果，当判定结果属于高收益、低风险时则导致作弊行为的出现。

① 作者简介：徐云（1975—），男，四川南部县人，硕士，讲师，主要研究方向：心理治疗与心理健康教育。

虽然各级教育管理部门采取了许多有力措施，但考试作弊仍屡禁不止。有学生承认他们不惜违背学习的诚信规范而作弊，是为了达到学校与就业的硬性要求[5]，从而缓解焦虑情绪。这就提醒教师要在教育管理中消除学生的作弊行为，不仅仅只是针对作弊行为制定详尽的监考、处理措施，同时有必要了解其行为产生的心理诱因，从而在心理层面上改变作弊考生的行为模式。目前对影响学习作弊因素的研究主要是探讨性别、年级等人口学变量以及中学阶段的作弊行为。国内许多的研究[2, 6]均认为学习态度不端正、学习目的不明确以及缺乏自律等心理原因会产生作弊的行为，强调作弊考生的厌学情绪；陈向丽则发现学习作弊更有可能出现在成绩回避与较低学习自我效能的学生身上[7]，即其对自身的学习目标和评价均表现为负性；马勇[8]认为考试作弊行为是学习倦怠的外在表现，自我效能感对学习倦怠具有显著的负向预测作用。本研究则在以往研究基础上，按照计划行为理论的框架对作弊行为做出分析，同时结合学习倦怠感来探讨二者的相互关系，以便考查如何有效改变作弊考生行为意向的心理教育方法。

一、对象与方法

（一）对象

选取四川省 6 所高校的在校高年级本科生为被试，共发放问卷 260 份，回收有效问卷 228 份，有效回收率为 87.7%。其中男生 137 名，女生 91 名；大二～大四（含 6 名医学大五）的学生分别为 50 名、134 名和 44 名。

（二）工具

1. 学习倦怠感量表

该量表由徐云等人编制[9]，采用 1～5 级计分，共 15 个项目，包括低成就感、情绪衰竭、学习怠慢和低学习动机四个维度。量表的α系数为 0.735。

2. 学习作弊量表

该量表根据计划行为理论编制[10]，包括对作弊的行为态度、主观规范和知觉控制三个维度，得分越高表示对作弊持认可的态度，很有可能具有作弊的行为。量表的α系数为 0.885。

（三）统计分析

该方式采用 SPSS17.0 进行数据统计分析，采用 t 检验、方差分析和相关分析。

二、结果

（一）大学生考试作弊意向、行为及学习倦怠感现状

大学生考试作弊意向平均分为 2.68±0.62；学习倦怠感平均分为 2.69±0.47。有 162 名被试报告自己有过考试作弊的想法，占 71.1%，有 137 名被试报告自己有过考试作弊行为，

占 60.1%。

学习倦怠感和作弊意向的得分在年级、性别、学校等人口学变量上的差异均不显著。实际作弊行为则随着年级的增长而显著增加，二～四年级的作弊率分别达到 42%，62% 和 68%，χ^2=8.96，P=0.011。

（二）学习倦怠感与作弊行为意向的相关分析

学习倦怠感与作弊行为意向相关则 r=0.391，其中学习怠慢达 r=0.453。学生的学习倦怠感越强烈，对学习的态度越消极，则越有作弊的可能，如表 1 所示。

表 1　作弊行为意向与学习倦怠感的相关分析（$\bar{x}\pm s$）

	学习倦怠感总分	低成就感	情绪衰竭	学习怠慢	低学习动机
作弊行为意向	.389**	.245**	.235**	.453**	.104
行为态度	.409**	.300**	.302**	.414**	.074
主观规范	.347**	.220**	.158*	.431**	.107
知觉控制	.190**	.0590	.160*	.240**	.057

注：*P<0.05，**P<0.01。

（三）考试作弊行为意向、学习倦怠感与作弊行为的相关分析

对考试作弊行为意向、学习倦怠感与有无作弊想法、有无作弊的行为及实际作弊的次数进行分析，发现均呈显著差异。曾经有作弊想法、有实际的作弊行为的大学生在作弊观得分上显著高于无想法与作弊行为的学生；大学生作弊次数越多，其作弊行为意向与倦怠感得分也越高。结果如表 2 所示。

表 2　考试作弊行为意向及倦怠感与作弊行为发生情况的比较（$\bar{x}\pm s$）

项目	类别	作弊行为意向		学习倦怠感	
有无作弊想法	有（n=162）	58.61±12.06	t=4.603***	41.48±7.02	t=4.142***
	无（n=65）	50.23±13.22		37.31±6.43	
有无作弊行为	有（n=137）	61.15±11.14	t=8.061***	42.04±7.22	t=4.753***
	没有（n=91）	48.70±11.81		37.69±6.03	
实际作弊的频数	0 次（n=81）	48.85±11.43	F=35.758***	37.43±5.88	F=14.852***
	1～2 次（n=79）	54.84±10.47		39.99±6.84	
	3～4 次（n=42）	64.17±9.48		42.64±6.39	
	超过 5 次（n=26）	70.19±10.86		46.46±7.54	

注：***P<0.001。

三、讨论

本研究结果显示，有 71.1%的学生有过作弊的想法，而有 60.1%的学生存在考试作弊

的行为，这与国内外报告的比例接近。由于本调查主要针对考试中的作弊行为，而没有涉及考试外的作业抄袭、论文剽窃等行为，所以说目前大学生考试作弊的情况十分普遍。本研究发现作弊行为及学习倦怠在性别上无显著差异，作弊行为的比率则随着年级的提高而显著增加，表明学生作弊行为越来越严重，说明对学生作弊行为没有及时得到纠正，并且由于因作弊获益从而增加了行为的可能。

计划行为理论认为，行为态度、主观规范及知觉行为控制三个维度分别推断作弊行为的意向受到个体自身道德观念和诚信意识、学风考风带来的作弊价值观以及考场氛围和自我效能感产生等机制的共同作用。本研究对则进一步证实计划行为理论模型及学习倦怠感能有效预测学生的考试作弊意向及行为，与 Stone 等人[11]的研究一致。学习倦怠主要反映对学习的消极态度和行为，Bolin[3]、Alleyne 等[12]认为当对学习等持一种负性的态度时则容易受到更功利的影响，表现出作弊的意向和行为。本研究中，学习倦怠感的学习怠慢维度与作弊行为意向达中等相关，更进一步表明学生对学习的态度比较消极时，学习的目的和意义似乎就是为了文凭，而不是自身能力的完善，也更容易在日常的作业、论文中养成抄袭和剽窃的习惯，在考场所中则对作弊行为不会有强烈道德约束力，也会将老师在监考中对学生的宽容和教育知觉为学校和老师的考试制度执行力度小，从而强化作弊的难度不大，而收益更大一种错误的信念。因此，教育者应当意识到正确的教育时机和制度保障的重要性，使得学生获得个人的成长，毕竟他们在学习生涯中的不良行为有可能延续到他们的工作当中，而这对他们的职业生涯将会造成不可估量的损害。

研究结果中，学习倦怠的情绪衰竭与低成就感均与作弊意向的三个维度显著相关。以往的研究[13~15]也认为当个体无法应对学习压力时出现的负性情绪体验，对自我学习能力产生负性评价。因此，结合学习倦怠感与作弊意向的研究，作弊行为不单纯反映道德品质的问题，同时也反映出心理诱因，学生由于学习压力、自我效能感低，在面对学习时产生学习倦怠和焦虑等情绪反应，并形成作弊的动机。目前，学校主要强调对作弊等不良行为的惩罚，但是根本的制约则要从内部来消除其不良动机。因此，学生既需要通过日常的公开学术与学习规范的教育和密切的思想交流来提升学生的思想道德，同时，还需要对部分学习倦怠的学生进行针对性心理干预，提升其学习和生活的自主性，增强其适应环境的能力。

参考文献

[1] Nonis S，Swift CO. An examination of the relationship between academic dishonesty and workplace dishonesty：A multicampus investigation[J]. Journal of Education for Business，2001，77（2）：69-77

[2] 陈珩. 基于计划行为理论的大学生舞弊行为探析[J]. 吉首大学学报：社会科学版，2009，30（04）：159-162

[3] Bolin AU. Self-control，perceived opportunity，and attitudes as predictors of academic dishonesty[J]. The Journal of Psychology：Interdisciplinary and Applied，2004，138（2）：101-114

[4] Passow HJ，Mayhew MJ，Finelli CJ，et al. Factors Influencing Engineering Students' Decisions To Cheat By Type Of Assessment[J]. Research in Higher Education，2006，47（6）：643-684

[5] Davy JA，Kincaid JF，Smith KJ，et al. An examination of the role of attitudinal characteristics and

motivation on the cheating behavior of business students[J]. Ethics & Behavior，2007，17（3）：281-302

[6] 马立武. 大学生考试作弊与高校教学管理[J]. 河北大学学报：哲学社会科学版，2003，28（03）：118-120

[7] 陈向丽. 大学生成就目标、学业自我效能与学业作弊关系研究[J]. 中国临床心理学杂志，2009，17（02）：243-245

[8] 马勇. 大学生学习倦怠与学习自我效能感关系研究[J]. 现代教育科学：高教研究，2010（1）：85-86

[9] 徐云，李娇，张婷. 大学生学习倦怠的结构研究[J]. 中国健康心理学杂志，2010，18（05）：613-615

[10] 杜金，向娟，朱鸿，等. 大学生考试作弊行为意向问卷初步编制[J]. 中国健康心理学杂志，2011，19（9）：1124-1126

[11] Stone TH，Jawahar I，Kisamore JL. Predicting Academic Misconduct Intentions and Behavior Using the Theory of Planned Behavior and Personality[J]. Basic and Applied Social Psychology，2010，32（1）：35-45

[12] Alleyne P，Phillips K. Exploring Academic Dishonesty among University Students in Barbados：An Extension to the Theory of Planned Behaviour[J]. Journal of Academic Ethics，2011，9（4）：323-338

[13] Dyrbye LN，Massie F，Eacker A，et al. Relationship between burnout and professional conduct and attitudes among US medical students[J]. Jama，2010，304（11）：1173-1180

[14] Smith KJ，Davy JA，Rosenberg DL，et al. The role of motivation and attitude on cheating among business students[J]. Journal of Academic and Business Ethics，2009，1：12-37

[15] 江琦. 大学生考试心理问题现状调查分析[J]. 中国健康心理学杂志，2008，16（4）：391-392

（原载《中国健康心理学杂志》2012 年第 11 期）

生态道德教育：从主人话语到关系话语

张首先①

（成都医学院思想政治理论教学部　四川成都　610500）

【摘　要】自工业社会以来，由于人的“主人话语”的过分张扬，导致了工业文明时代道德教育中人对自然的道德关怀的严重缺失；生态文明时代的道德教育中所蕴涵的“关系话语”终结了主人话语的“霸权”意识，把自然纳入人的道德家园，确立了人与自然和谐共生的道德理念。但是，生态文明时代生态道德教育的成功运行在实践中还面临着诸多困境，它迫切需要把“反思—创新”的机制始终贯彻到生态道德教育的各个环节之中。

【关键词】生态道德教育；主人话语；关系话语；反思—创新

道德教育在不同时代都有自身的主导话语，主导话语主宰着道德教育发展的方向、形式和状态，主导话语的存在与生产力发展水平、社会文明程度和人的发展程度密切相关。话语有一种召唤力量，可以使“他者”靠近自身或融于自身，可以召唤晦暗之物进入澄明。生态文明时代，道德教育中所蕴涵的“关系话语”终结了自工业社会以来“主人话语”的“霸权”意识，实现了逻辑、历史、实践层面上的三重转换。

一、逻辑层面上的话语转换

如果说人类文明的进程可以划分为农业文明、工业文明、生态文明等文明发展状态的话，那么，在不同的文明状态中，人的不同的话语形态彰显着人与自然的道德关系，农业文明时代，由于人对自然的无比敬畏，人的主体性的失落导致了道德教育中人的话语的过分谦抑，阻碍了人与自然的道德发展；工业文明时代推动了人的主体性的过分张扬，道德教育中主人话语的“霸权”意识，严重抹杀了人对自然的道德关怀。

工业文明时代，道德教育中始终弥漫着“主人话语”的“迷雾”。在近代西方哲学的血脉之中，笛卡儿以无可怀疑的哲学第一原理“我思故我在”确立了人的主人话语的地位，把上古时代滔滔不绝的自然神话（自然作为主要的言说主体）变成默默无语的客观实体；康德以认知理性和实践理性的区分假定了人不仅为自然立法也为自身立法的权威，暗示了自然将处于被人奴役的命运；黑格尔以绝对精神的辩证完成了世界创造者的角色转换，从而将人的主人话语的“自大”情结继续向前推进，自然是绝对精神自我异化的

① 作者简介：张首先（1970—），男，四川南充人，法学博士，成都医学院思想政治理论教学部副教授，研究方向：生态文明建设，马克思主义基本原理。

产物，自然存在不过是绝对精神自我实现必经的沉沦与物的异己化客观环节，自然是精神的直接物相，只有经过观念的辩证中介才可能透视其本质规定；洛克在《人类理解论》中宣称"理性应是我们最高的法官"；费希特在《我们时代的特性》中断定理性能把所有人类关系安排得井井有条，进一步将主人话语异化为绝对真理的化身。

主人话语对绝对真理的幻想实现了历史发展过程中人对自然的无情放逐，主人话语形成的"主体—客体"思维模式使人类自身的历史处于一种与自然相剥离、相对峙的状态。实际上，人与自然的和谐共生才是历史发展的真正前提，人与自然是历史发展的基本要素，一方的存在是另一方存在的本质性条件，人与自然一旦发生分裂，历史便不复存在。

主人话语所隐含的暴力和极权因素，不仅在人与自然的道德领域中，造成了人对自然的殖民主义，即使在人与人之间的道德关系中，同样导致了人际道德的"虚化"，主人话语过分地坚守父权、张扬理性，使现实社会机械化、原子化、单子化，造成了人与人之间的压抑、紧张。尼采把制造主人话语的哲学家称之为作茧自缚的"大蜘蛛"和"苍白的概念动物"，瓦蒂莫（Ginni Vttimo）宣称被笛卡尔和黑格尔等人高扬的形而上学的主人话语只不过是"一个虚构，甚至是意识形态的建构，充其量是一座怀乡的雕像"[1]。当全球性的生态环境危机瓦解了传统风险逻辑结构的既定框架和民族—国家的政治想象空间以及危及到个体存在和类存在的时候，主人话语正像启蒙的玫瑰红一样正在地平线上消失，"上帝之死"（尼采）、"人之死"（福柯）"自然之死"（麦吉本）并非哲学的呓语，而是"事实"地展现了人性、物性、神性的变态和扭曲，主人话语的终结催生出关系话语的"出场"。

西方生态后现代主义的代表人物斯普瑞特奈克呼吁：我们需要确立一种新的关系话语，建立起我们与宇宙之间深刻的关系感，而这种关系感充分体现了"所有的存在在结构上是通过宇宙联系之链而联系在一起的，而且所有的存在内在地是由与他人的关系构成的"[2]。宇宙、地球、大陆、民族、生物区、社团、邻居、家庭、个人构成的关系的存在，是人与自然亲密共生的和谐家园。"家"中居住的我们，是宇宙正在展现的过程的一部分，与星星、岩石、土壤、动植物等他者有着不可分离的亲缘。关系话语终结了主人话语的"主体—客体"的思维模式，从逻辑层面上解决了"二分世界"的困境，建立了"在此之中"的"共享世界"。

二、历史层面上的话语转换

1930年发生在比利时的马斯河谷烟雾事件，是20世纪最早记录的大自然报复人类的生态环境惨案。紧接着，各种生态环境灾难接踵而来，包括"马斯河谷事件"在内的"世界十大公害事件"的发生，已向世人昭示：人类的生存根基已遭到严重破坏。人的"主人"意识在毁灭自然的同时正开始毁灭自身，因而，生态文明时代道德教育的生态关怀便呼之欲出。

在生态文明时代的道德教育中，自然不在被漠视为"操纵"和"算计"的客体，而被视为道德家园中的一个平等的道德主体，自然作为道德主体的确立经历了三个历史发展阶段：

（一）从动物权利主义到生物平等主义

卢梭认为，人类从动物进化而来，与动物的共同谱系要求人类有义务维护自然赋予动物的权利，至少“动物有不被虐待的权利”。边沁认为，人类没有理由剥夺自然的权利，总有一天，“博爱”将荫蔽所有的生灵。辛格在《动物解放：我们对待动物的新伦理》中认为，人类宣称的生命权利应扩展至动物，人的利益和动物的利益同等重要。雷根主张像对待人类一样给予动物平等的幸福。而以施韦泽和泰勒为代表的生物平等主义者进一步将伦理关怀扩张并惠及到其他所有生物。

（二）从生物平等主义到尊重生命的伦理

被誉为“非洲之父”的哲学家史怀哲创立了“尊重生命的伦理学”。他认为，一切有生命意志的生命都是伦理关切的对象，良善、互助、和平是提升生命价值的通道。舒威泽从自我建构的角度表达了对生命尊重的伦理诉求，他认为，伦理在于实践对所有生存意志的生命之尊重，就像对我自己的生存意志的尊重一样，由此而获得了自我建构的道德原则，那就是维护并珍惜生命就是善，毁坏并约束生命则是恶。

（三）从尊重生命的伦理到大地伦理

利奥波德在《沙乡年鉴》中阐明了建立大地伦理学的必然性、必要性与可能性，从整体系统性的角度突破了传统的伦理框架。他认为大地伦理要把人类的角色从大地共同体的征服者改造成大地共同体的普通成员与公民。它不仅暗含着对每一个成员的尊重，还暗含着对这个共同体本身的尊重。约翰逊在《有道德深度的世界》中进一步对道德教育中的生态伦理的整体性、系统性、全面性进行了深刻辩护，他认为，在我们的道德思考中，应该把物种或某个生态系统的利益与个体利益放在一起加以考虑。由此而知，生态文明时代道德教育中的生态之维开始凸显。

其实，所有不断展开的人类生活（不管是物质生活还是精神生活）都和自然界紧密相连，人的血肉和头脑都属于自然界，存在于自然界，受制于自然界。马克思指出，“从理论领域来说，植物、动物、石头、空气、光等等，一方面作为自然科学的对象，另一方面作为艺术的对象，都是人的意识的一部分，是人的精神的无机界，是必须事先进行加工以便享用和消化的精神食粮；同样，从实践领域来说，这些东西也是人的生活和人的活动的一部分。人在肉体上只有靠这些自然产品才能生活，不管这些产品是以食物、燃料、衣着的形式还是以住房等等的形式表现出来。在实践上，人的普遍性正表现为这样的普遍性，它把整个自然界——首先作为人的直接的生活资料，其次作为人的生命活动的对象（材料）和工具——变成人的无机的身体”[3]。马克思进一步指出：“自然界，就它自身不是人的身体而言，是人的无机的身体，人靠自然界生活。这就是说，自然界是人为了不致死亡而必须与之处于持续不断地交互作用过程的、人的身体。所谓人的肉体生活和精神生活同自然界相联系，不外是说自然界同自身相联系，因为人是自然界的一部分。”[4]

三、实践层面上的话语转换

工业文明时代的道德教育中，由于主人话语的过分弥散，人和自然的道德共同体的理念理所当然地作为道德教育的弃儿而被冷漠。

1. 自然在道德教育的空间中被驱逐

被“祛魅”的自然，由于隔离了与宗教和神圣事物的通联而丧失了神性的光辉，自然本身的目的和对人类的“伟大”便在主人话语的威逼下消失殆尽。人们对自然的疯狂掠夺窒息了道德主体对过去、现实和未来的思考，人们对自然的道德化使作为人生存之基的自然简缩为一种有用性，简缩为冷冰冰的量化算计。

2. 人在道德教育的空间中被异化

主人话语强行剥离了工具理性与价值理性的相互依存，人对自然地去道德化剥夺了人的生存根基（当然也是人的道德根基），必然导致对自然有限资源的全球性的残酷（无道德）争夺，尤其在资本主义社会里，由政治精英支持的富人统治的社会是一个“有组织的不负责任的社会”和“更高的不道德的社会”[5]。发达资本主义国家凭借其“帝国”本性不断向后发国家转移污染性的产业和各种生产、生活垃圾，同时，又以环境保护为借口，对后发国家实行“绿色贸易壁垒”。海德格尔认为，现代人在没有休止的“残酷争夺”中已经“异化”，这些可怜的人已经找不到回家的路，这种无家可归的状态实质上就是自然家园的破坏和精神家园的缺失。

从具体的实践层面上看，国内、国际的生态道德教育面临着诸多复杂的困境。

1. 从国内情况来看，我国生态道德教育的效果还不明显，教育水平还有待提高

我国公民对生态环保的关注度、认知度、评价度、参与度还比较低，生态道德意识较差、生态道德行为还没有完全养成；我国环保NGO在发展过程中还面临着很多困难，“出生”难、生存难、发展难的现象还比较突出，环保NGO自身的生态道德教育的力量还需加强；我国大多数企业的发展理念还没有完全实现生态转型，企业的生态责任、社会责任还没有落实到位；我国一些学校不够重视生态道德教育，缺乏相应的学科建设、专业人才的培养和资金支持，缺乏对生态道德教育的整体性、系统性的关照，把生态道德教育碎片化、表面化、苍白化。

2. 从国际情况来看，在资本主义主导的全球化背景下，各种利益的分割、侵占必然导致生态道德教育运行的困境

一方面，全球已被分割为各自为政的、独立的共同体；另一方面，全球是一个物质的、依存的、生态的不可分割的关联整体。分割和统一、此在和共在、主观和客观等构成了一系列的紧张关系[6]。各个民族—国家共同体，由于经济发展程度、教育程度、文明程度等各种因素的影响，生态道德水平的层次呈现出多样性，即使经济发达的国家，在利益面前也会置生态道德于不顾，比如，2001年布什政府宣布退出《京都议定书》，暴露了资本主义的本性是不会顾及全人类的利益的。从联合国召开的四次全球性环境会议来

看（1972年人类环境会议、1992年联合国环境与发展大会、2002年的世界可持续发展峰会、2009年的哥本哈根会议），2002年峰会与里约会议相比，参会人员的层次有所下降，只有不到50%的政府首脑参加峰会，2009年的哥本哈根会议在取得一定成果的基础上还存留着人们更多的期待。

由此可以看出，生态道德教育如果要超越民族—国家的“个体性”局限，必须从实践层面上提高人类的“反思—创新”能力。“反思—创新”是人类主体以“反思”为出发点。自觉地对自我生存境况进行检讨和关照的意识—实践活动。“反思—创新”能力的提高能够使人的道德实践活动不断地受到自身的监控。这种监控反过来促进人的生态道德意识的觉醒和道德水平的提高。“反思—创新”的运动应该始终渗透在生态道德教育的各个环节之中。

1. 生态道德教育环境建设的反思—创新

罗国安等在《德育环境学》中认为，德育环境是“影响人形成一定品德的各种事物的总和”[7]。生态道德教育环境是一个复杂的系统，以开放性、整体性、动态性、交叉性、渗透性为特征。从社会空间上看，可分为宏观环境（政治、经济、文化环境）和微观环境（家庭、学校、社区、自我）；从地理区域上看，可分为国际环境和国内环境；从时间上看，可分为历史环境和现实环境；从性质上看，可分为积极环境和消极环境等。生态道德教育环境在时间、空间、内容上的运动变化，要求教育主体在进行生态道德教育环境建设的过程中必须用动态思维、关系思维、非线性思维、整体思维等反思—创新的方式去优化国际、国内等各种资源要素。

2. 生态道德教育内容构建的反思—创新

生态道德教育内容构建的反思—创新应坚持实事求是与科学求真的原则、历史和逻辑相统一的原则、系统性和开放性相结合的原则、理论认知和实践锻炼相融合的原则等。一是要实现生态道德教育内容的生活转型。刘惊铎认为，生态道德教育应回归生活世界，在生态体验视界中深度领悟生存实践的关系，开启道德智慧，澄明日常生活[8]。二是要凸显生态道德教育内容的生命伦理。引领道德主体学会过有意义的生活，珍视自我与他者的生命价值、提升人格境界，让生命个休在人与自然的“合以成体”的关系中“诗意”地栖居和幸福地感悟。三是要展现生态道德教育内容的全球视野。生态道德教育的有效性取决于人的类意识的发展程度。由于生态环境危机的全球性特征，人的类意识需要超越民族、区域的“个体性”局限才能确证自身，单个个体、单个民族和国家在生态道德教育中的努力如果没有全球的积极参与，其成功只能是暂时的。

3. 生态道德教育方法探索的反思—创新

生态道德教育方法的反思—创新要自觉摒弃“人类中心主义”和主客体二元对立的道德教育范式与思维习惯。一是要坚持科学认知和实践渗透相结合的教育方法。在对自然规律科学认知的基础上，生态道德教育必然渗透在人的实践活动之中，并对人的实践活动产生全面影响。实践活动是由实践主体、实践中介、实践客体组成的动态的发展系统，生态道德教育将作为一种特定的意识状态和实践精神影响着实践活动的各个要素。

二是要坚持民主教育和抢先教育相结合的教育方法。坚持民主教育就是要抛弃“主体—客体”的父权制的思维模式，主张“主体—主体”的主体间性的关系思维模式，防止官僚主义、形式主义、教条主义的危害。抢先教育有双重含义：一是时间上的抢先，生态道德教育必须从娃娃抓起，在娃娃幼小心灵的深处抢先种植生态道德的种子；二是速度上的抢先，在各种思潮、信息不断“涌现”的情况下，要实施生态道德的抢先教育、抢先灌输，这样可以在人的认知结构上产生先入为主的首因效应，使教育对象优先建立一定的观念，进而形成抵御其他思想或信息干扰的心理屏障。三是要坚持显性教育与隐性教育相结合的方法。一方面，通过理论教育、宣传教育、榜样示范、实践教育等显性教育方法，充分发挥显性教育的直接影响、鲜明导向、迅速造势的教育功能；另一方面，通过组织管理、职业活动、人际交往、文化娱乐、情绪感染等隐性教育方法，充分发挥隐性教育的浸润渗透、自主整合和自我教育的功能优势。

总之，道德教育中人对自然的伦理关切，是道德主体基于生态环境危机，超越工业文明时代道德教育中“主人话语”的思维模式而进行的理性选择，是实现道德教育的人与人、人与社会、人与自然、人与自身和谐发展的完整的道德状态的逻辑必然。

参考文献

[1] [英]卡拉委塔. 论瓦蒂莫的后现代解释学[J]. 载英国《理论、文化与社会》，1988，5：395

[2] [美]Charlene Spretnak：State of grace：the recovery of meaning in the postmodern age[M]，A division of Harper Collins publishers，1991．P12-20

[3] 马克思恩格斯选集（第1卷）[M]. 北京：人民出版社，1995：45

[4] 马克思恩格斯选集（第1卷）[M]. 北京：人民出版社，1995：45

[5] [美]约翰•贝拉米•福斯特. 生态危机与资本主义[M]. 耿建新，宋兴无译. 上海：上海译文出版社，2006：42

[6] 张首先. 困境与出路：生态文明建设的全球视界及运行机制[J]. 中国地质大学学报（社会科学版），2010（1）

[7] 罗国安，等. 德育环境学[M]. 西安：陕西人民出版社，1992：8

[8] 刘惊铎. 生态体验：道德教育的新模式[J]. 教育研究，2006（11）

（原载《教育评论》2010年第3期）

医学院校校园文化建设的现状调查与思考

蒋　丽[①]

（成都医学院思想政治理论教学部　四川成都　610500）

【摘　要】高校校园文化是一所学校校园精神、学校风气、价值观念、发展目标、本校特色、历史积淀等因素的综合体现，与每一位教师和学生息息相关，作用于他们的思维方式和行为模式之中，并将影响其今后的学习、生活和工作。笔者选择了西医类、中医类和军医类的医学院校各一所，对其校园文化建设现状进行了调查分析。

【关键词】医学院校；校园文化建设；现状调查及思考

笔者在泸州医学院、第二军医大学、广州中医药大学三所学校随机选取了不同年级、不同班级、不同专业的本科学生共 990 人进行了调查。目前国内的医学院校类型主要分西医类、中医类、军医类、综合性大学的医学部四类。本次调查选择了西医类、中医类、军医类的独立医学院校各一所（综合性大学的医学部不在本次调查之列），三所学校覆盖了西部、南部、东部三地区。有效样本为 956，问卷回收率为 95.6%。

一、调查情况

（一）医学院校人文底蕴情况

在“医学院人文知识开设及人文环境满意度”的调查中，46.8% 的学生认为“学校开设的人文社科类课程不能满足医学生未来职业的需要”，34.8%的学生表示“我校没有经常举办文、史、哲、艺等人文社科类知识讲座”，仅有 29.9%的学生认为“教师上专业课时融合了相关人文学科知识”，仅有 20.8%的学生表示“校园很有人文氛围”。

在“医学院开设讲座主要涉及的内容”的调查中，医学知识类讲座占 57.4%，文、史、哲、艺等人文社科类知识讲座仅占 14.2%。这些数据说明绝大多数的医学生认为，医学院校的人文底蕴是很欠缺的。

（二）校园文化活动及社团情况

高校校园文化活动内容是校园文化的基础。在“如何看待我院校园文化活动的内容”的调查中，36.2%的学生选择“模式老套”，28 %的学生选择“内容单调”，仅有 14%的学生选择“丰富有趣”。这些数据反映出医学院校校园文化活动的内容扁窄、层次不高、缺

① 作者简介：蒋丽（1981—），女，四川安岳人，法学硕士，助理研究员，研究方向：思想政治教育。

乏新意。在“目前我院学生社团开展活动中遇到的问题”的调查中，55.6%的学生提到“大学生参与社团积极性不高”这一现象，78.4%的学生认为“经费不足，场地没保障”，64.1%的学生认为“活动过于形式化，没有新意”，31.2%的学生认为社团不规范，不能长久发展下去。

（三）人文环境及地理环境的情况

在“对我院人文环境及地理环境的感受”的调查中，仅有7.4%的学生表示“非常满意”，认为“一般”的学生占 48.4%，18.3%的学生表示“不满意”；在“学院医学院图书馆书籍的主要类型”的调查中，医学类占46.4%，心理健康、社交礼仪等综合类占20%，文、史、哲学类占17.7%，各种等级、资格考试类占10.1%。这些数据反映了医学院在学科设置的倾向及人文环境总体情况。

（四）医学院校校园文化建设主要存在的问题

在“当前校园文化建设存在的问题有哪些”的调查中，有53.5%的学生认为“校园文化建设缺乏系统规划，没有专门的机构进行管理”；有42.6%的学生认为“校园文化内容形式主义、层次不高，不能够激发同学们的参与性”；有38.9%的学生认为“重视校园硬件设施而忽视了文化氛围”；有19.9%的学生认为“校园文化活动功利性较强，教育性和启发性欠缺”。

二、结果与分析

（一）存在的问题

1. 人文底蕴的缺乏

校园文化的形成依赖于每一个学科的发展，更依赖于多学科的融会贯通。受传统医学教育培养模式的影响，医学院校特别强调医学知识的教学和操作技能的训练，加之高等医学教育是教学科学、社会科学、医学科学以及管理科学等多学科的综合与交叉，医学生需要记忆大量的医学知识，同时由于社会对医务工作者的不理解，医学生要承受巨大的心理压力，这些都迫使医学生不得不争分夺秒地学习医学技能，提高自身的专业素养，以便增强自身的社会竞争力。所以，医学生没有足够的时间和精力重视人文精神的培养。学校的领导和教师也因为科研、经费等的压力，同样也忽视了人文知识的教学，以至于医学院校的人文知识教育、人文精神与医学知识教育常常在不同程度地存在着脱节与分离的现象，这对医学院校人文底蕴的形成和培育是非常不利的。

2. 规范性和层次性的缺乏

从社团管理上看，缺乏规范性。医学院校学生社团的成立程序较为简单，有的甚至三五个学生也可成立一个社团。除了一部分老社团相对稳定，定期组织活动外，也不乏有很多社团当新生入校后，便招募一些会员，收取会费后，便无声无息了。学生社团既是学生了解社会、走向社会的重要形式和载体，其发展情况直接影响着校园文化的建设，目前医学院校的社团现状实在是很难保证校园文化建设的质量与学校人才的培养目标。

从活动内容上看，医学院校校园文化建设的内容偏窄，层次偏低。当前医学院校园文化中，除了少数代表医学特点的活动，如医学生宣誓、医学技能比赛等之外，还是以低层次的休闲娱乐型的校园文化活动居多，主要是以满足大众精神需求和娱乐消遣为目的娱乐性文化，使得校园文化丢失了应有的教育性，缺乏启迪性、教育性、思想性。一些管理者常常更重视显性的校园环境是否现代化、活动形式是否丰富多彩，而忽视了隐形的精神文化的挖掘，这与医学院校应有的校园文化气氛不符，也与医务工作者的身份不相吻合。

3. 人文景观及场所的缺乏

由于学科设置的特点，医学院校在文化资源及环境建设上都偏向医学学科。以学校图书馆为例，涉及医学的书籍包罗万象，而关于人文学科方面的书籍常常是查无此书；医学论文的收索工具使用起来得心应手，而人文社科方面的搜索工具却让人力不从心。学校的建筑高楼林立，充满现代感，但却缺乏人文精神理念，校园环境干净优雅，充满舒适感，但却少了感染人的气息。具有深厚底蕴的人文氛围有利于提高校园文化建设水平，同时，对高素质、高层次的医学人才培养也是有力的补充与完善。目前医学院校的物质文化在这方面还有所欠缺。

（二）针对不足的成因分析

1. 高等医学院校的教育特点

一是医学教育文理交融，学制长，科系设置多。一般理、工、文等专业的大学教育学制为四年，而医科大学教育学制均在 5 年以上，设有各种医学专业，每个专业所设的课程也大大超过普通文理科。以临床医学为例，2007 年颁发的教材就设有包括大学英语、政治理论课等公共课、医学基础课、临床专业课等在内的近 100 个课程。二是医学属于生命科学，社会意义大，必须掌握的内容多。医学教育培养的是，肢体全面发展，能胜任医疗、预防、护理、检诊等工作，具有过硬技术、对群众健康高度负责的专门人才。因此，医学生就必须掌握人体形态学、机能学、病理学、药理学、诊断、治疗、预防等，有关的内容十分庞杂、繁多。需要学生通过理解记忆掌握所学内容，且基本操作较多，所需的总学时是文科、理工科专业无法比拟的。三是医学实践性强，实验、实践课比重大，操作多。医学专业的实践性强，全程约有 1/2 的教学时间用于实验和实践。这是由医学科学和教育科学的属性决定的。因此，这些特点，决定了医学院的领导、教师、学生及其他员工的工作、学习重心都在医学教育和学习上，教师只有把足够的精力投入医学教育中，才能顺利完成教学任务，加强医学学科建设；医学生只有花大量的时间在教室和实验室里，才能为将来做一名专业技术过硬的医生打下坚实的基础。人的精力和时间总是有限的，重视医学自然就在校园文化建设上有所轻视。

2. 对医学院校园文化的思想认识不到位

大学文化建设的主体是大学的教师和学生及教学管理人员。在实际工作中，无论是医学院校的管理者、教师还是学生，在加强校园文化建设的迫切性和重要性方面普遍存在思想认识不到位的情况。从学校管理层面看，一些医学院校的管理者认为，学校的主要注意力应该放在科研项目上，没有时间和精力投入校园文化建设：一些医学院校的管理者认为大学文化建设是受国家重视且本来就有悠久历史的名校的事，与医学院校关系不大；还有的认为建设校园文化要花钱，学校经费本来就紧张，没法搞，如此种种，都没有认识到具有特色的大学文化所带来的巨大价值和持久作用。从学校教师的层面看，部分教师封闭思想。医学教师们生活在学校这个独立的"小社会"，久而久之，在一些教师的观念中形成了一种自我封闭的思想倾向，他们不愿与外界交往，不愿采纳其他行业的先进经验，甚至抱有一种不切实际的优越感，这样的思想对医学院的发展是不利的。

3. 学校管理制度不够健全

绝大多数高校的校园文化建设的组织机构不健全，有的附属于学生管理部门，有的附属于宣传部门，有的局限于思想政治教育工作。因为组织机构不健全，也就不可能把校园文化建设放在整体办学方面和培养目标的大背景下来操作，难以形成校园文化建设的整体效应。目前，医学院校一般依托团委和学生处管理校园文化建设。这些职能部门往往把校园文化建设看做是管理医学生课余生活的方法和手段，把校园文化建设等同于思想政治教育，从而使校园文化建设的职能局限于学生管理和思想政治教育的层面上。

4. 校园文化建设经费投入依然不足

我国的综合国力虽然已经有很大的提高，但还没有达到发达国家的水平。为了配合目前以经济建设为中心的大前提，我国对教育经费的投入有所不足。医学教育中有50%～60%的课程是在实验和实践中进行的，所需要的实验和实践设备投入、实验用标本和动物的经费投入、实验用试剂和药品的投入都是很大的。所以，医学院常常把大量的资金都投入医学重点学科的建设上。虽然校园文化的功能已逐渐被认可，也受到了各个高校的重视，但要建设优秀、高雅的校园环境需要大量的资金作为保障。目前，医学院校在文化建设上投入的资金有所增加，但受到医学学科的影响仍显得很紧张，这就严重制约了校园文化的建设。

参考文献

[1]〔美〕威廉墨菲，DJoR 布鲁克纳. 芝加哥大学的理念[M]. 彭阳辉译. 上海：上海人民出版社，2007

[2] 李湘沅. 论高校校园文化建设[J]. 中国高教研究，2001（6）

[3] 许嘉璐. 高校校园文化建设漫议[J]. 求是，2004（18）

（原载《中国科教创新导刊》2012年28期）

坚持以社会主义核心价值体系引领大学生思想政治教育

马建军[①] 周 玉

（成都医学院思想政治理论教学部 四川成都 610083）

【摘 要】社会主义核心价值体系在大学生思想政治教育中居于灵魂的地位。坚持以社会主义核心价值体系引领大学生思想政治教育，既是回应西方意识渗透、抵御错误思潮干扰的现实需要，也是应对大学生精神危机、确保中国特色社会主义后继有人的历史需要。

【关键词】社会主义核心价值体系；大学生；思想政治教育

培养什么人，如何培养人，是我国教育事业发展必须解决好的根本问题[1]。我国大学的社会主义性质决定了其肩负的社会责任和历史使命是为中国特色社会主义培养合格的建设者和可靠接班人。党的十八大指出，社会主义核心价值体系是兴国之魂，决定着中国特色社会主义的发展方向。作为兴国之魂，社会主义核心价值体系在大学生思想政治教育中居于灵魂的地位，为大学生思想政治教育“培养什么人、如何培养人”进一步明确了目标，指明了方向。高校大学生的思想政治教育必须坚持以社会主义核心价值体系作为引领旗帜。

一、社会主义核心价值体系在大学生思想政治教育中的地位

社会主义核心价值体系由四个方面的内容构成：一是马克思主义指导思想；二是中国特色社会主义共同理想；三是以爱国主义为核心的民族精神和以改革创新为核心的时代精神；四是社会主义荣辱观。这一科学体系是高校大学生思想政治教育最根本和最核心的内容，在大学生思想政治教育中居于灵魂的地位。

根据中共中央、国务院《关于进一步加强和改进大学生思想政治教育的意见》，我国大学生思想政治教育肩负着四个方面的主要任务：一是以理想信念为核心的世界观、人生观和价值观教育，即要坚持不懈地用马克思列宁主义、毛泽东思想、邓小平理论和“三个代表”重要思想武装大学生，使大学生正确认识社会发展规律，认识国家的前途命运，

基金资助：四川省教育厅思政重点项目（CJS11-030）。

① 作者简介：马建军（1975—），男，重庆人，讲师，法学硕士，主要研究方向：大学生思想政治教育。

认识自己的社会责任，确立在中国共产党领导下走中国特色社会主义道路，实现中华民族伟大复兴的共同理想和坚定信念。二是以爱国主义为重点的民族精神教育，即要深入开展中华民族优良传统和中国革命传统教育，培养团结统一、爱好和平、勤劳勇敢、自强不息的精神；要把民族精神教育与时代精神教育结合起来，引导大学生在中国特色社会主义事业的伟大实践中，在时代和社会的发展进步中汲取营养，培养大学生的爱国情怀、改革精神和创新能力，始终保持艰苦奋斗的作风和昂扬向上的精神状态。三是以基本道德规范为基础的公民道德教育，即要引导大学生自觉遵守爱国守法、明礼诚信、团结友善、勤俭自强、敬业奉献的基本道德规范。四是以大学生全面发展为目标的素质教育，即要促进大学生思想道德素质、科学文化素质和健康素质协调发展，引导大学生勤于学习、善于创造、甘于奉献，成为有理想、有道德、有文化、有纪律的社会主义新人[2]。

由此可看出，社会主义核心价值体系是大学生思想政治教育的核心内容，大学生思想政治教育内在地包含了社会主义核心价值体系的基本内容教育，社会主义核心价值体系内含于大学生思想政治教育的主要任务之中，并在大学生思想政治教育中居于灵魂的地位。其中，大学生思想政治教育的第一个主要任务包含了社会主义核心价值体系的灵魂和主题，即马克思主义指导思想和中国特色社会主义共同理想两个方面的内容。第二个任务包含了社会主义核心价值体系的精髓，即以爱国主义为核心的民族精神和以改革创新为核心的时代精神。第三个任务包含了社会主义核心价值体系的基础，即社会主义荣辱观教育。第四个任务进一步体现了大学生社会主义核心价值体系教育与大学生全面发展和综合素质提高的内在联系。因此，社会主义核心价值体系是大学生思想政治教育的根本内容和题中要义，抓住了大学生的社会主义核心价值体系教育，就抓住了大学生思想政治教育的灵魂。

二、坚持以社会主义核心价值体系引领大学生思想政治教育的重大意义

当前，随着国际国内形势的深刻变化，我国大学生面临着各种各样的社会思潮和价值观念的强劲冲击，大学生思想政治教育也面临着前所未有的严峻挑战。坚持以社会主义核心价值体系引领大学生思想政治教育，既是回应西方意识渗透、抵御错误思潮干扰的现实需要，也是应对大学生精神危机、确保中国特色社会主义后继有人的历史需要[3]。

（一）是回应西方意识渗透的迫切需要

我国历来是西方敌对势力意识渗透的重点对象，尤其是苏联解体后，更是如此。以美国为首的西方国家把“西化”中国的图谋重点寄托在青年尤其是大学生身上。美国中情局对华的《十条诫令》杀气十足地、赤裸裸地宣称要毁掉我们青年的共产主义信仰和刻苦耐劳精神：“要尽量用物质来引诱和败坏他们的青年，鼓励他们藐视、鄙视、进一步公开反对他们原来所受的思想教育，特别是共产主义教条。替他们制造对色情奔放的兴趣和机会，进而鼓励他们进行性的滥交。让他们不以肤浅、虚荣为羞耻。一定要毁掉他们强调过的刻苦耐劳的精神。”该《诫令》还强调，要使中国青年向往他们的衣食住行、娱乐和教育方式。达到此目的，“就是成功的一半”。他们称“抓住一个人是一个人”，“占住一个地盘是一个地盘”；“要利用所有的资源，甚至举手投足，一言一笑”来破坏我们

的传统价值；“要利用一切来毁灭”我们的“道德人心”，“摧毁”我们自尊自信的钥匙，尽量打击我们刻苦耐劳的精神[4]。为此，美国以各种商业文化、影视文学、互联网为载体，努力向我们青年宣扬他们的社会理想、价值观念和生活方式，以毒害我们大学生的精神世界，扰乱大学生的政治信仰和价值观念。因此，把社会主义核心价值体系寓于大学生思想政治教育，使大学生坚定马克思主义理想信念、价值观念，有助于应对西方敌对意识对大学生的影响和渗透。

（二）是抵御国内错误思潮干扰的现实要求

随着我国社会主义市场经济的深入发展，社会的经济成分、组织形式、就业方式、利益关系和分配方式呈现出多样化，人们的思想观念、政治认同、价值取向也发生了程度不同的变化，出现了与主导意识形态不尽相同的各种各样的社会思潮。在当前，对中国影响较大的主要有民主社会主义、新自由主义、历史虚无主义、新文化保守主义、关于“普世价值”的思潮等。社会思潮的多元并存是社会发展的一种客观趋势和显著进步，其中有不少可以学习借鉴的有益观点，但也难免存在一些消极错误的思想观念，极易对大学生造成认识上的模糊和思想上的混乱，动摇大学生从小就树立的理想信念和价值观念。把社会主义核心价值体系寓于大学生思想政治教育，有助于增强大学生的是非辨别力和对错误思潮干扰的防范免疫力，自觉抵制错误思潮的侵蚀和危害。

（三）是应对大学生精神危机的现实需要

在国际社会主义运动“低潮”、资本主义“西潮”和市场经济“商潮”的强烈冲击下，我国大学生的马克思主义信仰面临严重危机，少数大学生认为马克思主义已“过时”；有的因东欧剧变而对中国特色社会主义共同理想发生动摇；有的甚至因不能正确理解社会上的一些消极现象；有的对传统道德提出质疑。他们崇尚拜金主义、享乐主义和利己主义，出现严重的道德滑坡，其行为选择的动机不是出于道德义务感或责任心，而是出于对个人利害得失的权衡，极易为敌对势力所利用。在此情况下，加强大学生社会主义核心价值体系教育，把社会主义核心价值体系寓于大学生思想政治教育之中，使大学生树立正确的价值观念，有助于消解当代大学生的精神危机，防止为敌对势力所利用。

（四）是确保中国特色社会主义后继有人的历史需要

胡锦涛同志指出，培养什么人，如何培养人，是教育事业发展必须解决好的根本问题。我国大学的社会主义性质决定了其肩负的社会责任和历史使命是为中国特色社会主义培养合格建设者和可靠接班人。作为合格建设者，须是德、智、体、美的全面发展者；作为可靠接班人，须是思想政治素质的过硬者。今天的大学生，其政治素质是否过硬、理想信念是否坚定，直接关系到他们在明天能否成为合格建设者和可靠接班人的重大问题。因此，把社会主义核心价值体系寓于大学生思想政治教育，有助于确保中国特色社会主义的后继有人和国家的长治久安。

三、坚持以社会主义核心价值体系引领大学生思想政治教育的具体途径

（一）坚持以社会主义核心价值体系引领校园文化建设

在人们理想信念、价值观念的形成和发展过程中，环境具有不可低估的作用。正如马克思和恩格斯所说，“人们的观念、观点、概念，一句话，人们的意识，随着人们的生活条件、人们的社会关系、人们的社会存在的改变而改变”[5]。良好的校园文化环境在大学生思想政治教育中，具有“随风潜入夜，润物细无声”的教育功能。坚持以社会主义核心价值体系引领大学生思想政治教育，就必须把社会主义核心价值体系寓于校园文化的建设中。社会主义核心价值体系寓于校园文化建设就是要按照建设和谐文化的总要求，坚持以社会主义核心价值体系为引领旗帜，弘扬主旋律，提倡多样化，建设体现社会主义社会性质、时代特征和校园特色的校园文化。为此，要做到以下几点：一是打造舆论强势，加大对社会主义核心价值体系的宣传力度。二是弘扬社会正气，通过校风、教风、学风建设，形成优良的校风、教风、学风；通过加强英雄人物及典型事迹的宣传工作，激发学生形成高尚的价值观念和行为方式。三是寓教于乐，结合传统纪念节日、重大事件和开学典礼、毕业典礼等重大活动，开展以社会主义核心价值体系为主题的教育。四是加强网络思想舆论阵地建设，以社会主义核心价值体系引领网络文化，建设融思想性、知识性、趣味性、服务性于一体的高质量校园网络，唱响网上思想文化的主旋律。五是重视管理育人，在学校的日常管理中体现价值导向，使符合社会主义核心价值体系的行为得到鼓励，违背社会主义核心价值体系的行为受到制约。

（二）坚持以社会主义核心价值体系引领师资队伍建设

师资队伍对社会主义核心价值体系是否言行一致、知行统一，直接影响到大学生思想政治教育的效果。因此，高校应坚持以社会主义核心价值体系引领师资队伍建设，为大学生思想政治教育提供可靠的队伍保障。大学生思想政治教育的师资队伍主要有三支：首先是思想政治理论课教师队伍。作为思想政治理论课教师，不仅要做传授知识的“经师”，还要做善于育人的“人师”，将做学问和做人的道理融合到一起。为此，一方面，高校要重视思政教师理论素养和学术修养的培养，教师自身也要密切关注社会热点和学术前沿，提高科研能力和教学水平，以科研促教学，以扎实的专业知识和深厚的理论功底回答学生关注的社会热点、难点以及种种质疑。另一方面，高校要重视思想政治理论课教师的师德建设和品性修养，使思想政治理论课老师做到言传身教，做到真学、真懂、真信、真实践。其次是专业教师队伍。高等学校各门课程都具有育人功能，所有教师都负有育人职责。高校要深入发掘各类课程的价值观教育资源，高度重视提高专业教师的思想政治素质，增强他们的学识魅力和人格魅力，使学生通过其教书育人的敬业精神和为人师表的高尚品德，潜移默化地受到其人格魅力的感染，受到社会主义核心价值体系正确价值取向的引导。再次是辅导员队伍。辅导员是大学生健康成长的指导者和引路人，是大学生素质教育的骨干力量，对于把社会主义核心价值体系的要求落到实处具有重要意义。辅导员队伍建设要以专业化为目标，力求做到专业培养、专业使用。

（三）坚持以社会主义核心价值体系引领思想政治理论课教学

思想政治理论课是每个大学生的必修课，是大学生思想政治教育的主阵地，是以社会主义核心价值体系引领大学生思想政治思想政治教育的主渠道。在政治理论课中，教师要围绕六个与社会主义核心价值体系建设密切相关的重大问题进行教学。这六个问题是：为什么必须坚持马克思主义在意识形态领域的指导地位，而不能搞指导思想的多元化；为什么只有社会主义才能救中国，只有中国特色社会主义才能发展中国，而不能搞民主社会主义和资本主义；为什么必须坚持人民代表大会制度，而不能搞“三权分立”；为什么必须坚持中国共产党领导的多党合作和政治协商制度，而不能搞西方的多党制；为什么必须坚持公有制为主体、多种所有制经济共同发展的基本经济制度，而不能搞私有化和单一公有制；为什么必须坚持改革开放不动摇，而不能走回头路。[6]这六个问题即“六个为什么”涵盖了指导思想、社会理想、经济制度、政治制度、发展方向等重要方面，是关系党和国家事业发展的根本性问题。大学生能否搞清楚这些问题，直接关系到其理想信仰和政治方向的确立，关系到未来中国的政治走向，即关系到未来中国举什么旗、走什么路这一重大问题。为此，教师要引导学生自觉划清“四个界限”，即“马克思主义同反马克思主义的界限，社会主义公有制为主体、多种所有制经济共同发展的基本经济制度同私有化和单一公有制的界限，中国特色社会主义民主同西方资本主义民主的界限，社会主义思想文化同封建主义、资本主义腐朽思想文化的界限”[7]，使学生自觉抵制各种错误思想影响，做社会主义核心价值体系的坚定信仰者和模仿践行者。

参考文献

[1] 胡锦涛. 在全国加强和改进大学生思想政治教育工作会议上的讲话[N]. 人民日报，2005-01-19（1）

[2] 中共中央、国务院. 关于进一步加强和改进大学生思想政治教育的意见[N]. 中国教育报，2004-10-15（1）

[3] 马建军，周玉. 四位一体：社会主义核心价值体系寓于大学生思想政治教育的路径选择[J]. 广西社会科学，2010（8）

[4]韩源. 全球化背景下维护我国文化安全的战略思考[J]. 毛泽东邓小平理论研究，2004，（4）

[5] 马克思恩格斯选集：第 1 卷[M]. 北京：人民出版社，1995：291

[6] 中共中央宣传部理论局. 六个“为什么”——对几个重大问题的回答[M]. 北京：学习出版社，2009：1-2

[7] 本书编写组. 党的十七届四中全会《决定》学习辅导百问[M]. 北京：党建读物出版社、学习出版社，2009：10

多手段、多途径促进医学生临床工作能力的提高及效果评价

赖 雁[①] 张少轼 陈登榜*
（成都医学院临床医学实验教学中心 四川成都 610500）

【摘 要】依据中国医学本科教育标准，以培养高素质人才为目标，在已结题的《医学生临床技能训练和考核体系的构建与实践》研究的基础上，继续多手段、多途径地促进医学生提高临床技能操作水平、医患沟通能力、临床思维能力和通过执业医师资格考试的能力，并做出效果评价，找到一条更系统、有效、全面的培养和提高医学生临床工作能力的途径。

【关键词】促进；工作能力；效果评价

在新时期，中国高等医学教育的一个重要任务和目标是培养具有创新能力和较强临床工作能力的高素质人才，的重要途径之一是实践教学。临床技能和与之相关的技能是临床医学专业学生必须掌握的，它是提高医学生临床工作能力的重要组成部分。国内医学院校高度重视，为之搭建了许多平台，也取得了一些成效[1~2]。但在科学、合理、系统、全面地促进学生更好地掌握临床综合技能，提高临床工作能力方面仍显力度不够[3]。

国外一些医学教育比较发达的国家如美国、英国、日本等都十分重视对医学生临床工作能力的培养。它们在基本教学方法上与我国相类似，但更突出实践教学课程体系的建设，突出早期接触临床，注重相关知识与临床的融合和临床思维能力的培养[4]。这些好的方法值得借鉴。

这些年来依据中国医学本科教育标准，以培养高素质人才为目标，借鉴国内外在临床工作能力培养和评价方面的一些经验，在已完成的省级教改课题《医学生临床技能训练和考核体系的构建与实践》研究的基础上[5]，继续多手段、多途径地促进医学生掌握和提高临床综合技能操作水平、临床思维能力和通过执业医师资格考试的能力，并做出效果评价，找到一条更系统、更有效、更全面的培养医学生临床工作能力的途径。

基金项目：四川省2009年教改项目（P09441）。

① 作者简介：赖雁（1956—），男，四川成都人，硕士，教授，硕士生导师，主要研究方向：急诊医学、临床教学。

一、存在的问题

（1）目前，在临床技能的教学中，老师大多只注意到培养物理诊断、外科手术学等课程中的临床技能，而在全面、系统地提高学生的临床工作能力方面，研究不够，办法不多，学习面太“狭窄”，因而出现了临床技能的“盲区”[3]。

（2）分散实施一些新增长的知识点和社会热点，以及必须熟知的临床技能，为教学、考核以及学分制管理带来不便，如执业医师操作考试、医患交流与沟通、医疗文书书写、临床思维和辨析、医疗风险防范等。

（3）没有比较成熟的临床技能考核、评价体系[6]，不能正确评价医学生临床技能的水平。对怎样才能更有效地促进医学生掌握临床技能，提高临床工作能力，办法不多、力度不够。

二、开设相关课程并进行效果评价

针对上述问题设计出了更加全面的与临床技能相关的能提高医学生临床综合能力的课程训练和考核体系及效果评价方法，如图 1 所示。

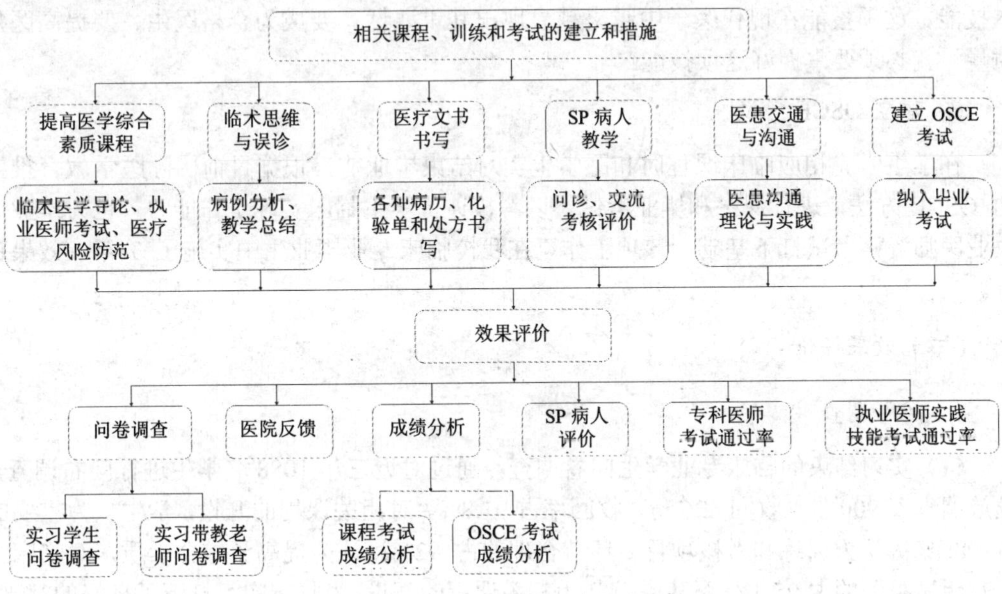

图 1　相关课程训练和考核及效果评价构架

（一）开设相关课程

在教务处的帮助下，对所有开设课程无论课时多少均严格按照课程开设规范逐项落实，如：教学目标、教学大纲、教学内容、教学手段、教材编写或选用、实践课的实施等，保证所开课程达到相应的目标。

1. 开设提高临床综合素质课程

开设临床医学导论、执业医师资格考试概要和医疗事故风险防范[7]等课程，让学生早期接触临床，更加全面锻炼和提高学生的综合分析能力、应变能力和市场经济适应能力。

2. 开设临床思维与误诊课程

学习运用所学知识正确分析临床病例，建立良好的临床思维能力，通过分析、讨论，吸取经验教训，避免重犯错误。

3. 开设医疗文书书写课程[7]

学习各种病历、化验单、检查单和处方的书写，提高医学生临床工作能力。

4. 运用SP病人进行教学

运用SP病人训练学生询问病史、检体的临床技能，而且注重学生在与SP的教学互动过程中，实践人际交流沟通技能，培养其正确处理医患关系的能力，并运用SP病人进行考核评价。

5. 开设医患交流与沟通课程[8]

中国医学本科教育标准中将医患交流、沟通技能与临床技能一样作为必须掌握的基本技能。这项技能在现代医学中越来越显现出其重要性。要成为合格医生、要提高医疗质量，就必须要掌握好这项技能。

6. 建立OSCE考试[9]

在学生学完相应临床课程时和医学生实习结束毕业前，根据目前国际医学教育推崇的OSCE方法，进行课终和毕业考试，以考核评价学生临床实际工作能力，也为毕业后执业医师资格考试打下基础。该项工作已在我校临床专业毕业生中实施了3年，效果良好。

（二）效果评价

1. 问卷调查

（1）实习结束的临床专业学生问卷调查：通过对近三年1088名学生进行问卷调查，发放调查表900份，收回826份，收回率占91.8%。对相关课程的开设，学生认为重要的占98.3%；认为训练和考核项目、环节合理的占92%；认为提高了综合素质，对临床工作有明显帮助的占95.3%；学生普遍认为相关课程的开设，为临床实习打下了良好的基础，也为今后的就业提供了条件。

（2）实习医院带教老师问卷调查：连续三年在相同的实习医院并尽可能在相同的带教老师中进行问卷调查。发放调查表260份，收回224份，收回率占86.2%。认为相关课程开设后学生综合素质和能力有明显提高的占95.6%，认为实习学生适应临床常规工作时间明显缩短的占89.5%。带教老师普遍认为我校的实习学生总体状况越来越好。

2. 成绩分析

分数标准：在 60 分以下为不及格；在 80 分以上为优良。

（1）在校学习期间临床技能操作考核成绩对比分析：在临床技能教学中运用“量化标准、强化训练”[5]的方法进行培训，使优良率大幅提高，不及格率明显下降。

（2）相关课程开设后的成绩对比分析：统计出了近三年临床专业学生相关课程中的医疗文书书写、医患交流与沟通、临床思维与误诊、医疗风险防范课程的成绩，并进行了对比。成绩是稳步提高的，如表 1 和表 2 所示。

表 1　2009～2011 年临床专业学生在校期间的临床技能操作考核成绩

参考时间	考生年级	参考人数	不及格率（%）	优良率（%）
2009 年	2005 级	477	7.5	78.68
2010 年	2006 级	507	5.6	84.85
2011 年	2007 级	459	4.2	88.45

表 2　2009～2011 年临床专业学生相关课程的成绩对比

参考时间	考生年级	参考人数	不及格率（%）	优良率（%）
2009 年	2005 级	477	8.20	74.88
2010 年	2006 级	507	7.65	82.75
2011 年	2007 级	459	6.42	85.05

（3）毕业考试中，对 OSCE 考试成绩进行对比分析：取近三年的成绩进行对比，结果是在近二年的考试中尽管不断增加了考试站点，提高了考试难度，但考试成绩仍然是逐年提高，如表 3 所示。

表 3　2009～2011 年临床专业毕业生 OSCE 考试成绩对比

参考时间	考生年级	参考人数	不及格率（%）	优良率（%）
2009 年	2004 级	308	8.68	80.50
2010 年	2005 级	477	7.65	85.45
2011 年	2006 级	507	6.23	88.25

3. 实习医院反馈

在课题研究期间有 6 所三甲医院分别就我校实习学生在本课题实施前后的临床工作能力、综合素质、岗前培训、出科考试等情况进行了汇总并写出评价性报告。结论为：“该学院的实习学生临床基本功扎实、熟练，动手能力强，有一定的分析问题和解决问题的能力，能较快从事临床常规工作。”近三年来跟踪调查了我校学生实习的 26 所医院中的 23 所（占 88.4%），结果反映我院实习生的水平每年都有提高，主要表现在临床操作基本功扎实，综合能力强，有良好的团队精神。

4. SP 病人评价

毕业考试中，SP 病人对学生评价对比分析：评价分为优、良、可、差。从成绩看，

SP 病人对学生的问诊、交流沟通能力是比较认可的，如表 4 所示。

表 4　2009～2010 年临床专业毕业考试 SP 病人对学生评价情况

参考时间	考生年级	毕业人数	差率（%）	优良率（%）
2009 年	2004 级	308	5.10	82.62
2010 年	2005 级	477	3.20	85.36
2011 年	2006 级	507	2.56	88.82

5. 专科医师资格考试通过率对比

近三年来，我校学生参加专科医师资格考试的人数和通过率逐年增高，且考入 211 院校重点临床科室的学生也有所增加，如表 5 所示。

表 5　2009～2011 年临床专业参加专科医师资格考试情况

参考时间	考生年级	参考人数	通过人数	通过率（%）
2009 年	2004 级	65	29	44.61
2010 年	2005 级	130	75	57.69
2011 年	2006 级	180	120	66.66

6. 执业医师资格考试情况

根据国家医学考试中心公布的我校历年参加执业医师资格考试通过率推算出临床实践技能考试成绩情况。通过率明显增高，充分说明在校期间对临床技能、临床工作能力的培训是卓有成效的，如表 6 所示。

表 6　2007～2010 年临床专业参加执业医师临床实践技能考试情况

参考时间	考生年级	毕业人数	参加人数	通过率（%）
2007 年	2001 级	196	111	59.18
2008 年	2002 级	406	304	74.88
2009 年	2003 级	374	302	80.75
2010 年	2004 级	308	294	95.45

综上所述，要在新形势下极大地提高医学生的临床工作能力，关键问题之一是要建立科学、合理、系统、完善的临床实践课程体系，改革传统的临床技能教学模式，注重学生创新思维能力的培养，加强实践性教学环节，淡化学科意识。

参考文献

[1] 邓德明. 医学本科生临床技能新型教学模式探索与实践[J]. 中国高等医学教育，2006，（6）：6-7

[2] 赖雁，曾俊，任佳，等. 严格规范化训练全面提高医学生临床操作技能[J]. 中华医学教育杂志，2008，28（5）：79-80，116

[3] 黄蕾，蔡巧玲. 影响医学生临床技能提高的因素分析及解决方法探讨[J]. 西北医学教育，2008，16（3）：565-566，567

[4] Vieira JE et al. Directing student response to early patient contact by questionnaire[J]. Medical Education，2003，37（2）：119-125

[5] 赖雁，曾俊，任佳. 医学生临床技能训练、考核体系的构建与实践[J]. 中国高等医学教育，2009，（9）：85-87

[6] 景汇泉，等. 临床实践技能考试合格标准设置方法研究现状[J]. 中华医学教育杂志，2008，28（4）：115-117

[7] 赖雁，曾俊，代吕霞，等. 临床医学专业开设《医疗文书书写》课程的实践探索[J]. 医学教育探索，2009，8（7）：792-794

[8] 赖雁，陈登榜，代吕霞，等. 加强实践教学提高临床医学生医患沟通能力[J]. 医学教育探索，2010，9（8）：1113-1115

[9] 赖雁，陈登榜，任佳. 临床专业毕业生客观结构化临床考试的设计与实践[J]. 中华医学教育探索，2011，10（2）：163-165

临床专业毕业生客观结构化临床考试的设计与实践

赖　雁[①]　陈登榜　任　佳
（成都医学院临床医学实验教学中心　四川成都　610500）

【摘　要】通过临床专业毕业生客观结构化临床考试（OSCE）的设计与实施，不断完善和提高 OSCE 考试的科学性、客观性、实用性，建立了符合我校实际情况的客观结构化临床考试体系，并通过考试结果分析和对学生的问卷调查，探究 OSCE 考试对临床实践教学、临床实习、执业医师考试的指导作用。

【关键词】临床医学；客观结构化临床考试；实践

客观结构化临床考试（Objective Structured Clinical Examination，OSCE）是 1975 年由英国 Dundee 大学 Harden 等提出，经过多年运用，不断完善，现已被国内外许多医学院校采用。这种考试是在模拟临床场景下，使用教学模型、模拟人、标准化病人（Sdandardized Patients，SP）等，通过测试并以客观、公正的方法评估学生的知识、技能、态度和沟通等临床综合能力。此方法的优点是通过制定客观统一的评分标准以减少主考教师的主观评分差异，使考核成绩更符合毕业生的实际[1]。它的运用可消除传统考试的“一份试卷定水平”的弊端。我校自 2008 年以来运用此方式对临床专业毕业生进行考核，收到较好效果。

一、实施的背景

（一）全球医学教育标准的要求

随着现代医学教育的发展及社会对复合型人才的需求，医学教育也在不断改革。1999 年，纽约中华医学基金会制订了《全球医学教育最低基本要求》；2001 年，世界医学教育联合会（WFME）发布了《本科医学教育全球标准》；我国教育部也在 2004 年 9 月颁布了《中国医学本科教育标准》。它们的核心内容是更进一步明确了临床医学专业毕业生在知识、技能、态度方面的培养目标和应达到的具体标准，特别强调了医学生本科教育临床实践能力的重要性，并要求在教学中使用标准化病人、模拟病人，运用高科技手段对学生进行训练和客观评估。它的最好表现形式就是客观结构化临床考试。

基金项目：四川省 2009 年教改课题（P09441）。

① 作者简介：赖雁（1956—），男，四川成都人，硕士，教授，硕士生导师，主要研究方向：急诊医学、临床教学。

（二）国内医学教育的要求

高校扩招以来，一是医学教育规模逐步扩大，临床教学资源匮乏；二是病人的自我保护意识不断增强，在医院以病人为中心的理念不断深入各项医疗活动中，使医学教育，特别是临床技能的教学与考核受到很大影响。而大力引进模拟化临床教学、SP 病人教学，PBL 临床教学，设计出符合自己院校实际的 OSCE 考试，将促进医学生更积极主动地掌握临床技能，培养学生的临床思维、实际操作和医患交流能力[2]。2008 年，卫生部长陈竺，教育部长周济在全国医学教育工作会议上强调，要切实加强医学生临床实践能力的培养，医学教育要“早临床、多临床”，同时改革考试方法，提高学生分析问题、解决问题和临床思维能力。

二、OSCE 考核体系的建立

目前，OSCE 考试在国内外尚无统一的标准。2006 年以来，我校以《中国医学本科教育标准》为指南，参照国家执业医师技能考试标准，学习其他院校的经验，结合自身教学情况，建立了 OSCE 考核体系，经过试用和不断完善，2008 年正式在临床专业毕业考试中使用。

（一）考站设计

考站的设立要突出临床技能、临床思维、沟通技能的运用，还要兼顾知识的覆盖面，要充分运用高科技临床教学设备，使考站设计科学合理。它共分为 7 个站，第 1 站为病史采集、病例分析；第 2 站为体格检查；第 3 站为临床常用诊断技术；第 4 站为外科手术基本操作；第 5 站为急救技术操作；第 6 站为高端模拟人综合病例考核；第 7 站为多媒体综合考核，如表 1 所示。

表 1　临床本科毕业生 OSCE 考站概况

站点及名称		内容及分值	方法及形式	时间（min）
1	病史采集 病例分析	考查学生沟通能力、临床思维能力（20 分）	笔答、集中考试	30
2	体格检查	将全身体格检查组成若干题组，考核动手能力（15 分）	随机抽题，在 SP 或学生互查	20
3	临床常用 诊断技术	四大穿刺、导尿、给氧、吸痰等，考核操作能力（10 分）	随机抽题，用穿刺模型或模拟人	10
4	外科手术 基本操作	无菌术、各种缝合、打结、伤口换药、拆线等（10 分）	随机抽题，在缝合模型或实际操作	10
5	急救技术	心肺复苏、外伤急救（包扎、止血）、骨折固定搬运（10 分）	随机抽题，在复苏模型或实物上操作	10
6	高端模拟 人病例考核	模拟人上编辑运行病例，学生现场诊断、处理（15 分）	随机抽题，在 Siman 高端模拟人上完成	15
7	多媒体考核	心肺听诊、心电图、B 超、X 线、CT、化验等（20 分）	学生在计算机上随机抽题作答	25

（二）考题设计

OSCE 考试效果如何，考题质量起着很重要的作用。出题时力求密切联系临床实际，并具有科学性、典型性、代表性和可操作性。试题采用了三级命题制—专业主讲教师出题；中心组织教师集体研究修订；校内、外专家审定的方法，使考题的量、度、面适当、适用，有效地保证了考试的顺利进行。另外还对每一考站的题库不断完善，每年的题量都以 20%的幅度增加，题库建设取得巨大进步。今年又将心肺听诊、心电图、B 超、X 线、CT、化验检查组合后，研制出多媒体考核软件，运用于考核中，收到良好效果。

（三）规范化评分

为了使评分更加客观、公正，一方面考前对老师进行集中培训，熟悉考核内容；另一方面完善和统一考核评分标准，做到每位同学各站抽考的题目都有 1 张评分表，学生每一步操作、回答的每个知识点都有详细的得、失分记录，分值精确到 1。采用两名考官对 1 名学生进行考核并提出相关问题，学生现场回答，两名考官的平均分为该考站学生的最后得分。

（四）具体实施

考核对象为 5 年制临床专业学生。他们经过一年实习后，在毕业前返校时集中 5 天时间进行。三年来考核的学生数分别为，2008 年 286 人，2009 年 307 人，2010 年 477 人。考试前制订详细的计划并对学生进行集中培训，考试现场设置服务台、候考室并安排了引导员，布置了详细的考站示意图。虽然学生多、考站多，但考试过程井然有序，得到学生一致好评。

三、效果

每年考试结束均要进行结果分析[3]，分别有总体情况分析，各考站的成绩分析，各实习医院学生考试成绩排名等，目的是肯定成绩、找出问题、切实改进、不断提高。

（一）总体情况

三年成绩的合格率：2008 年为 63.50%，2009 年为 66.30%，2010 年为 69.49%，呈逐年上升趋势。以 2010 年成绩为例，最高为 83.5 分，最低为 40 分，平均分为 63.96 分，标准差为 7.85，60 分以上的有 328 人，合格率有 69.49%；成绩呈正态分布，与国家执业医师实践技能考核一次性通过率 70%相近，如图 1 所示。

（二）问卷调查

每年考试后都要采用问卷调查的方式了解考生对 OSCE 考试的支持度、满意度、总体评价以及意见和建议，据此再结合数据分析和考试中发现的问题进行修订、整改。三年来的调查结果一年比一年好，以 2010 年为例，发放调查表 477 份，收回 450 份，占 94.33%，详情如表 2 所示。

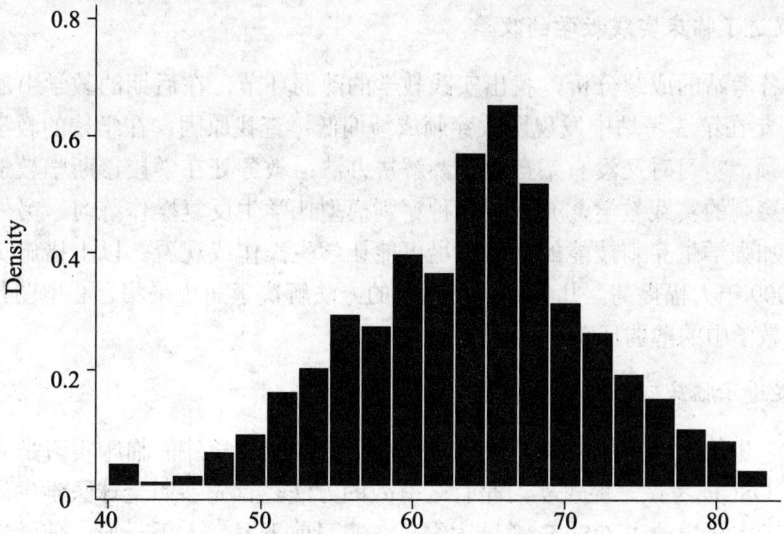

图 1　2010 年 OSCE 考试成绩分布图

表 2　2010 年 OSCE 考试问卷调查表

调查内容	选项	结果（n=450）	
		人数	%
考核设置	合理	405	90.0
	一般	29	6.4
	不合理	16	3.6
考试时间	过长	10	2.2
	适中	390	86.7
	太短	50	11.1
考试内容	合理	396	88.0
	一般	18	4.0
	不合理	36	8.0
考试难度	太难	65	14.5
	适中	370	82.2
	太容易	15	3.3
对今后临床工作是否有帮助	有	435	96.7
	一般	10	2.2
	没有	5	1.1
总体评价	好	430	95.6
	一般	20	4.4
	不好	0	0.0

(三)促进了临床实践教学的改革

通过对各考站的成绩分析，找出实践教学的薄弱环节，在后期的教学中加以改进。例如：2008 年在第 3 考站中发现四大穿刺成绩偏低。查找原因：在学校的教学中只讲理论和观看视频，实习时又没有亲自操作。解决办法：教务处在学校诊断学教学中增加 8 个学时用于穿刺的实践教学，并购置各种穿刺模型让学生反复操作练习。另外，实习期间要求医院加强学生穿刺技能的培养，尽可能让学生操作或观看。以上措施实施后，穿刺成绩在 2009 年大幅提高。几年来运用相似的方法解决了病史采集、心电图判读、心肺复苏等实践教学中的薄弱环节。

(四)促进了临床实习质量的提高

要提高学生的临床工作能力，除了学校的临床技能教学外，临床实习是非常重要的环节。运用 OSCE 考试来促进实习是行之有效的方法。首先参照全球医学生最低基本要求制定出临床本科毕业生 OSCE 考试大纲，在实习前下发，人手一册，使学生在实习时有明确的目标和任务。另外，在每年 OSCE 考试后，学院对学生的情况进行统计分析，并将成绩排名后，反馈给各实习医院，促进医院在今后加强对学生的实习管理、指导和考核，使学生实习的积极性、主动性进一步提高，表现在出科考试成绩和最终成绩都有明显提高，从而提高了实习质量。

(五)为执业医师考试打基础

我国的执业医师考试主要是为了评估学生的临床实际工作能力[4]，而我校的 OSCE 考试在大纲、考题设置以及考试形式上与之都很相似。学生通过考试，将帮助他们熟悉执业医师考试的过程和要求，为毕业后顺利通过该考试打下坚实的基础。许多学生在总体评价留言时说道："OSCE 考试的确是一种很好的方法，不但可以测试我们的临床工作能力，也是今后执业医师考试的提前练兵。"

四、结论

通过几年实践认为，OSCE 考试是一种很好的方法，它不仅是对医学生临床工作能力的评价过程，也是知识和技能的整合过程[5]，并为医学生搭建了从"实习医生"过渡到"住院医生"的桥梁。然而，OSCE 考试用于医学生综合能力的评估，还需在实践中不断完善，比如，在考核中还应加大医患沟通能力测试的比重；设计出更多声像并举、图文并茂的考题；充分利用模拟技术、视频技术、计算机等高科技手段设置考题，使 OSCE 考试更好地发挥其评估和反馈作用，不断提高临床专业学生的培养质量。

参考文献

[1] 安淑媛，张阳，刘强，等. OSCE 在临床技能评价中的应用[J]. 医学教育探索，2009，8（3）：251-252

[2] 尹俊，陈晓勤，徐杰州. 医学生临床实践技能考核方法的探讨[J]. 中国高等医学教育，2009，(12)：7-8

[3] 张阳，伦施斯，左天明，等. 临床医学生客观结构化临床考试情况的调查分析[J]. 西北医学教育，2009，17（1）：59，192

[4] 郑维扬. 执业医师考试及其引发的思考[J]. 西北医学教育，2008，16（6）：1225-1226

[5] 杨玉萍，韦嘉，等. 客观结构化考试在医学生综合临床技能考试中的应用[J]. 中国高等医学教育，2008，（6）：104-105

浅论工会在推进医院文化建设中的作用研究

王　苗[1①]　彭　云[2]
（1. 成都医学院第一附属医院监察审计科　四川成都　610500
2. 成都医学院科研处　四川成都　610500）

【摘　要】医院要发展得更好，就医环境、先进的辅助检测手段、医疗技术是非常重要的硬实力，但不可忽视医院的文化建设。越来越多的医院把文化建设作为一种软实力加以培育。工会作为推进医院文化建设的职能部门具有不可推卸的责任和义。工会要加强医院文化建设的思考和研究，探索一套适合自身医院文化建设的方法和途径，从而促进医院可持续发展和实现跨越式发展。

【关键词】工会；推进；医院文化；建设途径

党的十七大报告指出："当今时代，文化越来越成为民族凝聚力和创造力的重要源泉，越来越成为综合国力竞争的重要因素。"医院要发展得更好，就医环境、先进的辅助检测手段、医疗技术是非常重要的硬实力，但不可忽视医院的文化建设，越来越多的医院把文化建设作为一种软实力加以培育，从而促进医院可持续发展和实现跨越式发展。

一、医院文化建设是推动医院可持续发展的不竭动力

医院文化是指医院在谋求自身生存发展的长期过程中，逐渐形成并为全体员工所认同的群体意识，是医院作为一个特殊的社会组织，在一定民族文化传统中逐步形成的，具有本医院特色的基本信念、价值观念、道德规范、规章制度、生活方式、人文环境以及与此相适应的思维方式和行为规范的总和[1]。

医院文化就是被全体员工认可和共有的医院核心价值，它规划了员工基本的思维模式和行为模式，并渐渐将其演变成一种习以为常的规则。我们认为，医院文化建设是推动医院可持续发展的不竭动力。

医院文化具有四个特质[2]：

基金项目：四川省哲学社会科学规划研究项目（SC09B006）。

① 作者简介：王苗（1980—），女，四川南部人，双学士，助理研究员，成都医学院第一附属医院监察审计科副科长，主要研究方向：医院文化建设研究、医患关系研究。

1. 具有历史性

医院文化是医院不同历史阶段的产物。

2. 具有人本性

主要体现在医院的发展以“职工”为本，医院的服务以“病人”为本。

3. 具有动态性

虽然医院文化具有相对稳定的形态，但本质上还是一种动态性的运动状态，不断的冲撞、积淀、消化、吸收、包容、发展。

4. 具有创新性

医院文化是伴随医院管理、建设与发展过程中的，医院要发展就必须要变革、创新和前进，医院文化也同样需要不断创新与引领。

二、医院文化建设存在的问题

通过对医院文化建设的调查，我们发现，医院在激烈的医疗市场竞争中，更加自觉地注重医院文化建设，以人为本的科学管理理念进一步深入人心，生动丰富的实践，积累了宝贵的经验，塑造了众多良好的医院形象。但是，医院文化建设也存在不可忽视的问题。

（一）部分医院经营者对医院文化重视不够

在对西部某市一些私立医院调查中发现：个别私立医院老板认为医院精神就是利益，医院文化就是追求利益最大化；不重视医院职工的教育培训，不会为培训去投入，招来的医生护士，能干的就留，不能干的就退。在这样的医院，没有医院文化建设的资料，缺乏医院文化建设的氛围。

（二）医院精神文化发挥不够

医院精神文化是医院文化的核心，是一种对医院产生深刻影响、长期起作用的资源。但有些医院的文化建设仅体现在表层形式：如添一些娱乐设施，开展一些文体活动，美化一下医院环境。笔者在调查中发现，个别医院把其他医院的院训加以组合、拼凑，就成了自己的院训口号。

（三）医院文化的创新程度不高

在市场经济条件下，在国家还不能对医院完全投入的现实情况下，医院也是市场竞争的独立主体，必须置身于市场体制下，但在医院文化建设方面却大多数雷同，效果甚微，缺乏创新和创造性。这使医院文化建设处在滞后的状态，不能适应市场变化需求。

（四）医院文化建设的合力不强

从体制上看，还没有完全建立起与社会主义市场经济体制和现代医院制度相适应的目标明确、责权分离、关系协调、渠道畅通的医院文化建设运作机制。从作用上看，医院党组织在医院文化建设中的核心作用没有得到很好地发挥；医院行政在文化建设中没有起到的主管作用，医院工会在文化建设中没有起到维护与推进作用。

三、工会在医院文化建设中的优势与责任

医院文化建设是一项长期的系统工程。工会能否在医院文化建设中找准定位、发挥作用，是新时期工会工作面临的一个新课题。正视存在的问题，在挑战中把握发展机遇。工会有着许多优势并承载着重要责任。

（一）工会在医院文化建设中占有职能优势

1．法律赋予工会的职能优势

我国法律规定，工会是职工权益的代表者和维护者。具有维护、建设、参与、教育四项社会职能。工会对职工进行爱国主义、集体主义、社会主义教育，民主、法制、纪律教育，以及科学、文化、技术教育，提高职工的思想、道德和科学、文化、技术、业务素质，使职工成为有理想、有道德、有文化、有纪律的劳动者。

2．工会组织的网络优势

工会有非常健全的组织网络系统，只要有职工的地方，就有工会组织，从上到下，隶属关系明确，网络贯通。这样的网络可以从组织上确保医院文化建设的各项活动措施进到科室，落实到人，吸引职工的广泛参与。

3．工会组织的阵地优势

各级工会都拥有文化、宣传、教育和参与管理的多个阵地，如学习型组织、职工俱乐部、职工之家等。在医院文化建设中，充分发挥这些阵地的作用，围绕医院发展中各个时期的中心工作，充分发挥和调动广大职工在医院文化建设的主力军作用和主人翁精神，充分肯定广大职工参与医院文化建设的首创精神，充分听取广大职工在医院文化建设中的合理化建议，利用工会组织的各个阵地为医院文化出谋划策，既使职工展示了自我，又能促进医院文化健康有序发展。

4．工会组织的文化、活动优势

有人说工会的活力在于活动。工会在组织医院职工活动方面有着悠久的历史，积累了丰富的经验，如“各种文化体育活动、游园活动以及各种创建活动”等等。通过开展各种丰富多彩、主题鲜明、健康向上的活动，既丰富了职工的业余文化生活，又陶冶了职工的情操，有利于凝聚职工形成团队精神，有利于促进医院持续发展，为医院文化建设、促进共同愿景的实现起到催化作用。

（二）工会在医院文化建设中任重道远

医院文化建设是一项长期的系统工程，作为工会能否在支持医院进行文化建设中找准定位，发挥应有的作用，是新时期工会工作面临的一个新课题。我们认为，工会在医

院文化建设中任重道远。

1. 工会要成为文化铸魂的导向者

一家医院的价值观念、精神境界和理想追求是医院文化系统中的中心要素。医院文化的根基就是员工认同。工会要通过有效的手段和方式，在医院员工中进行传播和导向，培育员工的医院精神、敬业意识、团队风貌，形成全体员工共同认可和共同遵守的主体价值观念，引导职工与时代同步，与医院共进。

2. 工会要成为文化凝聚力的激励者

良好的医院文化是营造医院核心竞争优势的基本要素。工会应把医院文化核心价值导向所包含的精神激励作用，放到执行医院文化管理要求的实施平台上，作为调动与激发员工的积极性、主动性和创造性的催生剂，促使员工树立高度的责任感、使命感、发展观，在医院发展建设中有效集聚和放大团队凝聚力和核心竞争力，形成医院可持续发展的合力。要营造以人本关怀、权益保障、医院社会责任为主要内容的感恩文化，促进医院与职工之间感恩的良性互动。

3. 工会要成为文化育人的推动者

医院文化的功能之一是“育人”，就是将医院的共性追求与员工的个性成长融为一体，逐步塑造起文明、学习、勤奋、竞争的个体和医院形象，推动医院建成学习型、创新型、竞争型组织。工会应把医院文化建设落实在引导广大员工树立终身学习理念、带动医院整体学习与创新能力的提高上。通过建设培养人才的快车道，着力打造创新之势、创新之能、创新之效，为员工搭建成长的大舞台，激励更多的员工敢于向极限挑战，在工作中和岗位上不断攀登新的高峰，为医院发展储备人力资源赢得主动权。

4. 工会要成为文化塑形的维护者

文化无形，却有着很难穿透的张力。环境是医院文化的外在表现，由人创造又时时起着培育人格的作用。把文化的无形张力建立在医院人文环境建设这样一个有形的表达载体上，形成独特的环境文化。工会在维护环境塑形的过程中，把医院文化融入和固化到员工意识和行为规范之中，让每一个员工都能“入院门而知其教”，让每一个置身于医院的人都能感受到它的内涵和希望。

四、工会推进医院文化建设的途径

医院文化建设是一项具有深远意义、艰巨而复杂的系统工程，必须坚持循序渐进地科学推进。工会在推进医院文化建设的过程中要充分利用自身优势，结合本医院实际，突出抓好下面三项工作。

（一）抓好领导带头作用

医院领导不仅是医院文化的倡导者，更是实践者。领导层越是自觉地实践医院文化，职工的自觉性、积极性和创造性就越高，所形成的群体意识、全局观念就越强，越深厚，对实现医院目标、振兴医院文化就更有利。从一定意义上讲，医院文化就是医院领导的思想觉悟、工作作风、管理水平、工作态度等综合素质的反映[3]。如果医院行政管理人员，特别是班子成员，时刻唱响“树正气、讲团结、求发展”的主旋律，以“建一流班子、带一流队伍、兴一流医技、推一流管理、创一流业绩”为己任，同心同德、一心一意抓好医院工作，注意在各方面身体力行，从严要求，用自身的表率作用、模范作用来感染、影响下属。成为实现医院文化的带头人，对医院文化建设必将产生积极的影响和促进作用。

（二）抓好活动促进作用

医院文化来自职工的实践，而要让医院职工自觉运用其规范行为振奋精神，统一意志，必须通过宣传和诱导，使之回到职工群众之中去，把有些概念形式的行为准则、群体意识、价值观念、医院精神转化为职工群众的自觉清醒意识，成为行动准则、作为规范和精神动力，以推动医院文化建设的实践。因此，必须开展各种形式的医院文化建设活动，并及时总结，推广具有医院文化特点的先进思想、先进典型，从而使医院文化建设具体化、形象化，使职工在参与中认同。西部某医院几年来坚持开展医院文化建设年、提升职工素质年、医院文化节、医院管理年等活动，成效十分显著。

（三）抓好医德、医风规范作用

医院文化建设与医德、医风建设是相互依存、相互统一的关系[4]。首先，必须坚持社会主义道德的基本原则，把患者的健康放在首位，全心全意为患者服务。其次，鼓励医务人员刻苦钻研业务，掌握更全面的医学新知识和新技术，进一步提高医疗实践的适应性、能动性和积极性。最后，要求医护人员要有高尚的职业道德修养，用真情去营造医患关系的良好氛围。在此基础上养成良好的医院行为文化。西部某医院与当地一家宾馆达成协议，邀请宾馆外事部门的有关人员来院就礼节礼貌、仪表仪态等方面的内容进行授课；与之相配套的还必须确立全体员工的服务理念；并制订出各种便民利民、优质服务的措施，统一着装，在门诊大厅组建温馨服务站，负责全程陪同老、弱、残、幼、伤患者。

参考文献

[1] 陈雯桦，周凤琼，刘秋生. 医院文化建设的重要性及其对医院管理的影响[J]. 中国新医药杂志，2003，2（4）：118-119

[2] 煜荣. 医院文化建设[M]，卫生部卫生管理干部岗位培训教材. 全国卫生管理干部岗位培训专家指导委员会

[3] 陆剑明，康小明，马汉青. 医院文化建设中领导者的文化思维[J]. 中华医院管理杂志，2006，22（12）：809-811

[4] 徐龙，郭奕明，程之繁. 医德医风建设与医院无形资产积累[J]. 中国卫生经济，2006，25（3）：27-29

（原载《中国美容医学》2010年第3期）

川渝医学院校卫生事业管理专业课程设置分析及建议

于红典[①]　何　军　李晓庆　吴少平　夏保京

（成都医学院临床医学院·第一附属医院　四川成都　610500）

【摘　要】目前，卫生事业管理专业的课程设置缺乏统一标准和规范。文章对比分析了川渝地区4所医学院校卫生事业管理专业培养目标及课程设置的差异；并以此为基础，在审视修订专业培养目标，根据培养目标科学地调整课程设置和改革实践教学三个方面对卫生事业管理专业的课程设置提出了具体建议。

【关键词】卫生事业管理专业；课程设置；培养目标

公共管理（卫生事业管理方向）（以下简称：卫管专业）经过20多年的发展，已形成本科—硕士—博士的多层次学科培养体系。但由于专业的发展时间较短、办学主体不一[1]等原因，卫管专业的课程设置至今仍缺乏统一标准和规范，各院校培养思路存在较大差异。目前，成都医学院、川北医学院、泸州医学院、重庆医科大学等川渝地区4所医学院均开设卫管专业本科教育，文章以4所院校该专业培养目标、课程设置的对比分析为基础，对卫管专业的课程设置提出一些建议，以期对该专业课程设置的研究有所启发。

一、专业培养目标对比分析

专业培养目标是高等教育课程体系设置、教学活动安排的纲领，对学生的培养具有重要指导意义。对比4所院校的该专业培养目标可以看出，各校培养目标的表述均较含糊——将学生培养为“卫生管理人才”，且无论是对学生的要求还是专业定位都有较大不同，在一定程度上体现了各校的专业发展思路的差异。具体来看，泸州医学院仅笼统表述为“培养适应我国社会主义现代化建设需要的德、智、体、美全面发展的公共卫生事业管理的高级专门人才”；重庆医科大学、川北医学院和成都医学院分别用“掌握”、“具备”、“掌握”进行表述，表明了对管理知识和技能的重视，但对医学知识则用“具备”、“具有”和“了解”进行表述，表明了各校对医学知识重要性的不同认识；此外，重庆医

基金项目：成都医学院教育教学改革课题，项目编号：JG2009022。

① 作者简介：于红典，1983年7月，男，河南方城，硕士，重庆医科大学，主要研究方向：医院管理。

科大学进一步明确要求学生“熟练掌握一门外语，具有一定自学能力、分析问题、解决问题的能力及科研能力”，成都医学院则要求学生“熟悉我国法律法规”。

二、卫管专业课程设置对比分析

（一）不同课程板块设置的对比分析

1. 各校课程设置数量分析

从表 1 可以看出，4 所学校的课程设置无论是总课程数还是不同板块间的课程数量均有较大差距。从课程总数量来看，泸州医学院最多的课程为 58 门，其余三所学校的课程为 45 门或 48 门；从不同板块课程设置数量来看，公共基础课程与管理基础类课程各学校的课程数量差距相对较小，而专业课程与专业限选课的差距较大；同时，各校同一课程板块间的差距更是明显，同一课程划归不同板块的现象较多。

表 1　卫管专业课程设置及学时比较

	公共基础课程		专业课程		管理基础课		专业限选课			
	种类	课时数（%）	种类	课时数（%）	种类	课时数（%）	种类	课时数（%）	种类	课时数
重庆医科大学	12	779（29.84）	15	696（26.66）	16	965（36.96）	5	171（6.55）	48	2611
川北医学院	9	809（34.93）	5	254（10.97）	16	803（34.67）	14	450（19.43）	45	2316
泸州医学院	13	1078（31.79）	11	534（15.75）	17	1095（32.29）	17	684（20.17）	58	3391
成都医学院	13	980（30.24）	11	680（20.98）	14	1113（34.34）	10	468（14.44）	48	3241

2. 各校课程设置课时分析

从表 1 可以看出，各学校不同板块课程的学时数同样存在较大差距。从总学时数来看，泸州医学院和成都医学院的课时数超过 3200，川北医学院的课时数最低为 2316；从各板块课时数来看，公共基础课、管理基础课程学时数虽然差距明显，但是占总学时数的百分比较为接近；管理专业课与专业限选课则无论是学时数还是与总学时数的百分比都有较大的差距；其中，同一课程在不同学校间的课时安排有明显不同。

（二）课程类别情况设置分析

为提高不同学校课程设置的可比性，根据课程的不同类型与功能，将卫管专业的课程大致分为思想政治教育类、管理课程类、医学课程类及工具性课程类四个类型。其中，各学校思想政治教育类课程设置和学时安排基本一致，其他三个类别的设置有明显不同。

1. 医学类课程设置情况

医学课程是卫管专业课程设置差距最大的课程门类。重庆医科大学设置基础医学概论、预防医学、社会医学、诊断学基础、流行病学、内科学、外科学、妇产科学、儿科学、医学心理学和医学伦理学 11 门医学课程；泸州医学院设置医学细胞生物学、系统解剖学、生物化学、生理学、医学免疫学、病理学、病原生物学、临床医学概论、药理学、社会医学、医学心理学和医学伦理学等 12 医学课程，川北医学院设置基础医学概论、临床医学概论、预防医学、流行病学、社会医学 5 门医学相关课程；成都医学院仅设置基础医学概论、临床医学概论、预防医学 3 门课程。从各校医学相关课程可以看出，各学校对医学课程的重要性认识存在较大的差距，其中重庆医科大学侧重于学生对临床医学知识的掌握，泸州医学院侧重于基础医学知识的讲授，川北医学院和成都医学院对医学知识则是常识性的要求。

2. 管理类相关类课程设置情况

卫管专业的学科性质决定了管理相关课程是专业学习的重点，各学校管理相关课程的设置均包含了管理原理、卫生及医院管理、人力资源管理、卫生经济、公共关系、卫生法学及医疗保险的相关课程。但也有明显的不同之处，重庆医科大学和泸州医学院均开设了市场营销类课程；泸州医学院和成都医学院除卫生法学外还开设了较多的法学课程，其中成都医学院对法学知识的要求更高，开设了法理学、刑法学、民法学。从中可以看出，各校强调管理基础知识教育的同时，注重知识横向扩展的教学思路，但管理类课程无论是课程数量还是课时数都比较少，与专业培养目标不太符合。

3. 工具类课程设置情况

对各学校课程分析后发现，四所学校均开设英语、计算机、高等数学、公文写作和统计学课程；此外，除成都医学院外其余三校开设了《社会调查原理与方法》课程；除重庆医科大学外均开设了文献检索类课程，其中泸州医学院还开设《科研论文写作》课程；成都医学院开设了《交流与沟通学》课程。这些工具性课程是学生胜任日后工作的必备技能，但在医疗卫生事业快速发展并与其他学科融合日益紧密的今天，仅开设这些工具性课程已不能满足工作的要求。

三、医学院校卫管专业课程设置存在的问题及对策建议

（一）科学调整培养目标

专业培养目标直接关系到人才培养的实际规格和质量[2]，所以课程设置必须以培养目标为基础[3]。目前川渝地区 4 所院校的培养目标不仅表述含糊，差异较大，且未体现对学生的学习能力、人文素质、创新思维等综合素质能力培养的重视，与卫生事业发展对管理人才的要求有较大差距。因此，在对卫生事业发展趋势研究的基础上，明确专业定位，落实以培养应用型人才为基本要求，理清专业发展的思路，修订专业培养目标并明确其具体内涵，调整专业培养方案，构建能够满足当前及今后一段时间内卫生事业发展对卫

生管理人才能力素质要求的理论及时间教学课程体系，用于指导各学校的具体教学工作的开展。

（二）根据培养目标，合理规划调整课程设置

1. 重视医学知识的学习

国内的许多研究者认为，为适应卫生管理队伍专业化和职业化的必然趋势，应借鉴国外经验精简卫管专业医学课程设置门类并减少课时数，甚至不开设临床医学课程[1, 4, 5]，以便有更多的时间学习管理学及其他课程。而在实际教学过程中，北京医科大学、大连医科大学、上海医科大学、安徽医科大学等高校的医学课程比重都在 45% 以上[6]；且调查显示，医学知识在卫生事业管理专业学生所需知识结构中占据第二位[7]。由于川渝地区 4 所医学院校对医学知识的重要性的认识不同，医学课程设置的数量及学时数有很大差异，其中泸州医学院与成都医学院的医学课程设置的门类及学时均非常少。借鉴其他高校经验，本文认为卫生管理队伍专业化和职业化的发展趋势不仅与医学知识的掌握不矛盾，反而有了更高的要求。理解与把握医疗活动规律是有效开展管理工作的前提和基础，具备医学背景的管理者更易于把握医疗活动的规律，且有利于与医护人员、患者家属沟通，能有效促进各项政策与制度的落实。中外医疗机构的管理体制、运行机制和群众医疗消费习惯均有较大差别，参照国外医疗机构的管理体制调整我国卫生事业管理人才培养并不恰当。医学知识的积累是对卫生管理者具有重要意义，因此应当根据卫管专业培养的需要增加医学课程门类及学时的设置比例，以提高学生的医学知识储备。

2. 加大管理专业及管理工具性课程设置比重

管理学课程是卫管专业的核心课程，课程设置的数量及其教学方法的选择直接影响学生对管理理论、技术、方法的掌握程度。调查显示，管理知识在卫生事业管理专业学生所需知识结构中最重要，并且需要毕业生具备法学知识，以及交际、科研等能力[7]。俞爱月等[8]分析国内十所高校的卫生事业管理专业教学计划后发现，管理专业课程比重为 26.33%。国外的卫生管理专业教育以人文社会科学、自然科学、经济管理知识为基础[9]。从前文数据可以看出，川渝 4 校管理专业和管理工具性课程开设的门数和课时数都比较少，注重了知识广度而忽略了各种知识的深度，使学生对管理学基本原理、方法的掌握及管理思维的培养受到限制，不能充分体现“医学背景基础上的管理人才”的专业特点与优势。同时，当前医疗机构管理工作的性质对学生公文写作、会议组织、信息检索、资料分析和调查研究等基本能力有了较高要求。因此，应增加管理专业课程与工具性课程的数量及学时数，注重对学生沟通能力、心理学技能、科研、社交礼仪等能力的培养；还要探索开展案例教学、PBL 教学等提高学习效率、反应管理现实的教学方法，提高学生的学习能力。

3. 科学设定课程学时

卫管专业各课程的学时目前还比较混乱，川渝 4 校的课程设置中就存在较多的同一课程课时数差异明显的现象。目前，国内有部分学者主张以用人单位所需知识结构或以专家建议为依据，将课程类别的课时数划分为对应比例[1, 10]，以提高学生知识技能与用

人单位要求的契合度。文章认为这种观点将严肃、科学的课程设置过程简单化和随意化。因为，课时数的比例并不等于相应比例的学生知识结构，更不能体现出社会需求对学生能力和素质的要求，况且用人单位对学生所需知识机构百分比的确定的科学性尚待研究。课程课时数的安排应以培养学生的素质、能力为依据，以学生对知识掌握理解程度的规律为基础。因此，应当结合用人单位对学生知识能力的要求，根据教育教学规律，对学生培养的总学时数、各门类课程的学时数的设定进行研究，制定符合能体现专业特色的教学计划。

（三）改革实践教学安排

突出实践教学是培养卫生事业管理人才的共识。国内的实践证明，在专业教育之前开展实习教学对学生专业成长和知识积累起到了积极推动作用[11]；美国卫生管理专业的实践教学更占到专业教育的一半以上时间[9]。川渝 4 校卫管专业的毕业实习及论文设计阶段均安排在理论教学结束之后，且时间较短，其中川北医学院仅为 8 周，泸州医学院为 18 周，其余两所学校为 24 周。这就导致学生在理论学习阶段对管理学知识和医学知识的重要性认识不够，缺乏学习积极性和能动性；在实习阶段发现知识、能力的差距，却错过系统学习弥补不足的机会。因此可探索将理论与实践教学过程调整为管理专业与公共课学习、管理实习、医学知识与管理专业学习、毕业实习四个阶段，使学生在管理实习阶段体会和认识管理学、医学等各种知识的重要性及自身素质能力的不足，提高学习的积极性，利用在校学习时间进行知识积累和能力培养，以提高学生的理论知识的掌握程度，并增强学生的实践能力。

卫管专业课程设置是卫生事业管理专业建设和教学改革的重要内容之一，应在把握卫生事业发展趋势、医疗改革要求及用人单位需求研究的基础上，以专业培养目标为指导，合理规划管理学、医学及工具性课程的设置，并突出实践教学在专业培养中的地位，不断提高实习教学的实践性和针对性，以提高学生的综合素质和能力，促进卫生事业管理专业的发展。

参考文献

[1] 张旭，陈立明. 高等院校卫生事业管理专业课程设置问题的探讨[J]. 重庆医学，2006(6)：564-566

[2] 潘尔春，李平，柯雄. 医学院校公共事业管理专业课程设置探要[J]. 川北医学院学报，2008（3）：305-309

[3] 冯珊珊，王碧华，周梅. 医学院校公共事业管理专业的课程设置现状分析[J]. 中国高等医学教育，2008（09）：101-103

[4] 王以彦，黄冰. 我院公共（卫生）事业管理专业课程设置问题刍议[J]. 右江民族医学院学报，2009（4）：715-717

[5] 景浩，梁旭. 医学院校公共事业管理专业医学课程设置探析[J]. 中医药管理杂志，2009(1)：52-53

[6] 张旭，陈立明. 高等院校卫生事业管理专业课程设置问题的探讨[J]. 重庆医学，2006. 35（6）：564-566

[7] 刘宪亮，吕晓丽，邢鹏飞. 卫生事业管理专业毕业生跟踪调查分析[J]. 中国高等医学教育，2005

(5)：33- 34

[8] 俞爱月，王岚，王建华. 普通高校卫生事业管理专业教学计划比较研究[J]. 中国高等医学教育，2009，1：65-67

[9] 江杨，许苹. 中美卫生事业管理专业教育对比[J]. 解放军医院管理杂志，2011.18（9）：893-894

[10] 许亮文，孙淑秀，徐洁蕾，等. 我国卫生事业管理专业课程体系研究[J]. 医学与社会，2009，22（11）：60-62

[11] 张翔，薛军，张太明，等. 基于STS 教育思想的卫生事业管理专业人才培养研究[J]. 医学与社会，2009，22（3）：41-43